AF905995

Frank-Noyon • Roediger

Therapie-Tools
Paarbeziehungen

E-Book inside auf psychotherapie.tools

Mit dem untenstehenden Download-Code erhalten Sie dieses Buch als E-Book im PDF-Format. Hierfür ist eine Registrierung auf www.psychotherapie.tools notwendig:

1. www.psychotherapie.tools/e-book-inside öffnen.
2. Code eingeben.
3. Auf »Freischalt-Code einlösen« klicken.
   Der Code ist einmal gültig.
4. Im Warenkorb auf »Zur Kasse« klicken
   und Vorgang nach Login abschließen.

Das E-Book steht Ihnen in Ihrem Kundenkonto unter »Mein Material« zur Verfügung. Es ist ausschließlich für den persönlichen Gebrauch einer einzelnen Person bestimmt.

Für Institutionen und Teams bieten wir gestaffelte Mehrplatz-Lizenzen an, die sich an der Zahl Ihrer Nutzer:innen orientieren. Kontaktieren Sie uns unter vertrieb-psychotherapie.tools@beltz.de und sichern Sie sich Ihre Mehrplatz-Lizenz!

XJUGG3ZG4N

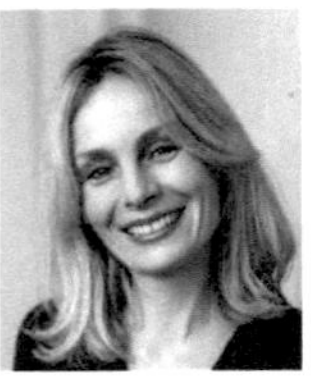

Dr. Eva Frank-Noyon ist Psych. Psychotherapeutin und in eigener Praxis tätig. Sie ist Mitgründerin der Schematherapie-Online-Akademie (STOA).

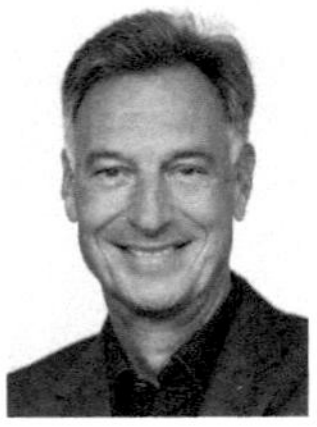

Dr. med. Eckhard Roediger, Psychotherapeut in eigener Praxis und Leiter des Instituts für Schematherapie in Frankfurt. Past-Präsident der Internationalen Schematherapiegesellschaft (ISST) und jetzt deren Ehrenmitglied.

Eva Frank-Noyon • Eckhard Roediger

Therapie-Tools Paarbeziehungen

Mit E-Book inside und Arbeitsmaterial

BELTZ

Dr. Eva Frank-Noyon
Meisengasse 9
60313 Frankfurt
praxis@eva-frank-noyon.de

Dr. Eckhard Roediger
Frauenlobstr. 64
60487 Frankfurt
kontakt@eroediger.de

FSC www.fsc.org MIX Papier | Fördert gute Waldnutzung FSC® C089473

Dieses Buch ist erhältlich als:
ISBN 978-3-621-29123-1 Print
ISBN 978-3-621-29124-8 E-Book (PDF)

1. Auflage 2025

Lektorat: Franziska Rohde
Umschlagbild: Lina Marie Oberdorfer
Herstellung: Myriam Frericks
Satz: WMTP Wendt-Media Text-Processing GmbH, Birkenau
Druck und Bindung: Beltz Grafische Betriebe, Bad Langensalza
Beltz Grafische Betriebe ist ein Unternehmen mit finanziellem Klimabeitrag (ID 15985-2104-1001).
Printed in Germany

Weitere Informationen zu unseren Autor:innen und Titeln finden Sie unter: www.beltz.de

Inhalt

Verzeichnis der Arbeits- und Informationsblätter

5 Die Paardynamik 112

6 Kommunikation in der Paarbeziehung 189

Einleitung

Wie gut habe ich geliebt? Diese Frage bewegt viele Menschen am Ende ihres Lebens. In diesen existenziellen Momenten wird die Bedeutung der Beziehungen zu den wichtigsten Menschen oft klarer als je zuvor. Sterbebegleiter:innen berichten, dass Sterbende sich häufig fragen: »Warum war ich nicht großzügiger, mutiger, verständnisvoller? Warum habe ich nicht verziehen?« Insbesondere Ungeklärtes und Unausgesprochenes kann am Ende des Lebens enorm belasten (Ibello, 2024).

Doch die Auswirkungen von ungelebten oder ungeklärten Beziehungen sind nicht nur am Lebensende spürbar. In einer Untersuchung nannten Menschen Fehler oder verpasste Chancen in romantischen Beziehungen besonders häufig als ihre größten Versäumnisse (Oishi et al., 2020). Gleichzeitig wissen wir aus der Glücksforschung: Glückliche Menschen führen oft stabile Partnerschaften, die entscheidend zu ihrem Wohlbefinden beitragen (Diener & Seligman, 2002). Beziehungen gehören zu den wichtigsten Ressourcen, die uns durch Krisen tragen, unserem Alltag Bedeutung verleihen und persönliches Wachstum fördern. Tatsächlich wünschen sich über 90 % der Menschen eine erfüllte Partnerschaft – doch nicht wenige haben damit große Schwierigkeiten.

Trotz ihres hohen Wertes stehen Partnerschaften heute vor enormen Herausforderungen. Arbeit, Familie, soziale Verpflichtungen und der Wunsch nach Selbstverwirklichung konkurrieren ständig um unsere Zeit und Energie. Hinzu kommt der allgegenwärtige und andauernde Alltagsstress, der sich nachweislich negativ auf die Beziehungsqualität auswirken kann (Bodenmann, 2016; Neff & Karney, 2009). Oft werden die negativen Gefühle, die aus Stress resultieren, auf die Partner:innen projiziert.

Gleichzeitig sind die Erwartungen an Partnerschaften höher denn je. Wir wünschen uns nicht nur eine:n Liebespartner:in, sondern auch eine:n beste:n Freund:in, Vertraute:n, Mitstreiter:in und manchmal sogar »Glücksgarant:innen«. Doch viele von uns sind kaum darauf vorbereitet und haben es nie wirklich gelernt, eine solche Beziehung langfristig zu gestalten. Konflikte respektvoll auszutragen, Bedürfnisse klar zu kommunizieren und nach Streit wieder anzuknüpfen, sind Fähigkeiten, die wir selten aktiv lernen.

Das spiegelt sich auch in der therapeutischen Arbeit wider: In Paartherapien sehen wir, wie hilflos selbst eloquente, gebildete Menschen sind, wenn es darum geht, ihre Bedürfnisse und Gefühle auszudrücken – oder die ihres Gegenübers wirklich zu verstehen. Stattdessen verstricken sie sich in Vorwürfen und destruktiven Streitmustern. Diese Unsicherheiten bzw. Unfähigkeiten führen dazu, dass viele Menschen in unglücklichen Partnerschaften verharren oder sich trennen. Beides kann enorme emotionale und psychische Belastungen nach sich ziehen, sind Beziehungskrisen doch oftmals Auslöser von depressiven Episoden oder sogar suizidalen Krisen, Substanzabhängigkeiten (McShall & Johnson, 2015) und körperlichen Erkrankungen (England, 2001). Zudem wirken sich partnerschaftliche Probleme auf das soziale Umfeld aus, insbesondere auf das Wohlbefinden der betroffenen Kinder, z. B. in Form von psychischen und physischen Problemen oder einer geringeren Leistungsfähigkeit (Bernet et al., 2016). Umgekehrt gilt, dass Kinder, denen konstruktive Konfliktmuster vorgelebt werden, ein besseres Sozialverhalten zeigen (McCoy et al., 2009).

Die gute Nachricht ist: Partnerschaftskompetenzen sind erlernbar. Zahlreiche Studien belegen die Wirksamkeit von Paartherapien (Doss et al., 2022; Bradbury & Bodenmann, 2020). Das gilt sowohl für die Verbesserung der Beziehungen, zur Unterstützung bei psychischen Belastungen (Barbato & D'Avanzo, 2008; Gabriel et al., 2008) als auch für die Reduktion körperlicher Probleme (Hogue et al., 2022). Doch in der einzeltherapeutischen Praxis sowie in störungsspezifischen Manualen bleibt das Thema Partnerschaft oft im Hintergrund, obwohl Beziehungen eine zentrale Ressource und zugleich eine der größten Stressquellen sein können. Und das, obwohl zahlreiche wirksame partnerschaftsbasierte Interventionen für die unterschiedlichsten Störungsbilder existieren (Lebow & Snyder, 2022).

Wir sind überzeugt, dass Partnerschaften mehr Aufmerksamkeit verdienen – nicht nur in der Paartherapie, sondern insbesondere auch in der Einzeltherapie. Der Aufbau partnerschaftlicher Skills, die Unterstützung bei der Entwicklung eines differenzierten Blicks auf die Beziehung und den / die Partner:in, Psychoedukation zum Thema Partnerschaft, die systemische Berücksichtigung der Auswirkung der Einzeltherapie auf den / die Partner:in – all diese Themen können gerade auch in Einzeltherapien einen großen Beitrag zur Verbesserung der Partnerschaft leisten. Auch der Einbezug von Bezugspersonen in Themen, die auf den ersten Blick unabhängig von der Partnerschaft erscheinen (z. B. im Rahmen einer Angsterkrankung, PTBS, ADHS), erweitert das Verständnis für die Situation der Patient:innen und kann neue Ressourcen erschließen. Umgekehrt wirken sich gerade die genannten Störungsbilder oftmals erheblich auf die Partnerschaft aus (Lebow & Snyder, 2022). Letztlich profitieren nicht nur die Patient:innen, sondern auch ihre Bezugspersonen von diesem erweiterten Blickwinkel. Unserer Ansicht nach sollte immer dann, wenn eine Partnerschaft besteht, diese in die psychotherapeutischen Überlegungen einbezogen und mitbedacht werden.

Mit diesem Buch möchten wir Paartherapeut:innen praktische Ideen und Arbeitsblätter an die Hand geben. Gleichzeitig möchten wir Einzeltherapeut:innen ermutigen, das Thema Partnerschaft stärker in den Fokus ihrer Behandlungen zu rücken. Das Buch enthält vielseitige Arbeitsmaterialien – einige speziell für das Dreiersetting mit Paaren, andere, die sich auch im Einzelsetting einsetzen lassen.

Das Hauptziel paartherapeutischer Ansätze ist es, dysfunktionale, reaktive Interaktionen zu stoppen und in konstruktive und selbstverantwortliche Interaktionen zu überführen. Unabhängig von dem theoretischen Hintergrund und dem damit verbundenen Fokus oder der jeweiligen Betonung bestimmter Aspekte integrieren die meisten paartherapeutischen Ansätze folgende Punkte:

- ressourcenaktivierendes, bindungsförderndes Vorgehen
- Förderung von Kommunikations- und Problemlöse- / Aushandlungskompetenzen
- konkrete, verhaltensbezogene Veränderungen
- Verständnis für die Paardynamik und damit verbundenen tieferliegenden Gefühle und Bedürfnisse
- Förderung der Empathie untereinander

Viele paartherapeutische Ansätze begreifen sich dabei als integrativ. Alle paartherapeutisch Behandelnden müssen sich spezifischen Herausforderungen im Rahmen der Prozesssteuerung stellen:

- Wie kann eine gute Balance im Kontakt mit den Partner:innen gehalten werden?
- Wie wird der Umgang mit emotional aufgeladenen Konfliktmustern gestaltet?
- Wie wird unterschiedlichen Wünschen oder Motivationslagen begegnet?
- Wie kann der Aufbau einer vertrauensvollen Atmosphäre und positiver Interaktionen gelingen?

In unserem Buch haben wir Informations- und Arbeitsblätter zu all diesen Bereichen entwickelt und uns dabei für folgenden Aufbau entschieden:

Kapitel 1: »Der Einstieg in die Paartherapie« bietet Ihnen Materialien und Anregungen für einen gelungenen Start in das paartherapeutische Gespräch. Gerade in der Anfangsphase geht es häufig darum, eine gemeinsame Zielsetzung für die Dreier-Gespräche zu erarbeiten. Eine Aufgabe, die besonders dann herausfordernd sein kann, wenn die Partner:innen scheinbar oder tatsächlich sehr unterschiedliche Vorstellungen mitbringen. Oftmals liegt der Fokus der Paare zu Beginn auf den vermeintlichen Fehlern des / der Partner:in, während der eigene Anteil am Konfliktmuster unterschätzt oder als »notwendige« Reaktion wahrgenommen wird. Unser Ziel ist es daher, von Anfang an die Selbstreflexion zu fördern.

Kapitel 2: »Ressourcenaktivierung in der Paarbeziehung«. Für einen erfolgreichen Einstieg und eine vertrauensvolle Atmosphäre ist es entscheidend, frühzeitig Ressourcen zu erkennen und zu aktivieren. Da die Ressourcenaktivierung nicht nur zu Beginn, sondern während der gesamten Therapie ein zentraler Bestandteil ist, widmen wir diesem Thema ein eigenes Kapitel: Es enthält Arbeitsblätter, Hinweise und Formulierungshilfen, die Sie bei einem ressourcenorientierten Ansatz unterstützen. Viele dieser Materialien sind auch für die Einzeltherapie geeignet.

Kapitel 3: »Prozesssteuerung in der Arbeit mit Paaren«. Hier zeigen wir auf, wie Sie den oft komplexen Verlauf einer Paartherapie steuern und lenken können. Dazu bieten wir u. a. eine Selbsteinschätzungsskala an, mit der Sie Ihre paartherapeutischen Fähigkeiten bewerten und konkrete Entwicklungsziele formulieren können.

Kapitel 4: »Die Paarentwicklung«. Partnerschaften sind lebendige, sich ständig wandelnde und vor allem weiterentwickelnde Systeme. Sie erfordern regelmäßigen Ausgleich und Neuorientierung. Viele paartherapeutische Ansätze betonen das Zusammenspiel zweier zentraler Grundbedürfnisse: Bindung auf der einen und Autonomie auf der anderen Seite. Das Verständnis und die Reflexion von Paarentwicklungsprozessen vor dem Hintergrund dieser beiden Grundbedürfnisse sind zentrale Inhalte dieses Kapitels.

Äußere Veränderungen können Partnerschaften vor Herausforderungen stellen, die eine Weiterentwicklung erfordern – häufig begleitet von krisenhaften Phasen. Mithilfe der in diesem Kapitel vorgestellten Arbeitsblätter können Paare diese Prozesse reflektieren. Zudem bieten wir Materialien für Klient:innen und Patient:innen, die aufgrund von Trennungsambivalenz stagnieren und Unterstützung bei der Entscheidungsfindung benötigen. Die Arbeitsblätter eignen sich gleichermaßen für den Einsatz in der Paar- und Einzeltherapie.

Kapitel 5: »Die Paardynamik«. Dieses Kapitel widmet sich ausführlich den tieferliegenden Mustern und Interaktionen innerhalb von Beziehungen. Ein zentraler Bestandteil dieses Kapitels ist unser schematherapeutischer Ansatz zur Behandlung schwieriger Paardynamiken. Die Informations- und Arbeitsblätter in diesem Kapitel bauen teilweise aufeinander auf und basieren auf unserem »Zwei-Beine-Modell«. Das Modell beschreibt das Zusammenspiel der in Kapitel 4 erläuterten Grundbedürfnisse nach Bindung und Autonomie / Selbstbehauptung und versteht dysfunktionale Paardynamiken in erster Linie als Ergebnis einer starken Imbalance im intraindividuellen und interindividuellen Zusammenspiel dieser Bedürfnisse und der damit verbundenen aktivierten Gefühle. Die meisten in diesem Kapitel enthaltenen Informationen und Arbeitsblätter können sowohl in der Einzeltherapie als auch von Paartherapie-Einsteiger:innen genutzt werden. Einige Interventionen sind jedoch komplexer und setzen paar- oder schematherapeutische Grundkenntnisse voraus. Sie stellen gewissermaßen das »Tafelsilber« der schematherapeutischen Arbeit mit Paardynamiken dar. Solche Übungen haben wir entsprechend als »besonders komplex« gekennzeichnet. Ergänzend finden Sie in diesem Kapitel Informationen und Übungsideen aus anderen therapeutischen Ansätzen.

Kapitel 6: »Kommunikation in der Paarbeziehung«. Hier widmen wir uns abschließend einem zentralen Thema, das wir bewusst ans Ende des Buches gestellt haben. Unsere Erfahrung zeigt, dass es bei Paaren mit festgefahrenen Dynamiken häufig erst dann sinnvoll ist, an der Kommunikation zu arbeiten, wenn die grundlegende Haltung einander gegenüber verändert wurde. Nur eine offene und zugewandte Haltung ermöglicht es, einander mit Worten wirklich zu erreichen. Nach dem Prinzip »The message gets lost in the delivery« scheitert selbst die korrekteste Formulierung, wenn sie mit einer verschlossenen, abweisenden oder aggressiven Haltung vermittelt wird bzw. auf eine solche trifft.

Natürlich gibt es auch Paare, die direkt von Kommunikationsübungen und entsprechenden Ideen profitieren. Wir empfehlen daher, adaptiv vorzugehen. Die Übungen und Arbeitsblätter dieses Kapitels sind größtenteils auch für die Einzeltherapie geeignet und lassen sich beispielsweise in Rollenspielen anwenden.

Wir hoffen, dass Sie die Informationen, Übungen und Arbeitsblätter in diesem Buch als hilfreich und inspirierend empfinden. Obwohl wir uns in diesem Buch auf partnerschaftliche Konstellationen beziehen, möchten wir betonen, dass viele der Inhalte und Überlegungen auf andere nahe zwischenmenschliche Beziehungen im Allgemeinen zu übertragen sind. So können Sie beispielsweise das Zwei-Beine-Modell aus Kapitel 5 selbstverständlich auch auf Freundschafts- und Arbeitsbeziehungen übertragen oder die Kommunikationsübungen zur Unterstützung eines konstruktiveren Miteinanders zwischen WG-Bewohner:innen verwenden.

Damit Sie sich in diesem Buch gut zurechtfinden, sind die Arbeits- und Informationsblätter mit verschiedenen Icons ausgestattet. Folgende Icons werden Ihnen im Buch begegnen:

T Therapeut:in: Dieses Icon kennzeichnet Arbeitsblätter, die nur für den / die Therapeut:in vorgesehen sind.

P Dieses Icon kennzeichnet Materialien, die Sie Patient:innen in Partnerschaften aushändigen können.

Wie sag ich's? Dieses Icon kennzeichnet Beispiele in wörtlicher Rede als Beispielformulierungen für Therapeut:innen.

AB Arbeitsblätter stellen in der Regel Grundlagen für Übungen dar.

INFO Informationsblätter fassen Informationen zu einem bestimmten Thema zusammen.

Genderneutrale Sprache
Wir verwenden geschlechterneutrale Formulierungen bzw. den Doppelpunkt (z. B. Partner:innen; Therapeut:innen). Indem wir eine diskriminierungssensible Sprache verwenden, sollen möglichst alle Menschen sprachlich sichtbar sein und angesprochen werden.

1 Der Einstieg in die Paartherapie

Ob es um eine einmalige oder begrenzte Hinzunahme eines/einer Angehörigen im Rahmen einer Einzeltherapie oder um den Beginn einer kompletten Paartherapie geht – das therapeutische Gespräch mit zwei Personen stellt eine besondere Herausforderung dar und sollte daher von Anfang an sorgfältig geplant und gut gesteuert werden.

Paare kommen in der Regel aufgrund partnerschaftlicher Schwierigkeiten in die Praxis. Aber auch in Angehörigengesprächen stehen häufig Partnerschaftskonflikte oder herausfordernde Themen im Fokus. Beide Seiten verlieren sich dann rasch in der kontroversen Darstellung ihrer jeweiligen Perspektive und dem Versuch, den/die Therapeut:in von der eigenen »richtigen« Sichtweise zu überzeugen. Gleichzeitig bleiben die Erwartungen über das Ziel der Therapie oder des Gesprächs meist unklar. Ohne eine gezielte Lenkung des Gesprächs von Anfang an kann das Gespräch leicht im Chaos enden und alle Beteiligten überfordern. Der Einstieg hat daher einen maßgeblichen Einfluss auf den weiteren Verlauf der Behandlung. Folgende Aspekte sollten dabei beachtet werden:

- Unstrukturierte und problemfokussierte Fragestellungen zu Beginn können dazu führen, dass das Paar sofort in eine Art »Problemtrance« verfällt. Es werden Konflikte aufgeworfen, zahlreiche Probleme benannt und die Therapeut:innen können schnell die Übersicht verlieren. Ohne klare Struktur besteht die Gefahr, dass kein konstruktiver Prozess in Gang kommt.
- Da Paare, die paartherapeutische Unterstützung suchen, oft schon in einer Problemtrance feststecken und ihren Fokus vor allem auf die Defizite der Partner:innen richten, hilft es, von Anfang an einen ressourcenorientierten Ansatz zu wählen. Es geht darum, Paare zu ermutigen, indem Sie ein ausgewogeneres Bild der Beziehung zeichnen und bestehende Stärken bewusster wahrnehmen und gezielt nutzen. Ein ressourcenorientierter Start erleichtert den paartherapeutischen Prozess erheblich.
- Die Förderung der Selbstverantwortung beider Partner:innen ist von Beginn an entscheidend. Bereits während der Auftragsklärung sollten daher Fragen gestellt werden, die zur Selbstreflexion anregen und auf die eigene Verantwortung im Prozess abzielen. Auch hier gilt: Je früher Selbstverantwortung thematisiert und gestärkt wird, desto größer sind die Möglichkeiten für persönliche und partnerschaftliche Entwicklung im therapeutischen Verlauf.

In diesem Kapitel werden Materialien bereitgestellt, die Sie dabei unterstützen, sowohl im Rahmen der Paartherapie als auch im Rahmen eines Angehörigengesprächs im Laufe einer Einzeltherapie eine klare und strukturierte Auftragsklärung durchzuführen, die Ressourcen des Paares in den Fokus zu rücken und beide Partner:innen von Anfang an zu einer selbstverantwortlichen Haltung zu ermutigen.

Arbeits- und Informationsmaterial

AB 1 Anamnesefragebogen für die Paartherapie

Mit diesem Anamnesebogen können die wichtigsten Basisinformationen des Paares erhoben werden. Die Fragen zielen nicht nur auf die Problembereiche, sondern auch auf die Ressourcen des Paares ab und laden dazu ein, auch eigene Anteile zu reflektieren. Dieses Arbeitsblatt ist besonders für Paartherapeut:innen geeignet. *Hinweis:* Der Bogen sollte getrennt von beiden Partner:innen ausgefüllt werden.

INFO 1 Die Auftragsklärung in der Paartherapie
Das Infoblatt beschreibt die Bedeutung einer klaren Auftragsklärung in der Paartherapie, um unterschiedliche Erwartungen zu vereinen und einen gemeinsamen, zielführenden Prozess zu ermöglichen. Dieses Infoblatt ist besonders für Paartherapeut:innen geeignet.

AB 2 Fragen und Formulierungen zur Auftragsklärung in der Paartherapie
Dieses Arbeitsblatt gibt Ihnen konkrete Fragen und Formulierungen an die Hand, um einen klaren und zielgerichteten Auftrag gemeinsam mit dem Paar herauszuarbeiten. Dieses Arbeitsblatt ist besonders für Paartherapeut:innen geeignet.

AB 3 Checkliste für nicht geeignete Aufträge
Diese Checkliste enthält Beispiele für Aufträge, die in dieser Weise nicht übernommen werden sollten, da sie unrealistische oder einseitige Erwartungen beinhalten, die einen ungünstigen Therapieverlauf nach sich ziehen würden. Dieses Arbeitsblatt ist besonders für Paartherapeut:innen geeignet.

INFO 2 Rahmenbedingungen für Angehörigengespräche in der Einzeltherapie
Dieses Informationsblatt hilft Ihnen, sich den Herausforderungen in Gesprächen mit Angehörigen bewusst zu werden, auf diese einzugehen und realistische Zielsetzungen zu formulieren.

AB 4 Das Angehörigengespräch
Dieses Arbeitsblatt unterstützt Ihre Patient:innen und Angehörige, das gemeinsame Gespräch mit Ihnen vorzubereiten, indem Ziele und Erwartungen klar benannt werden. Auf diese Weise können die Erwartungen im Vorfeld angeglichen und gemeinsame und realistische Ziele gesetzt werden. Dieses Arbeitsblatt eignet sich für Einzeltherapeut:innen, die Gespräche mit Angehörigen durchführen möchten.

Anamnesefragebogen für die Paartherapie

Allgemeine Information

Name: ....

Alter: ....

Geschlecht: ☐ männlich ☐ weiblich ☐ divers

Adresse: ....

Telefonnummer: ....

E-Mail-Adresse: ....

Wovon bestreiten Sie aktuell Ihren Lebensunterhalt?
☐ Eigenes Einkommen ☐ Einkommen des / der Partner:in
☐ Einkommen der Eltern ☐ Arbeitslosengeld
☐Sozialhilfe ☐ Rente ☐ Bürgergeld ☐ Sonstiges

Üben Sie aktuell eine berufliche Tätigkeit aus? ☐ Ja ☐ Nein

Wenn ja, welche?

....

Wie viele Stunden / Woche arbeiten Sie im Durchschnitt? ....

Wie würden Sie aktuell Ihre körperliche Verfassung beschreiben?
☐ schlecht ☐ eher schlecht ☐ eher gut ☐ sehr gut

Bitte beschreiben Sie kurz, um welche Beschwerden es geht, falls Ihre gesundheitliche Verfassung (eher) schlecht sein sollte:

....

....

....

....

....

Anamnesefragebogen für die Paartherapie

Wie würden Sie aktuell Ihre psychische Verfassung beschreiben?
☐ schlecht ☐ eher schlecht ☐ eher gut ☐ sehr gut

Bitte beschreiben Sie kurz, um welche Beschwerden es geht, falls Ihre psychische Verfassung (eher) schlecht sein sollte:

....

....

....

Informationen über die Partnerschaft

Seit wann besteht Ihre Partnerschaft? ....

Haben Sie gemeinsame Kinder? ☐ Ja ☐ Nein

Wenn ja, Name, Alter und Geschlecht: ....

....

Haben Sie Kinder aus vorherigen Partnerschaften? ☐ Ja ☐ Nein

Wenn ja, Name, Alter und Geschlecht: ....

....

Leben Sie gemeinsam in einem Haushalt? ☐ Ja ☐ Nein

Leben weitere Personen mit Ihnen im Haushalt? ☐ Ja ☐ Nein

Wenn ja, welche? ....

....

Worin sehen Sie die Stärken Ihrer Partnerschaft?

....

....

Worin sehen Sie die Schwächen Ihrer Partnerschaft?

....

....

Anamnesefragebogen für die Paartherapie

Wie würden Außenstehende / Freund:innen Sie als Paar beschreiben?

....

....

Wie zufrieden sind Sie im Allgemeinen aktuell mit Ihrer Partnerschaft?
☐ unzufrieden ☐ eher unzufrieden ☐ eher zufrieden ☐ zufrieden

Welche Rolle spielen die jeweiligen Lebensbereiche in Ihrem Leben und wie gut können Sie als Paar mit diesem Lebensbereich umgehen?

Lebensbereich	**Wie wichtig ist dieser Lebensbereich für mich?** 4 = wichtig 3 = eher wichtig 2 = eher nicht wichtig 1 = gar nicht wichtig	**Wie gut verstehen wir uns als Paar bezogen auf diesen Lebensbereich?** 4 = gut 3 = eher gut 2 = eher nicht gut 1 = gar nicht gut
Freunde	....	....
Hobbys	....	....
Allgemeine Freizeitgestaltung	....	....
Politische Einstellung	....	....
Umgang mit der Schwiegerfamilie	....	....
Haushalt	....	....
Treffen von gemeinsamen Entscheidungen (z. B. Urlaub, größere Käufe)	....	....
Beruf	....	....
Weitere wichtige Lebensbereiche (Was ist Ihnen ansonsten wichtig?)		
....	....	....
....	....	....
....	....	....

Anamnesefragebogen für die Paartherapie

Was ist der Grund dafür, dass Sie eine Paartherapie aufsuchen?

....

....

....

....

Worin sehen Sie die Ursache / Gründe für die beschriebene Problematik?

....

....

....

....

Welche Lösungsversuche haben Sie bereits unternommen?

....

....

....

....

Was davon war / ist hilfreich und warum?

....

....

....

....

Anamnesefragebogen für die Paartherapie

Was davon war / ist nicht hilfreich und warum?

....

....

....

....

Wie würden Sie Ihr eigenes Verhalten in der Beziehung beschreiben? Was machen Sie gut?

....

....

....

....

Und was würden Sie gerne verbessern?

....

....

....

....

Gibt es Verhaltensweisen Ihres / Ihrer Partner:in, die Sie besonders schätzen?

....

....

....

....

Anamnesefragebogen für die Paartherapie

Und welche würden Sie gerne ändern?

....

....

....

....

....

Gibt es aktuell besondere äußere Stressfaktoren, die Ihre Beziehung sehr beeinflussen? Wenn ja, welche?

....

....

....

....

....

Was würden Sie gerne in der Paartherapie erreichen?

....

....

....

....

....

Wie motiviert sind Sie aktuell, sich für diese beschriebenen Ziele einzusetzen?

☐ Ich bin ziemlich resigniert und möchte, dass mein:e Partner:in sich erst einmal bewegt, bevor ich mich bewege.
☐ Ich bin eher wenig motiviert.
☐ Ich bin eher motiviert.
☐ Ich bin motiviert und bereit, in mich und die Partnerschaft zu investieren.

Anamnesefragebogen für die Paartherapie

Welche Rolle spielt Sexualität für Sie persönlich?
☐ keine Rolle ☐ eher keine große Rolle ☐ eher wichtig für mich ☐ wichtig

Wie zufrieden sind Sie mit der Sexualität in Ihrer Beziehung und warum?

....

....

....

Gibt es etwas, das Ihnen besonders wichtig ist, über sich selbst oder Ihre Beziehung zu sagen?

....

....

....

....

....

Die Auftragsklärung in der Paartherapie

Beispiel

Stellen Sie sich vor, Ihnen und Ihrem / Ihrer Partner:in fällt zu Hause die Decke auf den Kopf. Sie sind sich einig, dass es so nicht mehr weitergeht und Sie weg wollen, z. B. in einen Urlaub. Sie packen die Taschen, gehen aus dem Haus und setzen sich in ein Taxi. Die Taxifahrerin fragt Sie, wohin es gehen soll und Sie sagen »Weg von hier, so geht es nicht mehr weiter«. Oder Sie sagen »Irgendwohin, wo es warm ist« und Ihr:e Partner:in sagt »Irgendwohin, wo es schön kühl ist und nicht so stickig wie hier«. Was nun? Wie geht vor Ihrem inneren Auge der Film weiter? Was soll die Taxifahrerin tun?

Ähnlich verhält es sich oftmals in der Paartherapie. Ein Paar kommt in die Praxis, beide möchten »das Problem« aus ihrer Sicht schildern und hoffen, dass Sie (der / die Therapeut:in / Taxifahrer:in) irgendwie »losfahren«, irgendwo ansetzen und weiterhelfen. Genauso wenig wie die Taxifahrerin in unserem Beispiel auf gut Glück losfahren sollte, sollten Sie »einfach mal loslegen«. Stattdessen sollten Sie im Rahmen der Auftragsklärung mit dem Paar einen gemeinsamen Auftrag für die Paartherapie entwickeln. Dabei ist es wichtig, die Auftragsklärung nicht mit dem einfachen Formulieren von Therapieerwartungen zu verwechseln, die der / die Therapeut:in lediglich bestätigt und übernimmt. Vielmehr geht es bei der Auftragsklärung um eine umfassendere Aufgabe, die bereits wichtiger Teil des Therapieprozesses ist: Es sollen eine gemeinsame Prozessrichtung festgelegt, die Rolle des / der Therapeut:in sowie das therapeutische Angebot an das Paar besprochen und sowohl Ressourcen als auch Ambivalenzen identifiziert werden. Die klare Definition des Auftrags zwischen Therapeut:in und Paar betont die Selbstverantwortung und Selbstwirksamkeit des Paares von Beginn an und lässt ihnen die Freiheit, das therapeutische Angebot mitzugestalten und anzunehmen oder abzulehnen. Zudem ermöglicht die Auftragsklärung, das Paar oder die einzelnen Personen dort abzuholen, wo sie sich befinden. Häufig klingt dies auf den ersten Blick einfacher als es dann der Fall ist. Oftmals nennen beide Seiten zunächst Ziele, die nicht vereinbar zu sein scheinen. Die Kunst der Auftragsklärung liegt nun darin, gemeinsam mit dem Paar eine Vereinbarung zu entwickeln, auf die sich beide einlassen möchten. Dabei können auch erst einmal vorläufige Aufträge entwickelt werden, die dann z. B. nach drei Sitzungen überprüft und ggf. neu definiert werden. Im Rahmen der Auftragsklärung sollte auch definiert werden, welche Rolle und Aufgaben der / die Therapeut:in einnehmen wird und wie das therapeutische Angebot aussehen kann. Prinzipiell gilt: Je klarer die Auftragsklärung zu Beginn definiert wird, desto leichter fällt die Prozesssteuerung im weiteren Verlauf. Während des laufenden Therapieprozesses sollte der Auftrag stets geprüft und ggf. neu formuliert werden.

Die Auftragsklärung in der Paartherapie

Fallbeispiel

Nina und Frederic sind zum ersten Termin in der Praxis. Nina übernimmt direkt die Gesprächsführung und berichtet, dass sie gerne eine Paartherapie machen möchte, weil Frederic »so oft genervt und nicht zugänglich sei« und sie sich wünsche, »an der Kommunikation zu arbeiten«. Frederic wiederum rollt genervt die Augen und sagt: »Ja, ich bin tatsächlich oft genervt, weil Nina mich ständig kontrolliert und jedes Detail von mir wissen will. Ich will, dass du einfach mal akzeptierst, dass ich meinen Freiraum brauche und nicht alles mit dir bereden will. Ich will eher weniger als noch mehr kommunizieren müssen.«

Sie sehen: Es ist gar nicht so einfach, aus einer solchen Startsituation einen gemeinsamen Auftrag herauszuarbeiten. Wenn Sie Nina ernst nehmen und vorschlagen, »an der Kommunikation zu arbeiten«, wäre die Wahrscheinlichkeit sehr hoch, dass Frederic aussteigt, da er explizit formuliert hat, dass er das nicht möchte. Nehmen Sie Frederic ernst und versuchen Sie, Nina davon zu überzeugen, dass manchmal »weniger mehr ist« und sie in der Therapie daran arbeiten könnten, wie sie sich eher zurückhalten kann, wäre Nina vermutlich nicht sehr begeistert von Ihrem Angebot. Das **AB 2** »Fragen und Formulierungen zur Auftragsklärung in der Paartherapie« hilft Ihnen aus diesem Dilemma.

Fragen und Formulierungen zur Auftragsklärung in der Paartherapie

Die folgenden Fragen und Schritte helfen Ihnen, eine klare Auftragssituation mit Ihren Paaren zu entwickeln.

Fragen bezogen auf den Zielzustand

- Stellen Sie sich vor, wir arbeiten einige Stunden miteinander. Was müsste im Verlauf unserer Arbeit passieren, damit Sie am Ende »zufrieden« nach Hause gehen?
- Was müsste in unserer Arbeit passieren, damit Sie am Ende »unzufrieden« nach Hause gehen?
- Was glauben Sie, verspricht sich Ihr:e Partner:in von unserer Arbeit hier (und umgekehrt)?
- Was in Ihrer Beziehung sollte sich aus Ihrer Sicht auf keinen Fall verändern, sondern so bleiben, wie es ist?
- Woran würden Sie merken, dass Sie das gewünschte Ziel erreicht haben? Stellen Sie sich vor Ihrem inneren Auge eine Szene vor, in der Sie sehen können, dass Sie das erreicht haben, was Sie sich wünschen. Was genau können Sie da sehen? (Gerne auch mit geschlossenen Augen). Was genau machen Sie in dieser Szene? Was macht Ihr:e Partner:in? Wie sehen Sie beide aus? Wie fühlt sich das für Sie an?
- Woran würde Ihr:e Partner:in erkennen, dass die Therapie für Sie hilfreich war?
- Woran würden Sie erkennen, dass die Therapie für Ihre:n Partner:in hilfreich war?
- Was hat Sie dazu veranlasst, gerade jetzt eine Paartherapie in Anspruch zu nehmen?
- Wie würde sich Ihr Leben verändern, wenn die Paartherapie erfolgreich verläuft?

Eigene Fragen:

....

....

....

....

....

Fragen, die auf die eigene Person lenken

Prinzipiell gilt in Paartherapien: je höher die Selbstverantwortung der einzelnen Person, desto erfolgreicher der paartherapeutische Prozess. Paare entwickeln sich vor allem dann, wenn sie den Fokus auf die eigene Selbstentwicklung legen, anstatt auf das (un-)erwünschte Verhalten des / der Partner:in. Daher sollten von Beginn an Fragen gestellt werden, die dazu einladen, in selbstverantwortlicher Weise auf sich selbst zu schauen.

- Niemand ist perfekt! Was an Ihrem Verhalten könnte es Ihrem / Ihrer Partner:in manchmal schwer machen, XY *(selbst genanntes Ziel)* zu erreichen?
- Wie hoch ist Ihre Motivation, Ihr eigenes Verhalten und Erleben in der Paartherapie unter die Lupe zu nehmen (auf einer Skala von 0–10)?

Fragen und Formulierungen zur Auftragsklärung in der Paartherapie

- In einer Paartherapie gibt es oftmals auch Übungen und Aufgaben, die es zwischen den Sitzungen zu machen und auszuprobieren gilt. Wie hoch ist Ihr Engagement, sich dafür Zeit zu nehmen und sich auch innerlich darauf einzulassen (auf einer Skala von 0–10)?
- Ich habe verstanden, dass Sie sich wünschen, Ihr:e Partner:in würde XY tun. Mal angenommen, er / sie würde das tun, was würde sich dann für Sie persönlich ändern? Welche Bedeutung hätte das für Sie? Wie würden Sie sich dann fühlen? Was würden Sie dann gerne anders machen?
- Mal angenommen, Ihr:e Partner:in würde sich nicht in der von Ihnen gewünschten Weise verändern. Was würde das für Sie bedeuten? Was würden Sie dann fühlen? Was würden Sie dann tun?
- Welche Stärken bringen Sie mit, die im Prozess hilfreich sein können?
- Gibt es eine Seite in Ihnen, die sich gegen die Paartherapie sträubt? Was sind Ihre Bedenken?
- Welche Zweifel oder inneren Konflikte haben Sie in Bezug auf die Therapie?

Eigene Fragen:

....

....

....

....

....

Fragen zur Rolle und Funktion des / der Therapeut:in

- Welche Aufgabe, welche Rolle soll ich Ihrer Ansicht nach übernehmen?
- Was sollte ich auf keinen Fall tun, was wäre nicht hilfreich für Sie?
- Wie aktiv oder passiv wünschen Sie sich meine Rolle in den Sitzungen?
- Gibt es Themen oder Bereiche, von denen Sie nicht möchten, dass ich sie zu sehr thematisiere?
- In welchen Situationen wünschen Sie sich, dass ich interveniere, wann lieber nicht?
- In welchem Abstand möchten Sie mit mir gemeinsam den Therapieprozess bilanzieren?

Eigene Fragen:

....

....

....

....

Fragen und Formulierungen zur Auftragsklärung in der Paartherapie

Aus zwei mach eins – realistische Auftragsbeispiele
Im Laufe des Prozesses geht es nun darum, gemeinsam mit dem Paar einen Auftrag zu formulieren, der für beide gleichermaßen hilfreich und sinnvoll erscheint.

Folgende Formulierungen könnten hier hilfreich sein:

Ausstieg aus dem Streitmuster
»Ich habe Sie beide so verstanden, dass Sie sich Unterstützung dabei wünschen, typische Streitmuster zwischen Ihnen zu verändern, die dazu führen, dass Sie bestimmte Themen nicht miteinander klären können. Diese Konfliktmuster erleben Sie beide als sehr zermürbend. In Ihrer ›Zielvision‹ beschreiben Sie beide Szenen, in denen Sie miteinander lachen, sich emotional nahe sind, auch körperlich. Sie haben beide Lösungsversuche Ihrerseits beschrieben, die noch nicht zum gewünschten Erfolg geführt haben, sondern eher von dem / der Partner:in als ›Verschlimmerung der Situation‹ erlebt werden (z. B. Thema vermeiden). Gleichzeitig haben Sie auch viele Ressourcen genannt, die Sie als Paar haben, auf die Sie jedoch offensichtlich während der Konflikte nicht gut zurückgreifen können. Ich verstehe Sie so, dass Sie sich von mir Unterstützung dabei wünschen, mehr darüber zu verstehen, warum und inwiefern die Konflikte zwischen Ihnen in dieser Weise eskalieren. Hierbei wünschen Sie sich Hilfe bei der Selbstreflexion, in dem ich Ihnen gezielte Fragen stelle, ggf. Übungen dazu anbiete und Ihnen helfe, das Gesagte entsprechend einzuordnen. Zudem wünschen Sie sich ganz konkrete Hilfestellung und Ideen, sich auf der Verhaltensebene anders zu verhalten. Dabei darf ich Sie auch gerne unterbrechen, wenn ich den Eindruck habe, dass Sie sich gerade in Ihr Konfliktmuster verstricken. Wir haben auch besprochen, dass wir Ihre individuellen Ressourcen im Therapieprozess aktivieren wollen (z. B. gleicher Humor, Authentizität …), die Ihnen während der Konfliktsituationen oftmals abhanden kommen. Sie Ihrerseits erklären sich bereit und können aktuell auch die nötigen Bedingungen herstellen (Zeit, innere Offenheit …), außerhalb unserer Sitzungen Übungen, auf die wir uns gemeinsam hier einigen, umzusetzen. Nach den ersten fünf Sitzungen bilanzieren wir und besprechen, ob der Auftrag noch gilt und ob wir noch weitere Sitzungen benötigen. Ihr Ziel ist erreicht, wenn Sie über schwierige Themen (z. B. Länge des Aufenthalts der Schwiegereltern) sprechen können, gemeinsame Ideen für einen Kompromiss entwickeln und sich idealerweise emotional verbunden fühlen trotz unterschiedlicher Vorstellungen. Habe ich Sie richtig verstanden? Möchten Sie noch etwas ergänzen?«

Auftragsklärung bei scheinbar unterschiedlichen Bedürfnissen
»Es scheint aktuell so, als würden Sie sehr Unterschiedliches in der Beziehung wollen. Sie, XY, sprechen davon, dass Sie sich mehr Nähe wünschen, mehr gemeinsame Zeit verbringen und gemeinsame Interessen finden möchten … Sie, XY, dagegen scheinen aktuell eher mit der Frage beschäftigt zu sein, wie Sie sich besser abgrenzen können, und legen den Fokus offensichtlich mehr darauf, wie Sie Ihre Autonomie wahren können. Beide möchten Sie eher an der Beziehung festhalten, wissen aber gerade nicht, ob Sie mit dieser Unterschiedlichkeit leben können. Gleichzeitig sind Sie bereits seit XY Jahren ein Paar. Offensichtlich hat dieser Unterschied nicht immer dieselbe Bedeutung für Sie gehabt, die er jetzt hat, vielleicht haben Sie den Unterschied damals aber auch als nicht so ausgeprägt erlebt.

Mein Vorschlag wäre, dass wir uns zunächst einmal Zeit nehmen, um zu verstehen, wie sich Ihre Beziehung bezogen auf Ihre Nähe-Distanz-Wünsche und deren Balance entwickelt hat und wo Sie heute stehen. War der Unterschied in den Bedürfnissen schon immer so groß und konnten Sie anders damit umgehen oder / und haben Sie beide dazu beigetragen, dass Sie sich in immer extremere Positionen geschubst haben? Wenn wir besser verstanden haben, wo Sie damals standen, wo Sie heute ste-

Fragen und Formulierungen zur Auftragsklärung in der Paartherapie

hen und wie sich Ihre Situation bis hierhin entwickelte, können wir in einem nächsten Schritt darüber sprechen, ob und wie Sie mit dieser Unterschiedlichkeit anders umgehen können, als das jetzt der Fall ist. Das wäre dann Schritt zwei. Wie hört sich das für Sie an?«

Auftragsklärung bei starker Beziehungsambivalenz einer (oder beider) Personen

»Im Verlauf unserer Sitzung wurde deutlich, dass Sie an unterschiedlichen Stellen stehen, was die Frage angeht, ob Sie noch an Ihrer Beziehung festhalten und sich für diese engagieren möchten. Sie, XY, würden gerne im Rahmen einer Paartherapie versuchen, einen anderen Umgang miteinander zu finden, mit dem Ziel, sich einander wieder näher zu fühlen und als Liebespaar wieder zueinander zu finden. Habe ich Sie da richtig verstanden? Sie, XY, sind da aktuell sehr ambivalent und merken, dass es für Sie nicht so eindeutig ist. Es gibt eine Seite in Ihnen, die sich das auch wünscht, und in manchen Momenten spüren Sie diese sehr stark. In anderen Momenten jedoch haben Sie starke Zweifel und spielen mit dem Gedanken, die Partnerschaft zu beenden. Ich habe auch verstanden, dass Sie sich derzeit wie gelähmt fühlen und auf der Handlungsebene feststecken, weil Sie nicht wissen, wie Sie mit dieser Ambivalenz umgehen können. Und das bereits seit einer ganzen Weile. Habe ich das richtig wiedergegeben?

Mein Vorschlag wäre, dass wir uns zunächst einmal Zeit nehmen für eine Ambivalenzklärung. In dieser Sitzung bzw. diesen Sitzungen (max. fünf) würde es nicht darum gehen, Schritte zu entwickeln, wie Sie sich näherkommen können. Es würde darum gehen, beide Seiten der Ambivalenz zunächst einmal besser zu verstehen und mehr Klarheit darüber zu entwickeln.

Basierend darauf könnten Sie dann in einem nächsten Schritt gemeinsam entscheiden, was Sie auf der Handlungsebene ausprobieren möchten. Derzeit verstehe ich Sie so, dass Sie auf der Handlungsebene feststecken, da Sie den Eindruck haben, ohne innere Eindeutigkeit nicht handeln zu können. Mein Angebot wäre, dass wir überlegen, was Sie trotz innerer Ambivalenz auf der Handlungsebene ausprobieren wollen und wie Sie währenddessen mit der Ambivalenz umgehen können. Was meinen Sie dazu?«

Eigene Formulierungen:

....

....

....

....

....

....

....

....

Checkliste für nicht geeignete Aufträge

Nicht jeder Auftrag sollte – zumindest unhinterfragt – angenommen werden. Manche Aufträge eignen sich nicht für eine Paartherapie, andere sind in der vom Paar gewünschten Weise so nicht realistisch umsetzbar und sollten entsprechend hinterfragt und umformuliert werden.

Handelt es sich bei dem Auftrag meines Paares um einen nicht geeigneten Auftrag?

»Reparieren Sie meine:n Partner:in.«
Dieser Auftrag ist kein seltener! Menschen kommen häufig mit der Idee in die Paartherapie, dass der Fokus der Sitzungen ausschließlich auf dem »Fehlverhalten« bzw. der »Störung« des / der Partner:in liegen sollte, und sehen sich selbst in diesem Rahmen eher als fremdanamnestische Unterstützung. Eine gelingende Paartherapie erfordert jedoch, dass beide Seiten bereit sind, sich auch mit dem eigenen Erleben und Verhalten auseinanderzusetzen und nicht nur »anwesend« zu sein, während der / die Partner:in therapiert wird.

»Überzeugen Sie meine:n Partner:in, dass es sich lohnt, für die Beziehung zu kämpfen.«
Auch diese Forderung ist kein seltener Fall und oftmals daran zu erkennen, dass eine Person sehr auf die Paartherapie drängt und die andere Person daran zweifelt bzw. deren Zustandekommen offensichtlich oder subtil verhindert. Aufgabe des / der Therapeut:in ist es, eine balancierte Haltung einzunehmen und sich nicht instrumentalisieren zu lassen und somit für die Wünsche einer Seite bzw. das Fortbestehen der Beziehung zu kämpfen. Auf diese Weise würden die Wünsche bzw. das Erleben der anderen Person unberücksichtigt bleiben, was nicht zielführend ist. Stattdessen wäre es sinnvoll, einen vorläufigen Auftrag vorzuschlagen, der die Ambivalenz der Partnerperson mitberücksichtigt (s. Beispiel **AB 2** »Fragen und Formulierungen zur Auftragsklärung in der Paartherapie«).

»Es soll wieder so werden wie früher, wie am Anfang unserer Beziehung.«
Wie die meisten Dinge im Leben ist auch die Partnerschaft einem stetigen Wandel unterworfen. Viele Paare sehnen sich zurück nach dem Zauber und der Unbeschwertheit am Anfang der Beziehung. Daran zu arbeiten, dass es so wird wie früher, kann nur zu Enttäuschung führen und würde auch bedeuten, dass keine Entwicklung stattfindet, die die miteinander gemachten Erfahrungen integriert. Die Frage hier wäre also, wie eine Vorwärtsbewegung im Sinne einer Weiterentwicklung aussehen könnte. Kapitel 4 zur Paarentwicklung kann hier hilfreiches Material liefern.

»Es muss reichen, wenn wir bei Ihnen über die Dinge sprechen. Wir haben in unserem Alltag keine Zeit und keine Nerven, uns dann noch mehr für die Partnerschaft zu engagieren.«
Diese Paare bringen häufig zahlreiche Konflikte, unüberschaubaren Alltagsstress und Entscheidungen, die zu treffen sind, mit in die Sitzungen. Gleichzeitig kommen sie vor lauter Stress nicht dazu, die besprochenen Dinge umzusetzen, und erwarten, dass sich die Lösungen ausschließlich in den Sitzungen finden. Dem / Der Therapeut:in wird dabei eine hohe Verantwortung zugeschoben, nach dem Motto »Ohne Sie können wir unser Leben nicht mehr managen«. Eine Paartherapie kann nur dann erfolgreich sein, wenn auch außerhalb der Sitzungen genügend Ressourcen vorhanden sind, um sich mit den besprochenen Inhalten auseinanderzusetzen, im Gespräch zu bleiben und konkrete Handlungsschritte und Interventionen umzusetzen. Paare, die nicht bereit sind bzw. nicht über die nötigen Ressourcen verfügen (z. B. Zeit, innere Bereitschaft), sollten sich überlegen, lieber zu einem anderen Zeitpunkt wiederzukommen.

Checkliste für nicht geeignete Aufträge

»Wir wollen alle alten Kränkungen der Vergangenheit aufarbeiten.«
Prinzipiell kann es in manchen Situationen notwendig und auch hilfreich sein, sich alten Wunden und Situationen, in denen Verletzungen entstanden sind, zuzuwenden, um einander besser zu verstehen und es zukünftig anders zu machen. Manche Menschen verfolgen jedoch die Idee, in einer Paartherapie der anderen Person alle alten Verletzungen vorzuhalten, um auf diese Weise »in einem geschützten Raum endlich einmal alles sagen zu können«. Von dieser Idee raten wir ab. Denn ohne Bezug zum Hier und Jetzt und vor allem über *alle* alten Kränkungen und Verletzungen zu sprechen, kann dazu führen, sich in den Vorrechnungen von Vergangenem und dadurch in der Problemtrance zu verlieren.

Fragen, die den Auftrag weiter konkretisieren würden, könnten sein:

- »Woran genau würden Sie merken, dass Sie ›genug‹ über die Verletzungen gesprochen haben? Was in Ihnen wäre dann anders?«
- »Da Sie, wie berichtet, schon häufig über die alten Verletzungen gesprochen haben, würde mich interessieren, was dieses Mal anders laufen müsste, damit Sie anschließend den Eindruck bekämen, dass es dieses Mal einen Unterschied für Sie gemacht hat?«
- »Mal angenommen, das Gespräch über alte Verletzungen läuft für Sie in die richtige Richtung – was wäre nach dem Gespräch zwischen Ihnen anders? Was genau könnten Außenstehende beobachten? Was würden Sie anders machen? Was Ihr:e Partner:in?«

Rahmenbedingungen für Angehörigengespräche in der Einzeltherapie

Auch im Rahmen von Einzeltherapien können Paarsitzungen im Sinne von Angehörigengesprächen sehr sinnvoll sein. In nicht-systemischen Ansätzen wird die Wechselwirkung zwischen dem Bezugssystem der Patient:innen und der therapeutischen Entwicklung oft vernachlässigt. Dabei kann der Therapieerfolg umso größer sein, je besser das Bezugssystem über Veränderungen informiert ist – denn so lassen sich diese besser einordnen, anstatt sie als Bedrohung oder gegen sich gerichtet zu empfinden.

Anders als in einer Paartherapie, in der der / die Therapeut:in das Paar in der Regel gemeinsam kennenlernt, ist die Situation in einem Angehörigengespräch insofern besonders, als dass die beiden Partner:innen in unterschiedlicher Beziehung zu Ihnen als Therapeut:in stehen. Der / Die Angehörige kennt Sie wahrscheinlich noch nicht und trifft in dem Sinne auf ein bereits eingespieltes Team (Sie und Ihr:e Patient:in), was zu Verunsicherung führen kann. Umgekehrt fühlt es sich für die Person, die bei Ihnen in Behandlung ist und dort bislang einen ganz eigenen, nur für sie reservierten »geschützten« Raum hatte, oftmals eigenartig an, den / die Partner:in zu Ihnen mitzunehmen und diesen Raum und Sie zu teilen. Eventuell besteht auch die Sorge, dass im Angehörigengespräch Themen angesprochen werden, die der / die Patient:in Ihnen im Vertrauen erzählt hat und von denen er / sie nicht möchte, dass sie im gemeinsamen Gespräch angesprochen werden. Sie als Therapeut:in stehen also vor der großen Herausforderung, einen Raum zu schaffen, in dem sich beide – trotz unterschiedlicher Ausgangsbedingungen – wohl- und sicher fühlen können.

Vorbereitung des Angehörigengesprächs in der Einzelsitzung

Mit einer sorgfältigen Vorbereitung des Angehörigengesprächs können Sie bereits im Vorfeld günstige Ausgangsbedingungen schaffen.

Das Beziehungsdreieck

Um auf die neue Beziehungssituation hinzuweisen, könnten Sie sagen:

»Anders als in unserem Zweiersetting, in dem ich mich ausschließlich auf Sie konzentrieren kann, werde ich mich in dem Dreiersetting genauso Ihrem / Ihrer Partner:in zuwenden, damit auch er / sie sich in unserem Rahmen wohlfühlt. Ich spreche das extra im Vorfeld an, da es sich manchmal komisch anfühlen kann, den / die eigene:n Therapeut:in in dem Sinne ›zu teilen‹. Was glauben Sie, wie das für Sie sein wird?«

Der »Auftrag«

Gerade im Rahmen eines Angehörigengesprächs sollte unbedingt im Vorfeld eine realistische Zielsetzung besprochen sein. Da Gespräche mit Angehörigen in der Regel einmalig bzw. in größeren Zeitabständen stattfinden, sollten die Ziele der Therapie so formuliert sein, dass sie auch in der gegebenen Zeit erreicht werden können. Damit die Zielsuche nicht erst während der Sitzung mit dem / der Angehörigen stattfindet, sollten Sie den / die Patient:in dazu ermuntern, im Vorfeld mit dem / der Partner:in zu klären, welche Zielsetzung das Paar für das gemeinsame Gespräch hat.

Rahmenbedingungen für Angehörigengespräche in der Einzeltherapie

Folgende Themen eignen sich gut für ein Angehörigengespräch:

- eine Fremdanamnese aus Sicht der hinzugezogenen Person
- Informationen über die Diagnose und Klärung von Fragen, die der / die Angehörige dazu hat
- Einbeziehung des / der Partner:in oder eines / einer anderen relevanten Angehörigen in den Therapieprozess, Abstimmung der Therapieziele
- gemeinsame Überlegungen, inwiefern sich die Einzeltherapie auf das Familiensystem auswirken kann oder bereits ausgewirkt hat
- Unterstützung des / der Patient:in bei der Bewältigung der aktuellen Problematik seitens der Bezugsperson
- Aktivierung von partnerschaftlichen Ressourcen
- begrenzte Interventionen bei abgrenzbarer Fragestellung (z. B. Wochengespräch bei Alltags-Überforderung, s. Kap. 6 »Kommunikation«, **AB 48** »Das Wochengespräch«)

Folgende Themen eignen sich **nicht** gut für ein Angehörigengespräch:

- **»Größere« Aufträge,** die mehr Zeit und eine intensivere Auseinandersetzung benötigen als im Rahmen des Angehörigengesprächs zur Verfügung steht
  Ggf. kann eine Paartherapie empfohlen werden.
- **»Überzeugen Sie meine:n Partner:in davon, dass ...«**
  Dieser Auftrag führt zwangsläufig zu einer Abwehrreaktion des / der Partner:in.
- **»Sagen Sie meinem / meiner Partner:in, dass er / sie krank / gestört ist und in Therapie gehen sollte!«**
  Auch dieser Auftrag kann eine Abwehrreaktion des / der Partner:in auslösen. Bedenken Sie, dass Sie ihn / sie bisher nur aus den gefärbten Erzählungen Ihres / Ihrer Patient:in kennen – das ändert sich nun durch das Angehörigengespräch. Viele halten ihre:n Partner:in für »psychisch gestört«. Diese Einschätzungen sind in der Regel mehr den schwierigen und eskalierten Konfliktmustern geschuldet als tatsächlichen psychischen Störungen. Da eine fundierte Diagnostik eine Einzeltherapie beider Personen erfordert, sollten Sie diesen Auftrag so nicht annehmen.
- **»Sagen Sie meinem / meiner Partner:in mal die Meinung, dass es überhaupt nicht in Ordnung ist, was er / sie mit mir macht.«**
  Patient:innen wünschen sich manchmal Therapeut:innen als »Elternfiguren«, die sie beschützen und für sie einstehen. Sie sollten sich jedoch davor hüten, diesen Auftrag anzunehmen, da er viele Nachteile hat. Zum einen müssen Sie, wie bereits beschrieben, immer berücksichtigen, dass Sie nur die Sichtweise Ihrer / Ihres Patient:in kennen. Des Weiteren würde eine Auftragssituation wie diese dazu führen, dass sich die Partner:in wie vor einem Tribunal fühlen wird. Ein weiterer Nachteil liegt darin, dass die Position Ihres / Ihrer Patient:in dadurch, dass Sie für ihn / sie sprechen, eher geschwächt als gestärkt wird, da sie zu einer Abnahme anstatt zu einer Stärkung der Selbstverantwortung führt.

Das Angehörigengespräch

Ein erfolgreiches Gespräch mit Angehörigen erfordert eine klare Vorbereitung und Abstimmung. Es ist hilfreich, im Vorfeld gemeinsam mit dem / der Angehörigen festzulegen, welche Ziele Sie in diesem Gespräch erreichen möchten. Dieses Arbeitsblatt unterstützt Sie dabei, Ihre Gedanken zu ordnen, wichtige Themen zu identifizieren und Ihre Erwartungen zu klären, damit das Gespräch möglichst fruchtbar wird. Indem Sie die Punkte gemeinsam durchgehen, schaffen Sie eine gute Basis für ein konstruktives Gespräch mit Ihrem / Ihrer Angehörigen und Ihrem / Ihrer Therapeut:in.

Ziele und Erwartungen an das Gespräch

Was möchten wir gemeinsam durch dieses Gespräch erreichen?

Ziel 1: ....

Ziel 2: ....

Ziel 3: ....

Welche Themen sind uns beiden wichtig?

Thema 1: ....

Thema 2: ....

Thema 3: ....

Was erwarte ich von diesem Gespräch?

Person 1:

....

Person 2:

....

Gibt es Bedenken oder Ängste vor diesem Gespräch?

Person 1:

....

Person 2:

....

Das Angehörigengespräch

Welche Wünsche und Erwartungen haben wir an den / die Therapeut:in?

....

Reflexion nach dem Gespräch
Haben wir unsere gemeinsamen Ziele erreicht?

Ziel 1: ☐ Ja ☐ Nein, Kommentar: ....

Ziel 2: ☐ Ja ☐ Nein, Kommentar: ....

Ziel 3: ☐ Ja ☐ Nein, Kommentar: ....

Wie haben wir uns beide während des Gesprächs gefühlt?

Person 1:

....

Person 2:

....

Was war in diesem Gespräch hilfreich?

....

Möchten wir etwas in zukünftigen Gesprächen verbessern?

....

Konkrete Schritte
Welche konkreten Schritte wollen wir basierend auf unserem Gespräch vornehmen?

Schritt 1: ....

Schritt 2: ....

Schritt 3: ....

2 Ressourcenaktivierung in der Paarbeziehung

Paartherapien werden meist in Anspruch genommen mit der Erwartung, über »Probleme« innerhalb einer Beziehung zu sprechen. Ein zentrales Element jeder Paartherapie sollte jedoch auch darauf abzielen, die Ressourcen des Paares zu aktivieren bzw. ggf. aufzubauen. Diese Ressourcen sollten nicht erst dann berücksichtigt werden, wenn das Paar gelernt hat, über die Beziehungsprobleme zu sprechen, sondern von Beginn an in den therapeutischen Prozess einfließen. Bereits Grawe (1998) betonte die wichtige Funktion der Ressourcenaktivierung, durch die allgemeines Wohlbefinden und Selbstvertrauen verbessert werden, eine gute therapeutische Beziehung aufgebaut und eine größere Offenheit für mögliche Veränderungen entstehen kann. Gerade auch in der Paartherapie konnte nachgewiesen werden, dass eine prinzipielle Ressourcenorientierung eine hohe therapeutische Wirksamkeit hat (vgl. von Sydow et al., 2007). Dazu können wir bereits in der ersten Stunde die Aufmerksamkeit des Paares auf ihre Stärken lenken – etwa durch Bemerkungen wie »Ich sehe, Sie teilen den gleichen Humor«, wenn einer der Partner über die Äußerung des anderen lacht, oder »Mir ist aufgefallen, dass Sie sich gegenseitig immer ausreden lassen. Ich erlebe Ihr Verhalten einander gegenüber als sehr respektvoll, was vielen Paaren, besonders in Krisenzeiten, schwerfällt«.

Solche positiven Rückmeldungen können einen verfestigten, problemfokussierten Blick des Paares auf ihre Beziehung und den / die Partner:in erweitern und aufzeigen, dass neben den Problemen auch positive Aspekte vorhanden sind. Das wirkt unmittelbar ermutigend. Nach dem Motto »Menschen entwickeln sich zu der Person, die andere in ihnen sehen« kann ein ressourcenorientierter Ansatz der / des Therapeut:in dem Paar helfen, sowohl sich selbst als auch den / die Partner:in in einem anderen bzw. umfassenderem Licht zu sehen und diese positiven Eigenschaften stärker zu leben. Auch das eigene Beziehungsengagement sollte genau geprüft werden, da sich ein stärkeres Investment in der Regel sehr positiv auswirkt.

Arbeits- und Informationsmaterial

AB 5 Der Investment-Check
Dieses Arbeitsblatt hilft Ihren Patient:innen und Paaren, einen ehrlichen Blick auf das eigene Beziehungsinvestment zu werfen und ggf. nachzubessern. Dieses Arbeitsblatt eignet sich für Therapeut:innen sowie Patient:innen in Einzel- und Paartherapie.

INFO 3 Zwei Seiten einer Medaille
Das Infoblatt für Patient:innen und Paare beschreibt, wie anfangs geschätzte Eigenschaften zunehmend als störend empfunden werden können. Der / Die Partner:in ändert sich also nicht plötzlich. Oftmals ist es die eigene Wahrnehmung, die in eine einseitige und negative Richtung wandert. Dieses Infoblatt eignet sich für Therapeut:innen sowie Patient:innen in Einzel- und Paartherapie.

AB 6 Perspektivwechsel – Veränderung des Blicks in der Paarbeziehung im Laufe der Zeit
Das Arbeitsblatt regt dazu an, den Blick auf den / die Partner:in zu reflektieren, indem es die Veränderungen zwischen der anfänglichen, oftmals sehr positiven Wahrnehmung und der heutigen negativen Wahrnehmung beleuchtet. Ziel ist es, eine ausgewogenere Sichtweise zu entwickeln. Dieses Arbeitsblatt eignet sich besonders für Patient:innen in Einzel- oder Paartherapie.

AB 7 Der Wertebaum

Dieses Arbeitsblatt lädt dazu ein, gemeinsam oder alleine darüber zu reflektieren, welche Werte in der Partnerschaft wichtig sind. Diese können anschließend in dem Wertebaum eingetragen und zur Erinnerung und Orientierung an einer sichtbaren Stelle aufgehängt werden. Dieses Arbeitsblatt eignet sich für Patient:innen in Einzel- und Paartherapie.

AB 8 Imagination 80. Geburtstag

Diese Imagination bietet eine gute Möglichkeit, sich über die eigenen Werte in einer imaginativen Weise bewusst zu werden. Oftmals berührt diese Übung auch die Bewertung von Beziehungen, insbesondere Partnerschaften.

INFO 4 Reframing

Dieses Informationsblatt erläutert anhand von verschiedenen Beispielen die Technik des Reframings und bildet somit die theoretische Grundlage für **AB 9** »Reframing – neuer Rahmen, neue Perspektive«. Dieses Infoblatt eignet sich für Therapeut:innen sowie Patient:innen in Einzel- und Paartherapie.

AB 9 Reframing – neuer Rahmen, neue Perspektive!

Hier wird das Reframing aktiv eingeübt. Zunächst an einem Beispiel, dann an den Beispielen einer gesamten Woche. Dieses Arbeitsblatt eignet sich für Patient:innen in Einzel- oder Paartherapie.

AB 10 Die Schatzkiste der Beziehung

Dieses Arbeitsblatt hilft Paaren, besondere Momente, Eigenschaften und gemeinsame Erlebnisse als »Beziehungsschätze« zu reflektieren und wertzuschätzen. Durch individuelles Nachdenken und den Austausch über schöne Erinnerungen kann die emotionale Verbundenheit gestärkt und die Beziehung bewusster erlebt werden. Dieses Arbeitsblatt eignet sich für Patient:innen in Einzel- und Paartherapie.

Der Investment-Check

»Von nichts kommt nichts« oder »Wer ernten will, muss sähen« – zahlreiche Sprichwörter drücken eine sehr wesentliche Wahrheit aus, die auch für erfolgreiche Partnerschaften gilt: Wenn wir wollen, dass diese gedeiht und wir uns miteinander wohlfühlen, reicht es nicht aus, unsere Partnerschaft wie eine Wüstenpflanze zu behandeln, der nur alle paar Jahre einmal ein bisschen Wasser gegönnt wird. Stattdessen erfordert sie anhaltend aktive Pflege und Zuwendung, eine echte Investition also. Wie zahlreiche Studien belegen, fällt es den meisten Paaren schwer, im hektischen Alltag bewusst Zeit füreinander zu schaffen (Glorieux et al., 2011). Gleichzeitig unterstreicht diese Untersuchung eindringlich, wie essenziell es ist, diese gemeinsame Zeit zu priorisieren und wertzuschätzen.

Wie steht es um Ihre Investition in Ihre Partnerschaft? Wie bewusst wenden Sie sich Ihrem / Ihrer Partner:in zu und wieviel Pflege lassen Sie Ihrer Beziehung zukommen? Prüfen Sie selbst:

Mein Investitionskuchen

Schritt 1:
Überlegen Sie in einem ersten Schritt, in welche Bereiche Ihres Lebens Sie wie viel Zeit investieren. Eine Woche hat 168 Stunden – wieviel Zeit verbringen Sie im Schnitt mit Arbeit, Hobbys, Haushalt, Schlafen, Freund:innen … und wieviel mit Ihrem / Ihrer Partner:in? Achtung, »nur« gemeinsam zu Hause anwesend zu sein, ohne sich einander bewusst zuzuwenden, ist hiermit nicht gemeint. Auch nicht die Zeit als Familie, sondern nur »absichtlich«, bewusst als Paar verbrachte Zeit.

Von 168 Stunden / Woche verbringe ich

Lebensbereich	**Stundenanzahl**
Arbeit:	....
Hobbys:	....
Freundschaften:	....
Schlaf:	....
Haushalt:	....
Gesundheit:	....
Sport:	....
Fernsehen:	....
Handyzeit:	....
Weitere Bereiche:	....

Der Investment-Check

Schritt 2:
Tragen Sie nun bitte Ihre Ergebnisse zur besseren Veranschaulichung in das unten aufgeführte Tortendiagramm ein. Nehmen Sie die Schlaf-Stunden aus dem Tortendiagramm heraus, da diese nicht zu den aktiv verbrachten und bewusst entschiedenen Zeiten zählen. Hier ein Beispiel:

Woche mit 110 Stunden

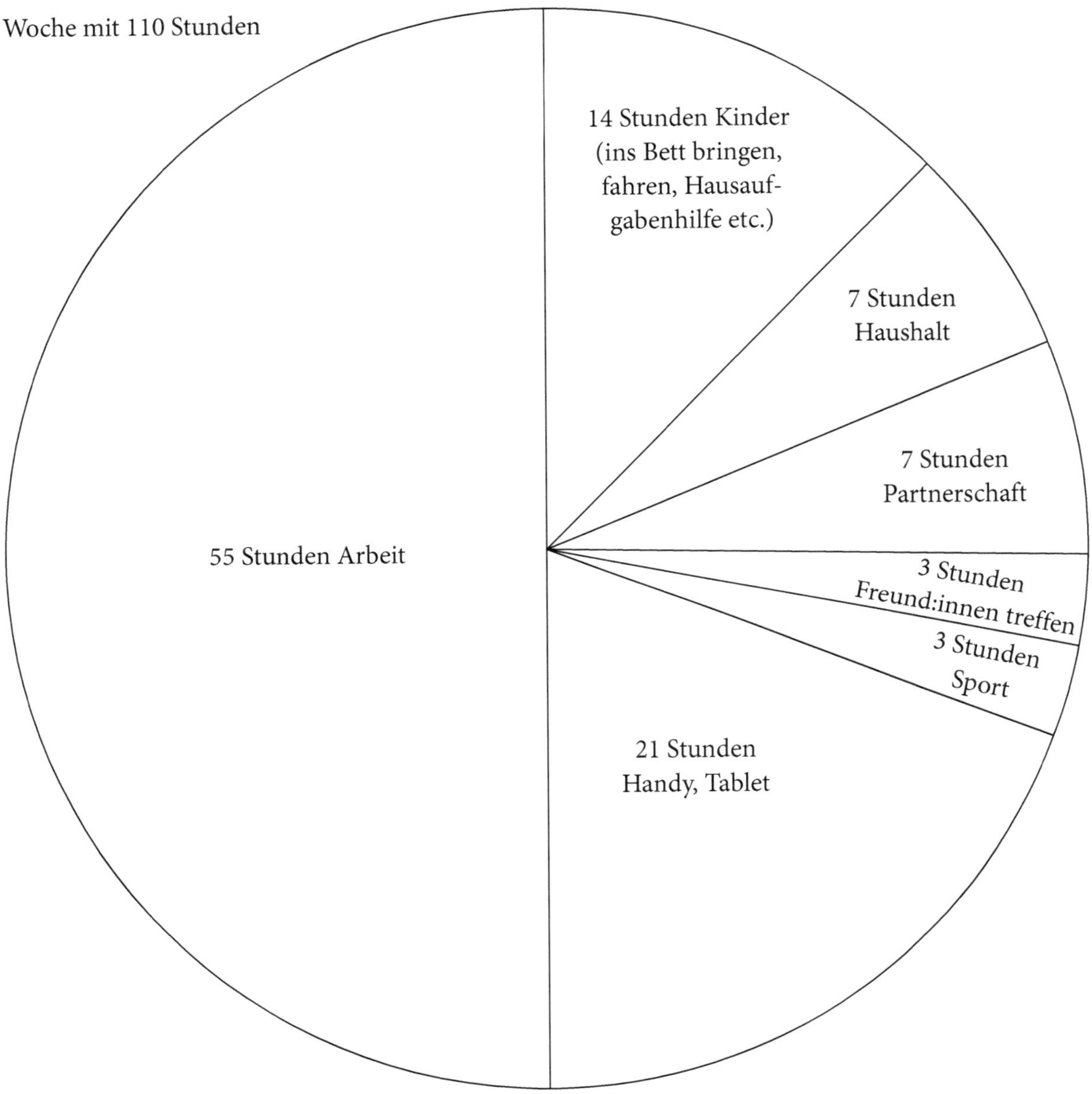

Der Investment-Check

Mein Tortendiagramm – IST-Zustand

Der Investment-Check

Schritt 3: (Un-)Geteilte Aufmerksamkeit
In Schritt 1 und 2 haben Sie sich mit der Quantität Ihres Beziehungsinvestments beschäftigt. In diesem Schritt geht es darum, die Qualität Ihres Beziehungsinvestments zu prüfen.

Denken Sie dafür an Momente in Ihrem Leben, in denen Sie sich voller Interesse, Neugier, Leidenschaft einer Sache (z. B. Ihrem Handy) zuwenden. Und nun prüfen Sie im Vergleich dazu das Ausmaß Ihrer Aufmerksamkeit, Ihrer Neugierde, Ihres Interesses während Ihrer alltäglichen Begegnungen mit Ihrem / Ihrer Partner:in, z. B. wenn diese:r Ihnen etwas erzählt, Sie nach Hause kommen, morgens gemeinsam aufwachen oder abends ins Bett gehen.

Tragen Sie bitte auf der hier aufgeführten Skala ein, wie bewusst Sie in der Regel Ihrem / Ihrer Partner:in begegnen. Es geht hier um ganz alltägliche Begegnungen. Sollte ein Durchschnittswert schwierig anzugeben sein, dann machen Sie zwei Kreuze und kennzeichnen Sie damit den Bereich der Durchschnittswerte.

Kontinuum 0–10

0 ____ 10

0 = Physisch anwesend, aber mit meiner Aufmerksamkeit woanders, ich zeige keine Regung, reagiere kaum bzw. genervt auf Anfrage.

3 = Physisch anwesend, aber mit meiner Aufmerksamkeit / meinen Gedanken eigentlich woanders. Ich reagiere kurz auf Ansprache, habe jedoch kein echtes Interesse, mit meinem / meiner Partner:in im Kontakt zu sein.

5 = Physisch anwesend und mit halber Aufmerksamkeit bei meiner Partnerperson. Ich versuche, nett zu sein und Interesse zu zeigen, aber meine Gedanken schweifen immer wieder ab zu »meinen« Themen und eigentlich bin ich nicht wirklich interessiert an dem, was mein:e Partner:in erzählt.

7 = Ich nehme mir Zeit und richte meine Aufmerksamkeit, mein Bewusstsein aktiv auf den Kontakt mit meinem / meiner Partner:in. Mich interessiert, was er / sie sagt, gleichzeitig kostet es mich etwas Kraft, gegen die Impulse zu kämpfen, innerlich wieder abzuschweifen und an andere Dinge zu denken.

10 = Ich richte meine volle und ungeteilte Aufmerksamkeit auf meine:n Partner:in. Es macht mir Freude, ihr / ihm zuzuhören, neugierig zu sein, Fragen zu stellen und auf diese Weise miteinander im Kontakt zu sein.

Tipp: Wenn Sie sich nicht sicher sind, weil Sie sich diese Frage – wie so viele – noch nie so genau gestellt haben, laden wir Sie zu einer Selbstbeobachtungsaufgabe ein:

Nehmen Sie sich in der kommenden Woche jeden Abend einen Moment Zeit und überlegen sich, wie bewusst Sie im Kontakt mit Ihrem / Ihrer Partner:in waren, in Momenten, die Sie gemeinsam verbracht haben (bei Fernbeziehungen sind auch Telefonkontakte gemeint). Wir empfehlen, dazu einen konkreten Zeitpunkt festzulegen, z. B. nach dem Zähneputzen.

Tag 1: ....

Tag 2: ....

Tag 3: ....

Tag 4: ....

Der Investment-Check

Tag 5: ....

Tag 6: ....

Tag 7: ....

Schritt 4:
Nachdem Sie darüber nachgedacht haben, wie Sie aktuell in Ihre Partnerschaft investieren, denken Sie nun bitte darüber nach, wie zufrieden Sie mit Ihrem Engagement sind.

Zufriedenheit mit der Quantität meines Beziehungsinvestments (Tortendiagramm):
☐ nicht zufrieden ☐ eher nicht zufrieden ☐ eher zufrieden ☐ zufrieden

Zufriedenheit mit der Qualität meines Beziehungsinvestments (Ausmaß der bewussten Begegnungen und Aufmerksamkeit / Interesse am anderen / Neugierde und Freude)
☐ nicht zufrieden ☐ eher nicht zufrieden ☐ eher zufrieden ☐ zufrieden

Wenn (eher) unzufrieden:

Schritt 5:
Was möchten Sie konkret verändern?

....

....

....

....

....

Der Investment-Check

Mein Tortendiagramm – SOLL-Zustand

Wie viel Zeit möchte ich (z. B. in der kommenden Woche) in meine Partnerschaft investieren?
In welche Bereiche möchte ich stattdessen weniger investieren?

Der Investment-Check

Worauf möchte ich (z. B. in der kommenden Woche) stärker achten, wenn ich mit meinem / meiner Partner:in im Kontakt bin, um die Qualität unserer Beziehungsmomente zu steigern?

....

....

....

....

....

Tipp

Um ein hohes Bewusstsein für die Beziehung aufrechtzuhalten, sollten Sie regelmäßig überprüfen, wie zufrieden Sie mit Ihrem Engagement bzw. Ihrem Investment sind. Ohne bewusste Reflexion und eine bewusste Entscheidung, Zeit und Aufmerksamkeit in die Beziehung zu investieren, wandert die Aufmerksamkeit häufig zu anderen Themen, die uns gerade beschäftigen. Der Mensch neigt einfach dazu, im Autopilotenmodus sehr um sich selbst zu kreisen. Eine andere Person bewusst wahrzunehmen, erfordert daher manchmal ein Wachrütteln, eine aktive Entscheidung sowie eine regelmäßige Reflexion. Das gilt übrigens auch für Kinder.

Zwei Seiten einer Medaille

Was haben Sie am Anfang Ihrer Beziehung an Ihrem / Ihrer Partner:in besonders geschätzt? Was hat Sie angezogen und was hatte diese Person mitgebracht, wodurch Sie sich besonders wohlgefühlt haben?

Wenn wir uns an den Beginn unserer Partnerschaft erinnern, fallen uns häufig Momente und Situationen ein, in denen wir ein warmes und verbundenes Gefühl im Kontakt mit der anderen Person hatten. Schauen wir uns die Situationen genauer an, dann können wir oft sehr gut verstehen und beschreiben, was genau uns zum damaligen Zeitpunkt angezogen und uns hat wohlfühlen lassen: »Sie war mein Fels in der Brandung«, »Die Intensität und Emotionalität«, »Sein Interesse an mir, seine Loyalität« … sind Beispiele für diese Beschreibungen.

Spannenderweise passen die »Problembeschreibungen« des heutigen Verhaltens oftmals sehr gut zu den positiven Beschreibungen des Anfangs. Ein- und dasselbe Verhalten, ein- und derselbe Charakterzug wird zu Beginn als besonders anziehend und im Laufe der Beziehung als zunehmend störend erlebt. Wir haben es hier offensichtlich mit zwei Seiten einer Medaille zu tun – ein Merkmal, zwei Beschreibungen, die unterschiedlicher kaum sein könnten.

Beispiel

Tom und Joe berichten in der Paartherapie von immer häufiger eskalierenden Streits. Tom wirft Joe vor, »zu empfindlich« und »zu emotional« auf alles zu reagieren. Joe sei nicht in der Lage, »vernünftig« zu denken. Joe wiederum wirft Tom vor, »wie eine Maschine« zu sein, »emotionslos, vorhersehbar und langweilig«.

Nach dem Beginn ihrer Beziehung gefragt, schwärmt Tom davon, wie aufregend die Begegnungen mit Joe gewesen seien: »Joe war intensiv und leidenschaftlich, das kannte ich so nicht.« Joe wiederum erinnert Situationen, in denen Toms »kühler Kopf« Joe aus einer Krise am Arbeitsplatz »rettete«. »Toms ruhige und gelassene Art hat mich irgendwie fasziniert.«

Es ist also nicht zwangsläufig die andere Person, die sich im Laufe der Beziehung verändert – oftmals ist es unser Blick, den wir auf unsere:n Partner:in werfen, der sich verändert und zunehmend kritischer und negativer wird. Während wir im verliebten Zustand den Blick auf die Vorderseite der Medaille gerichtet haben, schauen wir in schwierigen Phasen der Beziehung oftmals ausschließlich auf deren Rückseite. Auf diese Weise nehmen wir unsere:n Partner:in einseitig negativ wahr, was eine einseitig negative Reaktion begünstigt.

Zwei Seiten einer Medaille

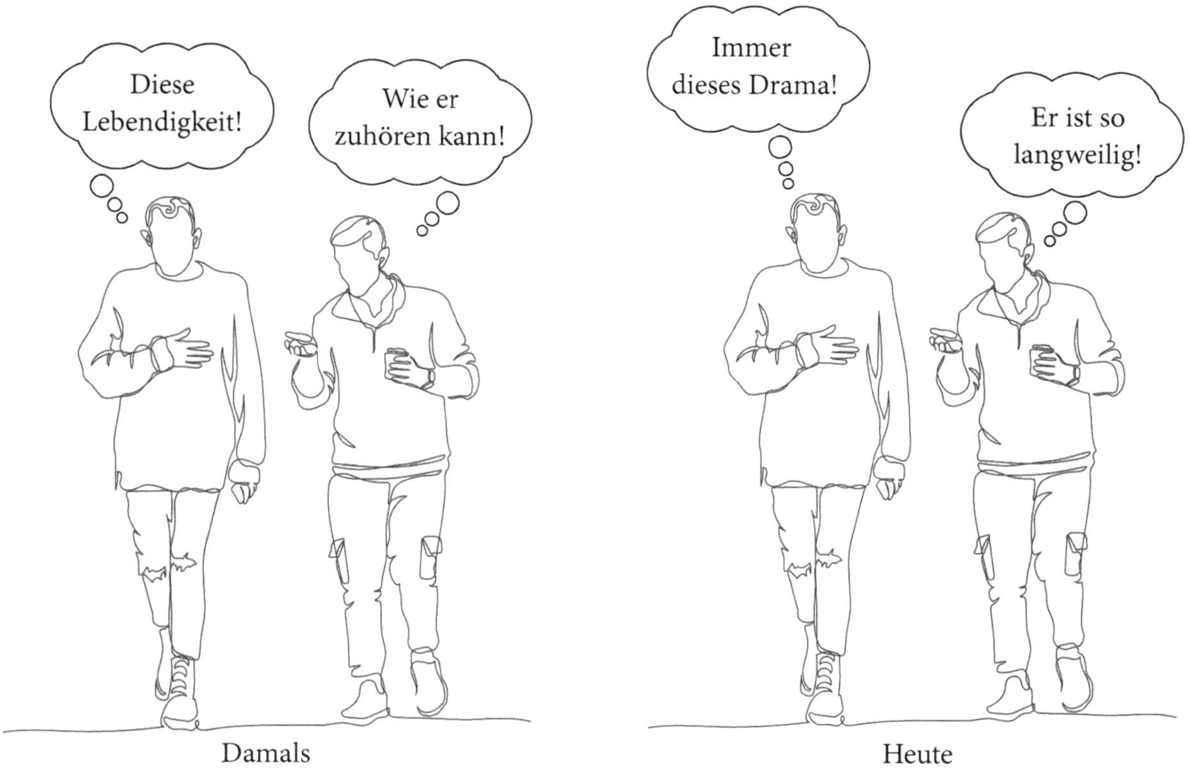
Diese Lebendigkeit!
Wie er zuhören kann!
Immer dieses Drama!
Er ist so langweilig!
Damals
Heute

Damals und Heute

Möchten wir unsere:n Partner:in anders wahrnehmen, lohnt es sich, unseren Blick wieder weiterzufassen und auch die Vorderseite der Medaille wahrzunehmen und anzuerkennen, gerade auch dann, wenn wir schwierige Momente miteinander erleben.

Beispiel

Wenn Tom Joes »Emotionalität« wieder mehr schätzen kann und Joe Toms »Vernunft und Ruhe«, anstatt sich diese jeweiligen Eigenschaften zum Vorwurf zu machen, bekämpfen sie sich nicht mehr gegenseitig, sondern können sich die Vorteile der Unterschiede wieder mehr zunutze machen.

Perspektivwechsel – Veränderung des Blicks in der Paarbeziehung im Laufe der Zeit

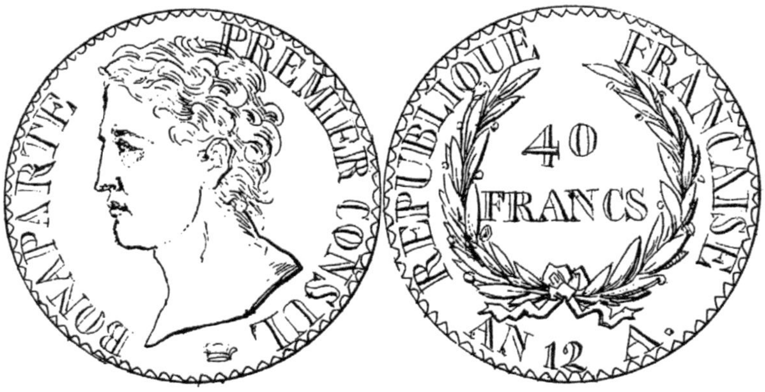

Zwei Seiten einer Medaille

Werfen Sie einen Blick auf Ihre Medaille! Was haben Sie zu Beginn in Ihrem / Ihrer Partner:in gesehen und wie hat sich Ihr Blick im Laufe der Zeit verändert? Beantworten Sie für sich die folgenden Fragen.

(1) Was hat mich zu Beginn unserer Beziehung an meinem / meiner Partner:in fasziniert?

(2) In welchen Situationen habe ich mich besonders wohl gefühlt?

Perspektivwechsel – Veränderung des Blicks in der Paarbeziehung im Laufe der Zeit

(3) Wie habe ich am Anfang unserer Beziehung meine:n Partner:in beschrieben? Mit welchen Worten, in welcher Weise?

....

....

....

....

....

(4) Was stört mich heute an meinem / meiner Partner:in?

....

....

....

....

....

(5) In welchen Situationen fühle ich mich besonders unwohl?

....

....

....

....

....

Perspektivwechsel – Veränderung des Blicks in der Paarbeziehung im Laufe der Zeit

(6) Wie beschreibe ich heute meine:n Partner:in?

....

....

....

....

....

(7) Wie hat sich mein Blick auf meine / n Partner:in verändert?
Auf einem Kontinuum von »ausschließlich positiv« bis »ausschließlich negativ«: In welchem Licht haben Sie Ihre:n Partner:in zu Beginn wahrgenommen und wie nehmen Sie ihn / sie jetzt wahr?

Damals

|——————————————————————————————————————|

Ausschließlich Vorderseite (positiv) Ausschließlich Rückseite (negativ)

Heute

|——————————————————————————————————————|

Ausschließlich Vorderseite (positiv) Ausschließlich Rückseite (negativ)

(8) Wie könnte eine ausgewogenere Beschreibung aussehen, die auch die Vorderseite berücksichtigt?

|——————————————————————————————————————|

Ausschließlich Vorderseite (positiv) Ausschließlich Rückseite (negativ)

Ausgewogenere Beschreibung meines / meiner Partner:in in Worten:

....

....

....

....

....

Der Wertebaum

Der Wertebaum ist ein Symbol für die grundlegenden Werte und Prinzipien, die Ihre Beziehung stärken. So wie ein Baum durch seine Wurzeln fest im Boden verankert ist, werden auch Beziehungen von gemeinsamen Werten getragen. Diese Werte geben Halt und Orientierung, insbesondere in herausfordernden Zeiten.

Nutzen Sie dieses Arbeitsblatt, um Ihre individuellen und gemeinsamen Werte zu identifizieren und sichtbar zu machen.

Schritt 1 (zunächst alleine):
Betrachten Sie die Werteliste auf der folgenden Seite. Nennen Sie sieben Werte, die Ihnen in Ihrem Beziehungsleben besonders wichtig sind und an denen Sie sich orientieren möchten.

....

....

....

Schritt 2 (zusammen):
Welche Werte haben Sie beide genannt?

....

....

....

Falls es keine Überschneidungen gibt – welche Werte Ihres / Ihrer Partner:in finden Sie persönlich auch wichtig?

....

....

....

Schritt 3: In welchen Bereichen Ihres Lebens sind diese Werte bereits sichtbar?

....

....

....

Der Wertebaum

Schritt 4: Tragen Sie die Werte, die Ihnen wichtig sind, in Ihr Wertebaumblatt ein und hängen Sie es irgendwo auf, wo es in Ihrem Alltag für Sie gut sichtbar ist. Werfen Sie immer wieder einen Blick darauf und prüfen Sie (jede Person nur für sich), wie Sie Ihre Werte in Ihren Alltag integrieren können.

Schritt 5: Gibt es Werte, die Ihrem / Ihrer Partner:in wichtig sind, Ihnen jedoch nicht? Wenn ja, welche?

....

....

....

Wie gehen Sie damit um? Können Sie unterschiedliche Werte akzeptieren und annehmen?

....

....

....

Werteliste
- Verbindung und Intimität
- Wertschätzung / Respektvolles Miteinander
- Ehrlichkeit und Authentizität
- Vertrauen und Sicherheit
- Empathisches Miteinander
- Unterstützung und Zusammenarbeit
- Freundschaft
- Freude und Lachen
- Unabhängigkeit, Raum für Individualität
- Weiterentwicklung
- Toleranz
- Kommunikation
- Verantwortung für das eigene Verhalten
- Zuverlässigkeit
- Abenteuerlust
- Gleichbehandlung
- Familie

Weitere wichtige Werte:

....

....

....

Der Wertebaum

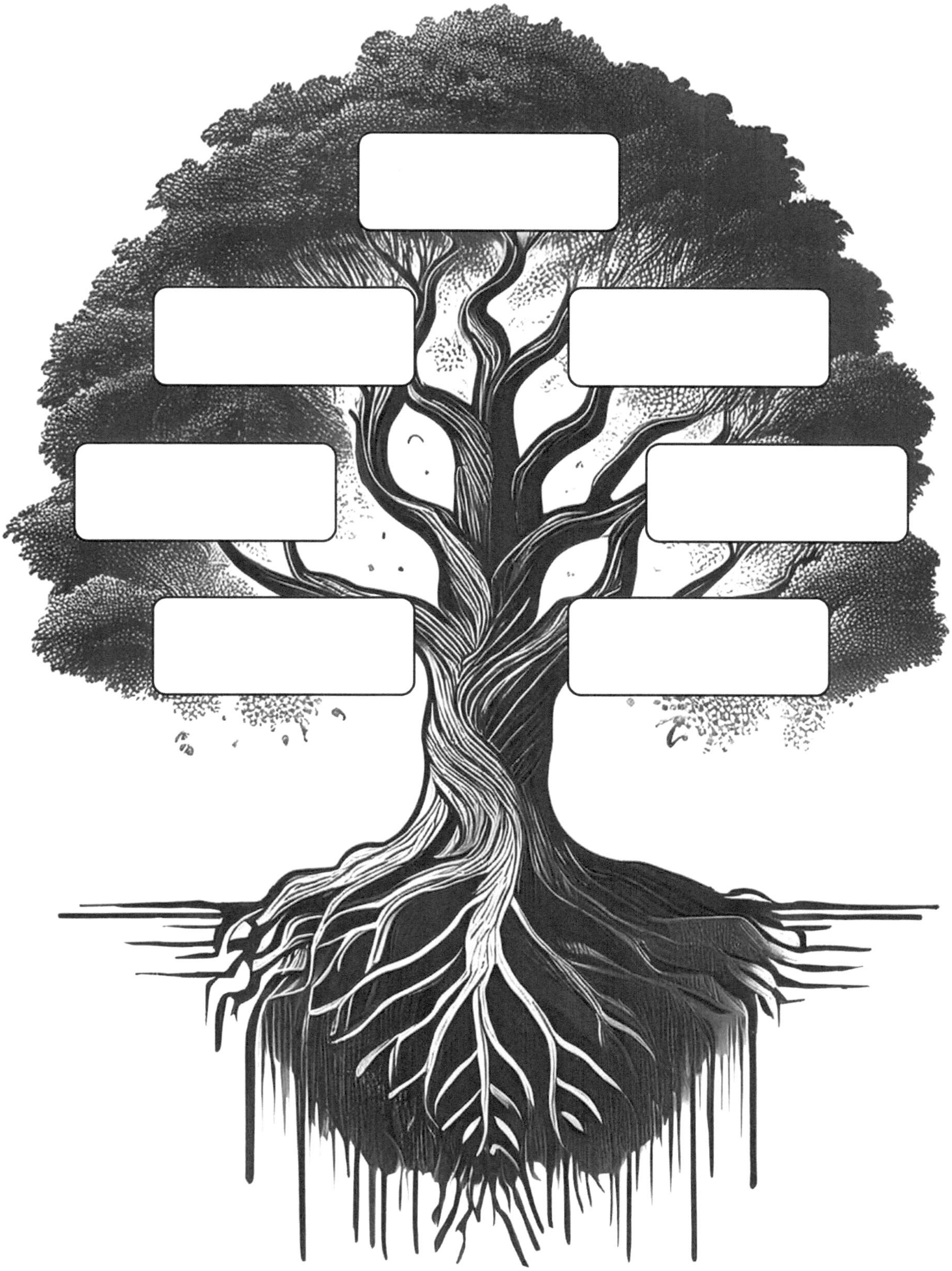

Imagination 80. Geburtstag

Mit dieser Übung können Sie Patient:innen helfen, sich über die eigenen Werte in einer imaginativen Weise bewusst zu werden und zu spüren, was ihnen langfristig wirklich wichtig ist, um jetzt die Weichen für die Zukunft wertekonform zu stellen. Diese Übung, obwohl allgemein gehalten, berührt häufig auch die Bedeutung von Beziehungen, insbesondere Partnerschaften.

Instruktion

»Bitte schließen Sie die Augen. Darf ich ›Du‹ sagen, weil wir jetzt in der inneren Bilderwelt arbeiten möchten? Nimm bitte eine bequeme Haltung auf dem Stuhl ein, aufrecht und entspannt … Lege beide Hände locker auf die Oberschenkel und stelle beide Füße fest auf den Boden.

Schließe die Augen und richte deine Aufmerksamkeit langsam auf deinen Körper und auf deine Atmung. Atme durch die Nase tief in den Bauch hinein und nimm deine Atmung bewusst wahr … Erlaube dir, mit jedem Atemzug etwas ruhiger zu werden und bei dir selbst anzukommen … Wenn du Anspannung wahrnimmst, lasse sie mit dem Ausatmen los.

Die Uhr läuft jetzt voraus, ein Jahr, fünf Jahre … zehn Jahre, immer weiter, bis zu deinem 80. Geburtstag … Halte einen Moment inne … Du bist jetzt 80 Jahre alt. Lass dir Zeit zu fühlen, wie sich dein Körper jetzt in diesem Alter anfühlt, soweit du dir das vorstellen kannst … An welchem Ort bist du jetzt angekommen? In welchem Raum steht dein Bett, wie sieht es in deinem Zimmer um dich herum aus? Bitte mache dir klar, dass du vermutlich nicht mehr am selben Ort lebst wie jetzt, sondern vielleicht in einem Altenheim. Du bist auch nicht mehr imstande, deinen Geburtstag selbst zu organisieren. Wer wird das für dich tun? Wer wird zu deinem Geburtstag kommen? Kannst du diese Menschen sehen? Auch sie sind älter geworden!

Drei dieser Menschen werden jetzt eine kleine Rede halten. Wer ist die erste Person? Kannst du sie sehen? Was sagt diese Person über dich? Was für ein Gefühl entsteht in deinem Körper? Jetzt tritt die zweite Person vor (und dann die dritte) … Was ist jetzt dein Gefühl (bis in deinen Körper hinein), nachdem diese drei Personen gesprochen haben? Welche Gedanken gehen dir durch den Kopf, wenn du das hörst?

Jetzt läuft die Uhr wieder zurück … bis in unsere heutige Zeit …. Du bist jetzt wieder hier im Raum. Was ist dein Gefühl jetzt, wenn du dieses Erlebnis hierher mitnimmst? Mit welchen Menschen, mit denen du jetzt zu tun hast, wirst du dann noch Kontakt haben? Wer von denen, die dir jetzt nahe sind und mit denen du viel Zeit verbringst, wird nicht da sein? In welche Beziehungen und Aktivitäten willst du Zeit investieren, was wird bleiben? Welchen Vorsatz nimmst du aus dieser Übung mit? Komme jetzt wieder langsam in diesen Raum hier. Machen Sie die Augen auf, Sie sind wieder hier!«

Reframing

Reframing (Umdeutung) ist eine Methode, die insbesondere in der systemischen Therapie genutzt wird, um Perspektiven zu erweitern oder zu verändern. Dabei werden Denkmuster, Zuschreibungen und Erwartungen neu interpretiert, indem sie in einen anderen Rahmen (Frame) gesetzt werden. Ziel ist es, aus einer festgefahrenen negativen Sichtweise eine positive oder zumindest konstruktive und flexiblere Perspektive zu entwickeln. In Partnerschaften, wo der Blick auf den / die Partner:in oft von negativen Zuschreibungen geprägt ist, kann ein Reframing helfen, die Bedeutung von Verhaltensweisen oder Ereignissen zu verändern. Dieser Perspektivwechsel ermöglicht ein neues Erleben der Partner:innen und verbessert die Kommunikation.

Ein einfaches Beispiel, das Sie sicherlich kennen: Ein Glas kann als »halb leer« oder als »halb voll« beschrieben werden. Obwohl es sich dabei um denselben Sachverhalt handelt, verändert sich die Bedeutung durch den gewählten Rahmen bzw. Blickwinkel. Während die eine Sichtweise das Fehlende betont, hebt die andere das Vorhandene hervor.

Ein anderes Beispiel aus einem partnerschaftlichem Kontext könnte so aussehen, dass Sie in einem Café auf Ihre:n Partner:in warten, der / die sich verspätet. An einem Tag denken Sie vielleicht: »Das ist respektlos, er / sie kommt immer zu spät!« An einem anderen Tag freuen Sie sich: »Super, ich habe noch Zeit, meinen Artikel fertigzulesen.« Sie sehen: Der gesetzte Rahmen beeinflusst entscheidend Ihr Erleben der Situation!

Interessanterweise wird die Technik des Reframings häufig humorvoll eingesetzt, etwa in Witzen, wo ein Perspektivwechsel für Überraschung sorgt.

Reframing bei Witzen

»Mein Freund Peter ist gestern unerwartet mit meiner Frau durchgebrannt.«
»Wie lange seid ihr denn schon Freunde?«
»Seit gestern!«

In der Therapie wird das Reframing genutzt, indem gezielt versucht wird, z. B. ein Ereignis oder Verhalten aktiv umzudeuten und in einen neuen Rahmen zu setzen, der dem Ereignis eine andere Bedeutung verleiht.

Dabei können wir zwischen Inhaltsreframing und Kontextreframing unterscheiden:

Inhalts- und Kontextreframing

Bei der Technik des Inhaltsreframings wird die Bedeutung eines Verhaltens oder einer Situation neu interpretiert, um eine positive Absicht oder Stärke darin zu erkennen. Beispiel: »Er ist stur« wird zu »Er ist beharrlich und lässt sich nicht leicht von seinen Überzeugungen abbringen«.

Beim Kontextreframing wird das Verhalten in einen anderen Kontext gestellt, um dessen Stärken oder Nutzen sichtbar zu machen. Beispiel: »Ich bin zu impulsiv« wird zu »In einer Notsituation ist meine Impulsivität eine wertvolle Stärke«.

Reframing

Bandler & Grinder (2000) beschreiben in Ihrem Buch über Reframing folgende Situation:

Beispiel

Virginia Satir, eine Pionierin der Familientherapie, nutzte Reframing als eines ihrer wichtigsten Werkzeuge. In einer ihrer Sitzungen arbeitete sie mit einer Familie, in der der Vater, ein steifer und erfolgreicher Bankier, sich über die »Sturheit« seiner Tochter beklagte und der Mutter vorwarf, bei der Erziehung Fehler gemacht zu haben.

Als der Vater erneut seine Vorwürfe äußerte, wandte sich Satir ihm direkt zu und fragte: »Sie sind doch ein Mann, der es im Leben zu etwas gebracht hat, oder?« Der Vater bestätigte stolz: »Ja.« »Wurde Ihnen das alles einfach geschenkt? Gehörte die Bank Ihrem Vater?« Satir setzte fort: »Oder mussten Sie sich hocharbeiten?« »Nein, ich habe mich hochgearbeitet.« »Dann sind Sie also sehr beharrlich, nicht wahr?« fragte Satir. »Ja, das bin ich«, antwortete der Vater.

Satir erklärte ihm, dass seine Beharrlichkeit ihm geholfen hatte, erfolgreich zu werden und schwierige Entscheidungen zu treffen. Sie betonte, dass diese Fähigkeit ein wichtiger Schutzmechanismus sei. Dann forderte sie ihn auf, sich vorzustellen, dass er diese Beharrlichkeit an seine Tochter weitergegeben habe – eine wertvolle Eigenschaft, die ihr in schwierigen Lebenssituationen helfen könnte, für sich einzustehen.

Schließlich schloss Satir mit der Bemerkung: »Stellen Sie sich vor, wie hilfreich diese Fähigkeit sein wird, wenn Ihre Tochter einmal mit einem Mann konfrontiert wird, der schlechte Absichten hat.«

Dieser Perspektivwechsel ermöglichte dem Vater, die vermeintlich negative Eigenschaft seiner Tochter in einem neuen Licht zu sehen und wertzuschätzen.

Reframing hilft, Konflikte zu entschärfen, indem es negative Zuschreibungen in ein neues Licht rückt. Es fördert:

- Verständnis für das Gegenüber
- Flexibilität in der Wahrnehmung
- einen konstruktiveren Umgang mit schwierigen Situationen

Besonders in der Paar- und Familientherapie ist Reframing ein wertvolles Werkzeug, um Beziehungen zu stärken und festgefahrene Muster aufzulösen.

Reframing – neuer Rahmen, neue Perspektive!

Ein Reframing hilft dabei, festgefahrene Denkmuster zu lösen, indem alternative, positive Perspektiven entwickelt werden. Durch die Anwendung von Inhalts- und Kontextreframing können Sie schwierige Situationen neu bewerten und Ihre Beziehung stärken. Dieses Arbeitsblatt unterstützt Sie dabei, einen neuen Blick auf partnerschaftliche Situationen und Ihre:n Partner:in zu werfen.

Setzen Sie Verhaltensweisen, die Sie als negativ empfinden, in einen neuen Rahmen. Prüfen Sie, wie sich Ihr Gefühl dazu verändert.

Situation und spontane Reaktion	Inhaltsreframing	Kontextreframing
Mein:e Partner:in hört mir nicht zu und starrt auf den Computer. »Immer ist er / sie mit etwas anderem beschäftigt.«	»Er / Sie hat wirklich eine Menge zu tun und versucht, allem gleichzeitig gerecht zu werden.«	»In Situationen, in denen Fleiß und voller Einsatz gefragt ist, ist diese hohe Arbeitsbereitschaft eine echte Stärke!«
Mein:e Partner:in zögert oft bei gemeinsamen Entscheidungen. »Er / Sie ist so anstrengend, nie kann er / sie sich festlegen.«	»Er / Sie will sichergehen, dass alle Details gut durchdacht sind.«	»In komplexen Situationen schützt uns seine / ihre Vorsicht davor, Dinge zu übersehen oder Fehler zu machen.«

(1) Inhaltsreframing üben
Identifizieren Sie ein Verhalten, das Sie an Ihrem / Ihrer Partner:in als negativ empfinden, und finden Sie eine alternative, positive Bedeutung.

Verhalten	Alte Sichtweise	Neue Bedeutung / Inhaltsreframing
....	....	....
....	....	....
....	....	....
....	....	....
....	....	....
....	....	....

Reframing – neuer Rahmen, neue Perspektive!

(2) Kontextreframing anwenden
Überlegen Sie, in welchem anderen Kontext das negative Verhalten als Stärke empfunden werden könnte.

Verhalten	**Negativer Kontext**	**Positiver Kontext**
....	....	....
....	....	....
....	....	....
....	....	....
....	....	....
....	....	....

(3) Reflexion: Perspektivwechsel in vier Schritten
Nutzen Sie die folgende Tabelle, um eine aktuelle Situation zu bearbeiten:

Schritt	**Frage**	**Beispiel**
(1) Problem benennen	Welches Verhalten oder welche Situation belastet Sie? Beschreiben Sie diese:s möglichst konkret.	

Reframing – neuer Rahmen, neue Perspektive!

Schritt	Frage	Beispiel
(2) Alte Perspektive	Wie sehen Sie dieses Verhalten aktuell? Warum empfinden Sie es als negativ?	
(3) Neues Verständnis	Wie können Sie das Verhalten reframen (Inhalt / Kontext)?	
(4) Veränderung reflektieren	Wie verändert die neue Perspektive Ihre Reaktion?	

Reframing – neuer Rahmen, neue Perspektive!

(4) Reflektieren Sie über eine Woche hinweg, wie Sie Reframing in Ihren partnerschaftlichen Alltagssituationen anwenden können:

Montag, der ....

Situation: ....

....

....

Inhaltsreframing: ....

....

....

Kontextreframing: ....

....

....

Ergebnis: ....

....

Dienstag, der ....

Situation: ....

....

....

Inhaltsreframing: ....

....

....

Kontextreframing: ....

....

....

....

Reframing – neuer Rahmen, neue Perspektive!

Ergebnis: ....

....

Mittwoch, der ....

Situation: ....

....

....

Inhaltsreframing: ....

....

....

Kontextreframing: ....

....

....

Ergebnis: ....

....

Donnerstag, der ....

Situation: ....

....

....

Inhaltsreframing: ....

....

....

....

Reframing – neuer Rahmen, neue Perspektive!

Kontextreframing: ....

....

....

Ergebnis: ....

....

Freitag, der ....

Situation: ....

....

....

Inhaltsreframing: ....

....

....

Kontextreframing: ....

....

....

Ergebnis: ....

....

Samstag, der ....

Situation: ....

....

....

....

Reframing – neuer Rahmen, neue Perspektive!

Inhaltsreframing: ……………………………………………………………………………………

……………………………………………………………………………………………………

……………………………………………………………………………………………………

Kontextreframing: ……………………………………………………………………………………

……………………………………………………………………………………………………

……………………………………………………………………………………………………

Ergebnis: ……………………………………………………………………………………………

……………………………………………………………………………………………………

Sonntag, der ……………………

Situation: …………………………………………………………………………………………

……………………………………………………………………………………………………

……………………………………………………………………………………………………

Inhaltsreframing: ……………………………………………………………………………………

……………………………………………………………………………………………………

……………………………………………………………………………………………………

Kontextreframing: ……………………………………………………………………………………

……………………………………………………………………………………………………

……………………………………………………………………………………………………

Ergebnis: ……………………………………………………………………………………………

……………………………………………………………………………………………………

Die Schatzkiste der Beziehung

In jeder Beziehung gibt es Schätze – besondere Momente, Gesten und Eigenschaften, die uns Freude und Glück bringen. Nutzen Sie dieses Arbeitsblatt, um Ihre Schätze zu entdecken, zu sammeln und sich gemeinsam daran zu erfreuen. Gerade in Zeiten, in denen der Alltagsstress auf die Beziehungsstimmung drückt, kann es sehr wohltuend sein, sich die Beziehungsschätze vor Augen zu führen.

Schritt 1: Vorbereitung
Zeit einplanen: Planen Sie sich ausreichend Zeit ein, um diese Übung gemeinsam in Ruhe durchzuführen. Es sollte eine entspannte Atmosphäre herrschen, in der Sie sich beide wohlfühlen.
Materialien: Sie benötigen das Arbeitsblatt, Stifte, und ggf. einige Erinnerungsstücke, Fotos oder Musik, die Ihnen bei der Übung helfen können.

Schritt 2: Individuelle Reflexion
Nehmen Sie sich einige Minuten Zeit, um individuell über die verschiedenen Abschnitte des Arbeitsblatts nachzudenken. Sie werden sicherlich oftmals unterschiedliche Dinge notieren. Das ist völlig in Ordnung, denn es geht darum, die Momente und Erinnerungen zu sammeln, die Ihnen beiden individuell bedeutsam erscheinen und über diese später ins Gespräch zu kommen. Notieren Sie also Ihre ganz persönlichen Gedanken und Erinnerungen zu den folgenden Themen:

Schätze notieren
Ein ganz besonderer Moment in unserer Beziehung: In diesem Moment habe ich mich dir besonders verbunden und nah gefühlt:

....

Lieblingseigenschaft: Diese Eigenschaft schätze ich an dir besonders:

....

Unser Lied: Was ist unser gemeinsames Lied oder ein Lied, das uns bzw. mich mit dir besonders verbindet?

....

Unser witzigster Moment: Wenn ich an diesen Moment denke, muss ich immer noch lachen …

....

Ein Insider-Witz / Insider-Spruch: Das sagen wir oft und nur wir verstehen es …

....

Unsere größte Herausforderung: Welche Herausforderung haben wir gemeinsam gemeistert?

....

Die Schatzkiste der Beziehung

Unsere Stärke in schwierigen Zeiten: Welche Stärken haben wir in schwierigen Zeiten entdeckt?

....

Ein Ort, den wir lieben: Gibt es einen besonderen Ort, der für uns beide eine wichtige Bedeutung hat? Warum?

....

Eine kleine Geste, die mir viel bedeutet: Welche kleine Geste von dir hat mich besonders berührt? Warum?

....

Unsere liebevollen Routinen: Welche kleinen täglichen Routinen sind für uns aus meiner Sicht bedeutsam?

....

Unsere Lieblingsmahlzeit: Was ist unser gemeinsames Lieblingsgericht oder unsere liebste Mahlzeit zusammen?

....

Unser gemeinsamer Lieblingsfilm: Welchen Film oder welche Serie schauen wir immer wieder gerne zusammen?

....

Titel unserer Beziehung: Wenn unsere Beziehung ein Buch oder ein Film wäre, in welches Genre würde sie fallen und wie wäre ein guter Titel?

....

Weitere Schätze, die wir sammeln möchten:

....

Die Schatzkiste der Beziehung

Schritt 3: Teilen Sie den Schatz
Tauschen Sie sich nun über die Punkte aus, die Sie notiert haben. Jede:r von Ihnen hat die Möglichkeit, ihre / seine »Schätze« vorzustellen und zu erklären, warum diese Momente, Lieder oder Symbole für ihn oder sie besonders bedeutsam sind.

Hören Sie einander aufmerksam zu, ohne zu unterbrechen, und würdigen Sie gegenseitig Ihre jeweilige(n) Perspektive und Gefühle.

Schritt 4: Reflexion
Wie hat das Teilen dieser Schätze Ihre Beziehung beeinflusst?

....

Schritt 5: Abschließendes Ritual
Abschließende Geste: Finden Sie eine kleine Geste, wie eine Umarmung oder das gemeinsame Anhören »Ihres Lieds«, um die Übung positiv abzurunden.

3 Prozesssteuerung in der Arbeit mit Paaren

Das Dreiersetting in der Paartherapie oder in Angehörigengesprächen bringt spezifische Herausforderungen mit sich – sowohl für die Paare als auch für die Therapeut:innen.

Anders als in der Einzeltherapie stehen im paartherapeutischen Gespräch beide Personen unter einer besonderen Art von Druck. Beide möchten in ihrer Sichtweise verstanden werden, erleben die Perspektive der anderen Seite ggf. als konkurrierend und versuchen in der Regel, die Therapeut:innen vom eigenen Narrativ zu überzeugen. Diese Dynamik könnte man als natürliche Gravitationskraft während einer paartherapeutischen Sitzung beschreiben. Dadurch und aufgrund der bestehenden Konflikte zwischen dem Paar ist die durchschnittliche emotionale Aktivierung in paartherapeutischen Sitzungen in der Regel deutlich höher als in einzeltherapeutischen Sitzungen.

In den Sitzungen geraten Paare oft rasch und fast automatisch in ihre gewohnten Konfliktmuster. Wenn dieser Prozess ungestört bleibt, entwickelt sich häufig eine eskalierende Negativspirale, aus der ein Ausstieg zunehmend schwieriger wird. Die Aufgabe für Paartherapeut:innen liegt darin, diese dysfunktionalen Muster zu unterbrechen und Ausstiegsmöglichkeiten anzubieten. Das kann schwerer sein als gedacht und fordert eine gewisse Selbstbehauptungskraft vonseiten der Therapeut:innen.

Dazu kommt noch ein weiterer Punkt: Das Paar tendiert oft dazu, aus der zementierten Haltung der Problemtrance heraus sich in einer sehr verzerrt negativen Weise zu sehen. Wenn dann die eine Person versucht, Ihnen ihr Narrativ zu erklären, dann lässt sie die andere oft in einem sehr schlechten Licht erscheinen, passend zum eigenen Erleben. Das kann mitunter sehr unangenehm, beschämend und »enttarnend« sein.

Dieses Kapitel enthält Informationen und Arbeitsblätter, die Sie bei der Strukturierung, Steuerung und Reflexion des paartherapeutischen Prozesses unterstützen können.

Arbeits- und Informationsmaterial

INFO 5 Worauf ist im Paargespräch zu achten?
Dieses Informationsblatt beschreibt die Besonderheiten des Paargesprächs und bietet Tipps zur Prozessgestaltung.

AB 11 Selbsteinschätzung paartherapeutischer Skills
Mithilfe dieses Selbsteinschätzungsbogens können Sie Ihre paartherapeutischen Skills prüfen und gezielte Entwicklungsschritte ableiten.

INFO 6 Triade und Triangulierung in der Paartherapie
Der Beziehung zwischen den Partner:innen und dem / der Therapeut:in sollte aufgrund der besonderen Dreier-Konstellation regelmäßig reflektiert werden. Dieses Informationsblatt erklärt, in welche Triangulierungsfallen Therapeut:innen tappen können.

AB 12 Reflexion der Triangulierung
Basierend auf **INFO 6** »Triade und Triangulierung in der Paartherapie« können Sie mithilfe dieses Arbeitsblattes Ihre Beziehung zu Ihren Paaren reflektieren.

AB 13 Checkliste Konfliktmanagement
Dieses Arbeitsblatt bietet konkrete Tipps, um auch mit hitzigen und eskalierenden Situationen im paartherapeutischen Setting klarzukommen.

AB 14 Skills zur Selbstregulation

Mithilfe dieses Arbeitsblatts können die Partner:innen ihre Selbstregulationsfähigkeit verbessern. Eine ausreichende Selbstregulation ist eine der wichtigsten Voraussetzungen, um als Paar miteinander wachsen und Konflikte konstruktiv bewältigen zu können.

AB 15 Stundenprotokoll der Paarsitzung

Dieses Stundenprotokoll hilft, den paartherapeutischen Prozess stets im Blick zu behalten und die Stunden gut zu strukturieren.

AB 16 Akten-Deckblatt mit den wichtigsten Infos zum Paar

Hier können Sie alle relevanten Informationen zur Lebenssituation, zum Anliegen und auch zur Paardynamik des jeweiligen Paares eintragen und als Deckblatt in Ihre Akte heften.

Worauf ist im Paargespräch zu achten?

In der Einführung dieses Kapitels haben wir beschrieben, was die Arbeit mit Paaren besonders herausfordernd macht. Als Therapeut:in haben Sie die Aufgabe, das Paar bei der Bewältigung partnerschaftlicher Probleme und auch bei der jeweiligen persönlichen Entwicklung und in der Partnerschaft zu begleiten und zu unterstützen.

Wir verwenden immer wieder den Begriff »Problemtrance«, um zu beschreiben, wie Partner:innen in Krisenzeiten häufig in einen problemfokussierten Zustand geraten, in dem sie – in einer Negativspirale gefangen – schnell und negativ aufeinander reagieren.

Achten Sie auf die folgenden Punkte, um das Paargespräch möglichst positiv zu gestalten und den Prozess so zu gestalten, dass wieder Licht am Ende des Tunnels sichtbar wird.

Ziel, Richtung und Rahmen der gemeinsamen Arbeit klären

Klären Sie zunächst den Auftrag der gemeinsamen Arbeit (s. **INFO 1** »Die Auftragsklärung in der Paartherapie« und **AB 2** »Fragen und Formulierungen zur Auftragsklärung in der Paartherapie«). Wenn die Therapieziele und der gemeinsame Fokus so ausgewählt sind, dass sich alle Beteiligten damit identifizieren und es eine gute Chance gibt, dass die Ziele erreicht werden können, ist die Motivation beider Partner:innen zur Mitarbeit am besten gesichert. Vereinbaren Sie ggf. zeitlich befristete Zwischenschritte und Probesitzungen, sollte eine:r der Partner:innen deutlich ambivalent oder skeptisch der Paartherapie gegenüber sein.

Nachdem Sie sich ein Bild von der Situation des Paares gemacht haben und der Auftrag klar ist, besprechen Sie den Weg zur Erreichung der Ziele, den sogenannten Behandlungsplan, damit das Paar versteht, worauf es sich einlässt. Der Behandlungsplan könnte beispielsweise im Groben beinhalten, dass Sie gezielt die Ressourcen des Paares prüfen und aktivieren, das Konfliktmuster anhand eines spezifischen Modells (s. z. B. Kapitel 5 »Die Paardynamik«) verstehen, durch spezifische Interventionen verändern sowie gezielte Unterstützung zur Verbesserung der Kommunikation und der Problemlösung bieten.

Indem Sie Auftrag und Vorgehen mit dem Paar klar besprechen, schaffen Sie direkt Transparenz und eine Orientierungsmöglichkeit und bringen das Paar in eine selbstverantwortliche Haltung, da sie aktiv mitgestalten und mitentscheiden. Nach drei bis fünf Sitzungen sollte immer wieder zwischenbilanziert werden, um den Prozess auf diese Weise gemeinsam zu bewerten und ggf. anzupassen.

Klären Sie Ihre Rolle und holen Sie sich ggf. das Einverständnis für Ihr Handeln ein

Gerade vor dem Hintergrund der besonderen Situation des Dreiersettings fühlen sich viele Paare wohl, wenn Sie zunächst klären, wie Ihre Rolle als Therapeut:in aussehen soll, und Sie sich das Einverständnis zur Therapie bei ihnen einholen.

Hier ein paar Beispiele:

- **Direktives Eingreifen**

  »Ich habe Sie so verstanden, dass Sie beide sich wünschen, Ihr Konfliktmuster zu verändern, und dabei meine Unterstützung möchten. Erfahrungsgemäß geraten Paare auch während der Sitzungen schnell in ihre gewohnten Muster. Ich würde meine Rolle u. a. so verstehen, dass ich Sie in diesen Momenten unterbreche. Das kann manchmal sehr unhöflich wirken, wenn ich das tue, daher sage ich es extra an dieser Stelle. Ich möchte in den Momenten nicht unhöflich sein, sondern nehme Sie und Ihren Auftrag an mich ernst. Sind Sie damit einverstanden?«

Worauf ist im Paargespräch zu achten?

▶ **Wechselseitige Balance und Prozesssteuerung**
»Mir ist es wichtig, dass Sie sich hier beide wohl und verstanden fühlen. Anders als in der Einzeltherapie kann ich im Paarsetting meine Aufmerksamkeit in manchen Situationen, gerade wenn es um das tiefere Verstehen Ihres inneren Erlebens geht, für eine gewisse Zeit hauptsächlich auf eine:n von Ihnen richten. Ich gehe dabei wechselseitig vor, d. h., ich werde im Großen und Ganzen sehr darauf achten, hierbei eine Balance zu halten. Dennoch kann es immer wieder passieren, dass eine:r von Ihnen evtl. das Gefühl bekommt, dass es in einer Sitzung zu wenig um ihn / sie geht. Sollten Sie das Gefühl bekommen, sprechen Sie es bitte an, damit Sie nicht im Prozess verloren gehen.«

▶ **Eigene Beispiele zur Rollenklärung:**

....

....

....

....

Strukturieren Sie den Prozess

Die Paartherapieforschung zeigt deutlich, wie wichtig es ist, während der Sitzungen ausreichend Struktur und Unterstützung anzubieten (Weber, 2014). Halten Sie die Struktur, indem Sie den Prozess aktiv steuern und das Paar gezielt durch die Sitzung führen. Wie bei einem Bergführer ist es hilfreich, eine gewisse freundliche Autorität zu zeigen. Das schafft Vertrauen. Das gilt vor allem dann, wenn das Paar in ihr dysfunktionales Muster abzurutschen droht. Gerade in diesen Momenten ist es wichtig, direktiver zu sein anstatt abwartender und zögerlicher. Es ist eine deutlich aktivere, moderierendere Rolle als in Einzelgesprächen üblich – eher wie die der Moderator:innen in einer erhitzten Talkshow. Für viele Therapeut:innen ist dies anfangs ungewohnt.

Achten Sie weiterhin darauf, dass Sie nicht auf alles reagieren, was das Paar anbietet, vor allem nicht auf inhaltliche Themen, sondern behalten Sie das Interaktionsmuster im Blick. Paare reagieren sehr schnell aufeinander und bieten daher ständig viele Punkte, auf die Sie reagieren könnten. Tun Sie das planlos, landen Sie mit dem Paar gemeinsam im Chaos. Das Paar wird sehr davon profitieren, wenn Sie die Struktur halten. Dabei sollte der Grad der Strukturierung an das Paar angepasst werden. Insbesondere Paare, die ständig in ihrem Konfliktmuster festhängen, benötigen eine starke Strukturierung. Um gezielt zu strukturieren, sollten Sie genau wissen, welcher Schritt als nächstes folgen könnte. Natürlich geht es nicht darum, zwanghaft einem Protokoll zu folgen, sondern darum, den Überblick zu behalten und die Grundstruktur als Orientierung vor Augen zu haben.

Weber (2014) schlägt in der sogenannten Mittelphase der Therapie folgende Unterphasen im Rahmen eines paartherapeutischen Gesprächs vor:

(1) Eröffnungs- und Aufwärmphase
(2) Einstieg in das Thema oder den Konflikt
(3) Klärungssuche und konzentrierte Aktion
(4) Integration des vorläufigen Ergebnisses
(5) Abschluss

Worauf ist im Paargespräch zu achten?

> **Tipp**
>
> Es geht in der Paartherapie in erster Linie nicht um den Inhalt, sondern um die Form, d.h. das Interaktionsmuster. Die Inhalte sind oft austauschbar, das bzw. die typischen Konfliktmuster bleiben gleich. Lassen Sie sich also nicht in inhaltliche Erzählungen verstricken, sondern fokussieren Sie auf das Konfliktmuster.

Schaffen Sie einen Raum, der von Wertschätzung und Respekt geprägt ist
Um zu verhindern, dass die Partner:innen sich gegenseitig beschämen oder ihre schlimmsten Seiten zum Vorschein bringen, ist es von zentraler Bedeutung, einen Raum zu schaffen, in dem sich beide Partner:innen sicher fühlen. Dieser Raum sollte von Wertschätzung und Respekt geprägt sein. Dafür müssen wir als Therapeut:innen ggf. sehr direktiv sorgen! Die Partner:innen müssen darauf vertrauen können, dass sie in ihrer Verletzlichkeit und ihren Ängsten ernst genommen werden, ohne für ihr Verhalten oder ihre Emotionen beschämt zu werden. Nur so kann eine vertrauensvolle Atmosphäre entstehen, die Raum für Offenheit und konstruktive Auseinandersetzung bietet. Kommt es zu verbalen Übergriffen bzw. Verletzungen, unterbrechen wir diese sofort – notfalls mitten im Satz – und markieren sie: »Merken Sie, was Sie gerade gesagt haben? Können Sie versuchen, bei sich zu bleiben und es etwas sachlicher zu sagen?« Die Betroffenen sollen sich aber nicht belehrt oder vorgeführt fühlen. Springen Sie daher ggf. rasch mit Vorschlägen ein und helfen Sie aktiv dabei, konstruktivere Formulierungen zu finden. Gezielte Kommunikationsübungen und Ideen zur Kommunikationsunterstützung finden Sie in Kapitel 5 »Die Paardynamik«. Gerade Paare, die schnell in ihr Konfliktmuster geraten, profitieren sehr von derartiger Unterstützung.

> **Tipp**
>
> Als Grundregel hilft es, das Paar dazu anzuleiten, »von ihrer Seite des Zauns« das eigene Erleben in Ich-Botschaften in den Raum zu stellen und nicht in Du-Botschaften »über den Zaun zu greifen« und Aussagen über die andere Person zu machen.

Um direkt eine gute Atmosphäre zu schaffen, kann es zu Beginn hilfreich sein, den Mut des Paares, sich mit Ihnen zusammenzusetzen, zu würdigen.

»Ich weiß, dass es für viele Paare alles andere als einfach ist, hierherzukommen und über ihre Probleme zu sprechen. Das zu tun erfordert viel Mut und eine Bereitschaft, sich mit sich und der Partnerschaft auseinanderzusetzen …«

Eigene Ideen zu Herstellung einer wertschätzenden Atmosphäre:

....

....

....

Worauf ist im Paargespräch zu achten?

Emotionale Aktivierung und die Herausforderung der Prozesssteuerung

Ein weiteres Merkmal des Dreiersettings ist die erhöhte emotionale Aktivierung. Paarkonflikte können binnen weniger Sekunden eskalieren und die Emotionen entsprechend schnell hochkochen. Die Partner:innen reagieren nicht nur aufeinander, sondern auch auf die Präsenz des / der Therapeut:in, der / die vermittelt und beobachtet. Oftmals werden alte, ungelöste Konflikte oder unangenehme Themen angestoßen, die starke Emotionen hervorrufen können.

Geraten die Partner:innen in einen Übererregungszustand außerhalb ihres emotionalen Toleranzfensters, geht das Nervensystem automatisch in den Kampf- oder Fluchtmodus. In diesem Zustand ist es nicht mehr möglich, konstruktiv an der Sitzung teilzunehmen.

Als Paartherapeut:in sollte man daher in der Lage sein, die Partner:innen darin zu unterstützen, ihre Emotionen zu regulieren, sowie gleichzeitig die eigenen Emotionen zu regulieren und den Prozess zu steuern. Dabei ist eine hohe Emotionstoleranz erforderlich, sowohl für die eigenen Reaktionen als auch für die Emotionen des Paares. Noch bevor die Emotionen zu intensiv werden, ist es wichtig, aktiv in den Prozess einzugreifen und eine Eskalation zu unterbrechen. Gleichzeitig sollten die Partner:innen bei der Selbstregulation unterstützt werden.

Ressourcenaktivierung

Die Paartherapieforschung zeigt, dass eine zu schnelle und zu einseitige Konfrontation mit emotional aufgeladenen Themen sich ungünstig, eine starke Ressourcenorientierung dagegen günstig auf den Therapieverlauf auswirkt.

Aktivieren und benennen Sie daher Ressourcen von der ersten Minute an, um einen einseitigen Problemfokus zu verhindern.

Übungen und Absprachen für zu Hause

Wie auch in der Einzeltherapie hängt die Frage, ob das Paar sich in Richtung des gewünschten Ziels entwickelt oder nicht, stark davon ab, ob zwischen den Sitzungen die besprochenen Dinge und Aufgaben bewusst wahrgenommen und geübt werden oder nicht.

Sollten Paare wiederholt die vereinbarten Übungen nicht umgesetzt haben, sollte dies zunächst zum Thema gemacht werden. Folgende Gründe können hierbei eine Rolle spielen:

- Die Interventionen sind nicht konkret genug

> **Beispiel**
>
> Das Paar möchte das Wochengespräch durchführen (s. **AB 48** »Das Wochengespräch«). Da jedoch nicht konkret festgelegt wurde, an welchem Tag genau sie dies tun wollen, gerät es ihnen im Alltagsstress immer wieder aus dem Blick.

- »Falsche« Interventionen
  Das Paar oder eine:r der Partner:innen hat den Eindruck, dass die Intervention »nichts bringt«, und daher keine Motivation, diese durchzuführen.
- Starke Ambivalenz
  Eine:r der Partner:innen spürt eine deutliche Ambivalenz bezogen auf die Beziehung und starke damit einhergehende Widerstände, die Übungen durchzuführen.

Worauf ist im Paargespräch zu achten?

- Zu wenig Ressourcen
  Das Paar fühlt sich durch die Alltagsbelastungen so überfordert, dass es die vereinbarten Hausaufgaben nicht umsetzen kann, z. B. aufgrund von Zeitmangel oder emotionaler Erschöpfung.
- Weitere Gründe für nicht gemachte Hausaufgaben aus eigener Erfahrung:

....

....

....

Welche Gründe das Paar auch immer nennt, begegnen Sie diesen offen und versuchen Sie, sie zu verstehen. Schauen Sie auf der einen Seite, ob Sie die Interventionen und Hausaufgaben ggf. anpassen und verändern können. Schauen Sie jedoch auch auf der anderen Seite, ob sich unter den gegebenen Umständen die Auftragssituation verändert, neue Ziele definiert oder gar die Paartherapie beendet oder unterbrochen werden sollte.

Tipp

Wir sollten nicht ein dysfunktionales System stabilisieren. Stagnationen in der Therapie sollten angesprochen, die Situation analysiert und die Therapie entsprechend neu ausgerichtet oder beendet werden.

Bieten Sie ggf. Einzelgespräche an

In Fachkreisen wird die Frage, ob im Rahmen einer Paartherapie auch Einzelgespräche angeboten werden sollten, teilweise noch kritisch gesehen. Dennoch integrieren zunehmend mehr Paartherapeut:innen Einzelsitzungen in ihre Arbeit.

Ein Vorteil dieses Vorgehens besteht darin, mit Partner:innen, die im Beisein der anderen Person ständig getriggert werden, in einer vertrauensvollen Atmosphäre in Kontakt zu kommen und deren Perspektive sowie tieferliegenden Emotionen besser zu verstehen. Auf diese Weise können relevante Teilziele erreicht werden; die Partner:innen bauen eine bessere Beziehung zum / zur Therapeut:in auf und gewinnen Einblicke in ihre eigenen Muster. Sie erleben die Einzelgespräche oft als hilfreich und können danach offener und kooperativer in die Paargespräche gehen.

Es besteht jedoch die Gefahr, dass Partner:innen während der Einzelgespräche versuchen, den / die Therapeut:in auf ihre Seite zu ziehen. Daher ist es wichtig, Einzelgespräche ausschließlich dazu zu nutzen, mit der jeweiligen Person an ihrem Erleben und ihren Mustern zu arbeiten, anstatt über den / die abwesende:n Partner:in herzuziehen oder neue, bislang unausgesprochene Informationen über sie zu erfahren.

Besprechen Sie mit dem Paar im Voraus, wie mit möglichen »geheimen Informationen« umgegangen wird, die ein:e Partner:in nicht mit der / dem anderen teilen möchte.

Worauf ist im Paargespräch zu achten?

Hierbei gibt es folgende Ansätze (Roediger & Frank-Noyon, 2021):

Die abstinente Position. In den Einzelgesprächen werden keine Informationen geteilt, die der / die andere Partner:in nicht erfahren darf. Dies verhindert potenzielle Loyalitätskonflikte und die / der Therapeut:in wird nicht zum / zur Geheimnisträger:in. Ein Nachteil dieser Haltung ist, dass möglicherweise relevante Aspekte nicht besprochen werden und der Prozess ins Stocken gerät.
Die prozessorientierte Position. In den Einzelgesprächen dürfen auch Themen angesprochen werden, die der / die Partner:in nicht kennt. Gemeinsam mit dem / der Therapeut:in wird erörtert, wie diese Informationen in den paartherapeutischen Prozess integriert werden können. Der Nachteil hierbei ist, dass der / die Therapeut:in von Aspekten erfährt, die nicht mit dem / der Partner:in geteilt werden sollen, obwohl sie die Beziehung erheblich beeinflussen. Dies kann den / die Therapeut:in in ein Dilemma bringen.

Insgesamt bleibt festzuhalten, dass Einzelsitzungen Paartherapien ggf. gut ergänzen können, allerdings sollten die Ziele und Gründe für die Einzelsitzungen klar besprochen und das Einverständnis beider Partner:innen dafür eingeholt werden.

Selbsteinschätzung paartherapeutischer Skills

Basierend auf den Punkten in **INFO 5** »Worauf ist zu achten im Paargespräch?« können Sie hier prüfen, welche der folgenden paartherapeutischen Fähigkeiten Sie bereits gut beherrschen und wo Sie sich weiterentwickeln möchten.

(1) Machen Sie zunächst ein Kreuz an den Stellen, an denen Sie aktuell stehen.
(2) Machen Sie danach mit einer anderen Farbe ein Kreuz dort, wo Sie sich hin entwickeln möchten.
(3) Überlegen Sie anschließend konkret, was Sie tun können, um sich an den entsprechenden Stellen weiterzuentwickeln.
(4) Schauen Sie in den kommenden Wochen immer einmal wieder auf diesen Zettel und erinnern Sie sich vor den Paarsitzungen daran, auf was Sie achten möchten. Nehmen Sie idealerweise Sitzungen auf Video auf, um im Anschluss der Sitzungen selbst noch einmal einen Blick hineinzuwerfen. Oftmals fallen uns dabei noch einmal ganz andere Dinge auf.

	Fühle mich sicher	**Fühle mich etwas sicher**	**Fühle mich etwas unsicher**	**Fühle mich unsicher**
Einen sicheren und vertrauensvollen Raum schaffen	☐	☐	☐	☐
Ressourcen markieren und benennen	☐	☐	☐	☐
Balancierte Empathie, beiden Seiten empathisch begegnen	☐	☐	☐	☐
Eine balancierte Beziehung zu beiden Seiten entwickeln	☐	☐	☐	☐
Den Prozess strukturieren	☐	☐	☐	☐
Den Prozess aktiv steuern	☐	☐	☐	☐
Die Paare darin unterstützen, mehr ins Verstehen über sich selbst und das Erleben der anderen Seite zu kommen	☐	☐	☐	☐
Intensive Emotionen halten bzw. aushalten, den Partner:innen helfen, sich zu regulieren	☐	☐	☐	☐
Mikroprocessing während der Kommunikation	☐	☐	☐	☐
Die Partner:innen in eine selbstverantwortliche Haltung bringen	☐	☐	☐	☐
Anwendung von gezielten paartherapeutischen Interventionen	☐	☐	☐	☐
Weitere Skills, die ich entwickeln möchte:				
....	☐	☐	☐	☐
....	☐	☐	☐	☐
....	☐	☐	☐	☐
....	☐	☐	☐	☐

Selbsteinschätzung paartherapeutischer Skills

Basierend auf meinem aktuellen Profil möchte ich die folgenden Skills in den kommenden Monaten weiterentwickeln (z. B. Ich möchte die Sitzungen stärker strukturieren, Ich möchte meine Empathie mehr ausbalancieren.):

....

....

....

....

....

Dafür möchte ich besonders auf folgende Punkte achten (z. B. stärker die Ressourcen des Paares markieren und benennen, früher und klarer aufkeimende Muster unterbrechen mithilfe von folgenden Formulierungen ..., stärker für Struktur sorgen durch ...)

Punkt 1: ....

Punkt 2: ....

Punkt 3: ....

Triade und Triangulierung in der Paartherapie

Die Triade, also eine Dreiecksbeziehung, wird als das grundlegendste und stabilste Element menschlicher Beziehungen betrachtet. Im Gegensatz dazu sind Dyaden, also Zweierbeziehungen, weniger stabil, da ihre Existenz bereits gefährdet ist, wenn eine der beteiligten Personen die Beziehung verlässt. Wie folgende Abbildung verdeutlicht, hat eine Dyade nur eine Beziehungsdimension. Diese Beziehung wird durch Nähe- und Distanzbewegungen der beiden Personen gestaltet, die immer wieder neu ausgerichtet und balanciert werden müssen. Sobald eine dritte Person hinzukommt, entwickeln sich sofort vier Beziehungen: die zwischen den drei Einzelpersonen untereinander und die gemeinsame Beziehung aller drei zusammen. Paare, insbesondere belastete Paare, suchen sich einen äußeren, dritten Bezugspunkt, der die Dyade stabilisieren soll, im Falle einer Paartherapie der / die behandelnde Therapeut:in. Der Prozess der Hinzunahme einer dritten Person (oder eines dritten Elements) in einer Dyade wird als Triangulierung bezeichnet. Triangulierung wird oft als eine Strategie oder Reaktion auf Konflikte oder Unsicherheiten in einer Beziehung verstanden.

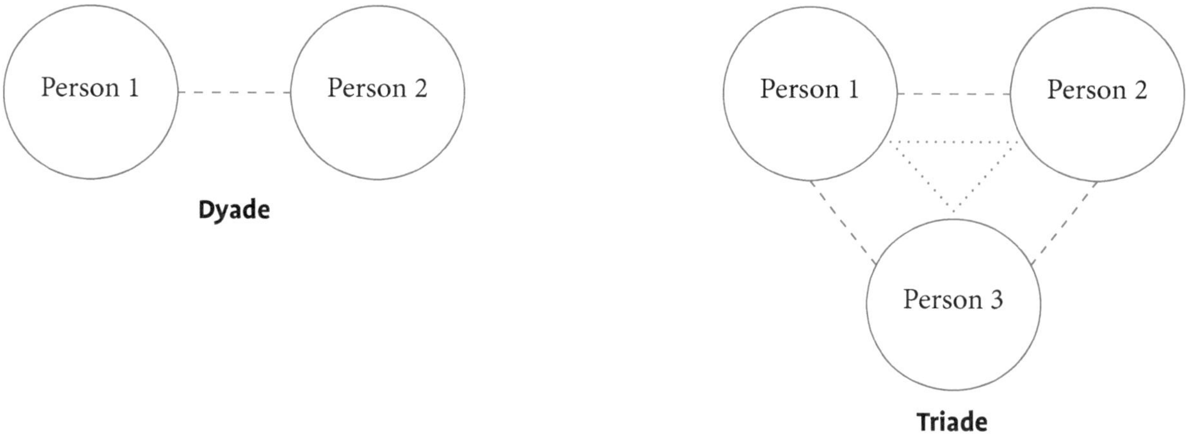

Dyade und Triade

In der Paartherapie kann die Triangulierung hilfreich genutzt werden. Allerdings kann eine ungünstige Triangulierung auch zu Schwierigkeiten führen. Die Dynamik zwischen Partner:innen und Therapeut:innen sollte daher gut reflektiert sein, damit triadische Imbalancen erkannt und darauf reagiert werden kann.

Ungünstige Triangulierungen können gekennzeichnet sein durch:

(1) Eine Allianz zwischen zwei Personen gegen die dritte Person
Bestimmte Situationen können paartherapeutisch Tätige dazu einladen, (unbewusst) eine Allianz mit einem / einer der Partner:innen einzugehen. Wenn eine der Personen beispielsweise als »schwächer« und »verletzbarer« wahrgenommen wird, neigen wir oft reflexhaft dazu, diese Person zu unterstützen, ihr »helfen« zu wollen. Im extremsten Ausmaß kann sich diese Allianz bis hin zum sogenannten »Dramadreieck« (Karpman, 1968) entwickeln, einem typischen, dysfunktionalen Muster, das häufig in Konfliktsituationen entsteht und folgende Rollen beinhaltet:
Opfer: Die Person, die sich hilflos und unterdrückt fühlt.
Retter: Die Person, die versucht, das Opfer zu schützen oder zu retten, oft auf eine Weise, die die Probleme nicht wirklich löst.

Triade und Triangulierung in der Paartherapie

Verfolger: Die Person, die als aggressiv oder kontrollierend wahrgenommen wird und das Opfer unter Druck setzt.

Wenn der / die behandelnde Therapeut:in nun eine rettende Rolle einnimmt, hat dies aus verschiedenen Gründen negative Konsequenzen für alle Beteiligten. Ein:e zu involvierte:r Therapeut:in wird während der Sitzung zu stark aktiviert und nicht in der Lage sein, dem Paar zu helfen, in eine gemeinsame Beobachtungsperspektive zu gelangen, um sich selbst und die Partnerschaft zu reflektieren. Stattdessen nimmt der / die Therapeut:in aktiv am Konfliktgeschehen teil und riskiert, auf der Prozessebene verstrickt zu werden.

Die Person, gegen die die Allianz gerichtet ist, wird sich ungerecht behandelt, unverstanden und ggf. bestraft fühlen. Je nach Bewältigungstendenz kann das dazu führen, dass sie die Therapie abbricht, verstummt oder das Konfliktverhalten sogar noch verschärft, um sich zu schützen.

Die Person, mit der die Allianz eingegangen wird, wird sich vermutlich zunächst über die erlebte Unterstützung freuen. Allerdings wird diese Person auf diese Weise nicht lernen, selbst für sich zu sprechen und eigene Kompetenzen zu entwickeln, stattdessen entwickelt sich eine Abhängigkeit von dem / der Behandler:in.

(2) Ein Überengagement und Verstrickung des / der Therapeut:in
Eine weitere Ursache für eine ungünstige Triangulierung kann die Identifikation mit einem / einer der Partner:innen sein. Geschichten, die unseren eigenen Geschichten ähneln oder Beziehungskonstellationen und Dynamiken, die wir von uns selbst kennen, laden dazu ein, uns den Personen, die uns ähneln, besonders nahe zu fühlen und uns mit ihnen zu verbinden. Der / Die Therapeut:in kann dazu tendieren, emotional so stark mitzufühlen, dass er / sie sich besonders für dieses Paar oder eine:n der Partner:innen einsetzen möchte.

(3) Der / Die Therapeut:in hat eigene Motive
Auch ohne dass das Paar uns bewusst oder unbewusst »einlädt«, mit ihnen oder einem / einer von ihnen in eine ungünstige Triangulierung zu geraten, können eigene Motive dazu führen. So können z. B. eigene Werte oder moralische Ideen darüber, wie etwas zu sein hat, dazu führen, dass der / die Therapeut:in dem Paar eigene Ideen »überstülpt« und dadurch zum / zur aktiven Mitspieler:in im Paargeschehen wird. Für manche Therapeut:innen ist es beispielsweise schwer auszuhalten, wenn eine:r der Partner:innen (oder beide) ambivalent gegenüber der Beziehung ist, und sie geraten insofern in eine ungünstige Triangulierung, indem sie die ambivalente Person überzeugen möchten, in der Beziehung zu bleiben, und versuchen, Gespräche über die ambivalenten Gefühle und mögliche Trennungsabsichten zu vermeiden. Ein anderes Beispiel könnte das eigene Beziehungsmodell des / der Therapeut:in sein, von welchem er / sie denkt, dass es auch für andere Paare gelten sollte. Oder auch der grundsätzliche Umgang mit Emotionen, denn da gibt es deutliche temperamentsbedingte oder auch kulturelle Unterschiede.

Wichtig

Prinzipiell gilt: Für eine effektive Paartherapie ist eine Reflexion der eigenen Rolle in der Dynamik mit dem Paar wichtig, um eine produktive und unterstützende triadische Beziehung zu fördern. Supervision und Intervision bieten eine gute Möglichkeit, die Selbstreflexion durch eine Außenperspektive zu ergänzen.

Reflexion der Triangulierung

Dieses Arbeitsblatt soll Ihnen als Paartherapeut:in helfen, Ihre eigene Beziehung zum Paar zu reflektieren, mögliche Triangulierungsmuster zu erkennen und sicherzustellen, dass Sie eine neutrale und unterstützende Rolle beibehalten. Nehmen Sie sich Zeit, die folgenden Fragen ehrlich und gründlich zu beantworten.

(1) Wie würde ich meine Rolle in der Beziehung zu diesem Paar beschreiben?
(Beispiele: neutrale:r Vermittler:in, Schiedsrichter:in, Unterstützer:in, Führer:in, Lehrer:in, Retter:in etc.)

....

....

(2) Welche Rolle möchte ich übernehmen und habe ich mit dem Paar besprochen?

....

....

(3) Welche Rolle wird mir auf unbewusster Ebene angeboten?

....

....

(4) Kann ich mich besser mit einer der beiden Personen identifizieren und stelle ich mich daher (möglicherweise unbewusst) mehr auf deren Seite?

☐ Ja ☐ Nein

Wenn ja, mit wem? ....

Welche Gründe könnten dafür verantwortlich sein?

....

....

....

....

Reflexion der Triangulierung

(5) Wie kann ich sicherstellen, dass ich beide Seiten gleichermaßen unterstütze und validiere?

....

....

....

....

(6) Gibt es bestimmte Situationen in den Sitzungen, in denen ich den Eindruck habe, dass das Paar oder eine:r der Partner:innen mich als »dritte Partei« in ihre Konflikte einbezieht?

☐ Ja ☐ Nein

Wenn ja, was passiert in diesen Situationen?

....

....

....

....

(7) Wie reagiere ich in der Regel, wenn ich bemerke, dass das Paar mich in ihre Konflikte trianguliert?

....

....

....

....

(8) Wie könnte ich stattdessen reagieren?

....

....

....

....

Reflexion der Triangulierung

(9) Neige ich dazu, meine Aufmerksamkeit in Sitzungen häufiger auf eine Seite zu richten oder mehr auf eine Person zu reagieren und mit ihr zu sprechen als mit der anderen?

☐ Ja ☐ Nein

Wenn ja, mit wem? ....

Was könnte der Grund dafür sein?

....

....

....

....

(10) Wie kann ich zukünftig sicherstellen, dass ich keine Koalition mit einem / einer der Partner:innen bilde?

....

....

....

....

Checkliste Konfliktmanagement

Eine Besonderheit der paartherapeutischen Arbeit liegt darin, dass paartherapeutisch Behandelnde häufig Zeug:in heftiger Konfliktszenen werden und diese steuern lernen müssen. Die folgenden Interventionen helfen Ihnen, eskalierende Konflikte zu unterbrechen und zu steuern.

Unterbrechen Sie den Konflikt sofort

Insbesondere Paare, die dazu neigen, Konflikte schnell eskalieren zu lassen und selbst aus kleinsten Anlässen in Streitspiralen zu geraten (sog. high conflict couples), sollten bei aufkommenden Konflikten direkt gestoppt werden. Dabei geht es nicht darum, das Paar zum Schweigen zu bringen oder unangenehme Themen zu unterdrücken. Vielmehr ist es wichtig, Personen, die dazu neigen, im Ärger zu sprechen, dabei zu unterstützen, ihre Wut zunächst besser zu verstehen und zu reflektieren. So können sie anschließend auf eine verantwortungsvollere und weniger bedrohliche Weise über ihre Gefühle sprechen. Der Ausdruck »The message gets lost in the delivery« beschreibt treffend, was passiert, wenn Menschen aus einem intensiven Ärger heraus kommunizieren. Statt zuzuhören und die Perspektive des Gegenübers nachzuvollziehen, ist der / die Partner:in eher damit beschäftigt, sich selbst zu schützen – etwa durch inneres oder äußeres Verschließen oder durch eigenes Wütend-Werden.

Erinnern Sie die Partner:innen an den Auftrag und erinnern Sie an die Vereinbarung

Erinnern Sie die Partner:innen in diesen Momenten daran, dass sie genau deshalb zu Ihnen gekommen sind. Gerade jetzt ist es besonders wichtig, langsam zu machen und genau zu verstehen, was passiert. So helfen Sie ihnen, ruhiger zu werden und sich auf Sie zu konzentrieren, anstatt direkt ins alte Muster zu verfallen.

Folgende Formulierungen können hilfreich sein:

»Ich bin mir absolut darüber bewusst, dass es gerade jetzt besonders schwierig ist, nicht dem Ärger zu folgen und zu sagen, was Ihnen auf der Zunge liegt. Aber Sie wissen auch, wie das enden würde, und genau deshalb sind Sie zu mir gekommen, richtig? Sie haben mir zu Beginn die Aufgabe übertragen, Sie genau an diesen Stellen zu unterstützen, Sie zu stoppen und mit Ihnen gemeinsam zu verstehen, was in diesen Situationen eigentlich passiert. Das würde ich gerne tun. Sind Sie dabei?«

Weg vom Inhalt, hin zum Muster

Paare gehen im Konflikt davon aus, dass ihr Problem inhaltlich begründet ist, und werden gerade in emotional aufgeladenen Situationen versuchen, den / die Partner:in und Sie mit inhaltlichen Argumenten zu überzeugen. Paare fokussieren in dem Sinne auf die einzelnen Probleme (also das WAS) und verstricken sich in inhaltlichen Auseinandersetzungen. Das Problem dieser Paare liegt allerdings in der Regel darin begründet, dass es aufgrund der eingeschliffenen Paardynamik, also aufgrund der Frage, WIE sie über ihr Problem sprechen und nicht aufgrund des vermeintlichen »Problems« als solches, nicht in der Lage sind, Themen miteinander zu besprechen und, falls notwendig, gemeinsame Entscheidungen zu treffen oder Lösungen zu finden.

Tipp

Statt auf das *Was* sollten Sie mit dem Paar auf das *Wie* fokussieren.

Wenn sich das *Wie* verändert hat, sind Paare nicht selten in der Lage, anders über das *Was* zu sprechen und Lösungen zu finden.

Checkliste Konfliktmanagement

Stehen Sie mit dem Paar gemeinsam auf und betrachten Sie die Dynamik aus der Metaperspektive.
Eine Veränderung der Körperhaltung oder der Position (z. B. vom Sitzen zum Stehen) führt oft unmittelbar zu einer Reduzierung der emotionalen Aktivierung und ermöglicht es dem Paar, mit mehr Distanz zu ihren eigenen Empfindungen auf die Situation zu blicken. Das hat mehrere Gründe:

(1) Durch das Aufstehen wird der Prozess auf der Prozessebene (und damit auch der »Autopilot«) deutlich sicht- und spürbar unterbrochen (sog. Musterunterbrechung).
(2) Das wird dadurch unterstützt, dass der Körper andere Signale über die Körperhaltung an das Gehirn sendet. Auch wenn wir das nicht bewusst merken, fördert das einen Wechsel der Aktivierungsmuster im Gehirn.
(3) Im Nebeneinander-Stehen entsteht ein gemeinsamer Blick auf die Szene, wie durch eine Kamera oder auf einen Film (sog. joint perspective). Das Auflösen der konfliktfördernden Face-to-face-Situation auf den Stühlen mindert die triggernde Wirkung der anderen Person und fördert die emotionale Beruhigung und einen sachlichen Blick »von außen« auf den Prozess.
(4) Wenn wir von oben gemeinsam auf die Stühle schauen, auf denen das Paar symbolisch immer noch sitzt, stehen wir buchstäblich »über den Dingen«.
(5) Das Sprechen in der dritten Person über die Person auf den Stühlen fördert den emotionalen Abstand und das Herunterfahren der emotionalen Aktivierung.

In der gemeinsamen Beobachterhaltung fällt es dem Paar leichter, eine konstruktive Haltung einzunehmen, die eine gemeinsame Wahrnehmung, Neubewertung und Handlungsplanung erleichtert. Diese Veränderung können Sie dem Paar mit einem Beispiel aus dem Autofahren verdeutlichen: Wenn das Auto ruckelt und die Gefahr droht, den Motor »abzuwürgen«, muss zunächst der aktuelle Gang herausgenommen werden (d. h. das spontane Verhalten wird unterbrochen und bewusst wahrgenommen), im Leerlauf wird dann der passende Gang ausgewählt (Neubewertung der Situation unter Berücksichtigung der eigentlichen Bedürfnisse) und schließlich wird der neue Gang eingelegt (neues Verhalten wird eingeübt).

Im Stehen kann gemeinsam mit dem Paar aus der Metaperspektive auf die unten stehenden Stühle geschaut und nachgestellt werden, was passiert, wenn der Konflikt in dieser Situation weiter eskaliert (s. Stühleübungen in Kap. 5 »Die Paardynamik«). Es wird gemeinsam mit dem Paar überlegt, welche (teilweise verdeckten bzw. blockierten) Bedürfnisse die beiden Personen »eigentlich« haben, wenn sie in ihre typische Dynamik geraten. Hierfür können Sie die Konzepte und Modelle aus Kapitel 5 »Die Paardynamik« nutzen und diese individuell mit dem Paar erarbeiten (z. B. mithilfe des Moduszirkels).

Lassen Sie die Partner:innen zu Ihnen sprechen anstatt zueinander.
Da in eskalierenden Situationen oft bereits ein bestimmter Blick des / der Partner:in ausreicht, um erneut stark aktiviert zu werden, sollten Sie beide bitten, sich auf Sie zu konzentrieren und mit Ihnen zu sprechen anstatt mit dem / der Partner:in. Sie können helfen, das Gesagte umzuformulieren bzw. zu »entgiften« und in dieser Weise Sprachrohr für beide Seiten sein. Achten Sie darauf, ruhig und eher langsamer zu sprechen, dadurch helfen Sie dem Paar, selbst wieder ruhiger zu werden.

Checkliste Konfliktmanagement

Markieren und unterstützen Sie auch Mikro-Deeskalationsangebote.
In emotional aktivierten Situationen verengt sich unser Wahrnehmungsfokus. Das ist eine Folge der Sympathikusaktivierung unseres Körpers, die uns optimal kampf- und fluchtfähig machen soll. Dann kann man nicht auf Nebensächlichkeiten achten! Paare neigen dazu, den / die Partner:in in diesen Momenten als Gegner:in wahrzunehmen, und fokussieren auf Aspekte in der Interaktion, die diese Wahrnehmung bestätigt.

> **Beispiel**
>
> Tanja und Markus sind in einer heftigen Auseinandersetzung über die Frage, wieviel Handyzeit die Kinder pro Tag haben sollten. Wie bei nahezu allen gemeinsamen Entscheidungsfragen landen sie innerhalb kürzester Zeit in einem Konflikt. Während Sie mit dem Paar über die Situation sprechen, sagt Tanja an Markus gewandt: »Es tut mir leid, dass ich dich eben so überfahren habe. Ich habe einfach Angst, dass unser Sohn süchtig wird, manchmal habe ich eh den Eindruck, nicht mehr richtig an ihn ranzukommen. Und wir beide haben ja auch gewisse Suchtstrukturen.« Markus reagiert daraufhin wütend und sagt: »Ach ja, jetzt bin ich wieder der Suchti oder was und schuld daran, dass unser Sohn auf die schiefe Bahn gerät?!«

Helfen Sie Paaren, den Wahrnehmungsfokus zu erweitern und anderes wahrzunehmen als ausschließlich Vorwürfe und Kritik. In unserem Beispiel könnten Sie z. B. sagen:

»Markus, ich weiß nicht, ob Sie es bemerkt haben, aber aus meiner Sicht haben Sie gerade auf einen ganz bestimmten Teil von Tanjas Aussage reagiert. Der Teil, in dem Sie eine versteckte Kritik vermuten. Ich habe Tanjas Aussage etwas anders verstanden und vor allem noch viel mehr darin gehört. Zwei Punkte sind mir aufgefallen, haben Sie Interesse daran, darüber etwas zu hören?

Zum einen ist mir aufgefallen, dass Tanja sich bei Ihnen dafür entschuldigt hat, dass sie Sie – so wie sie sagt – ›überrollt‹ hat. Dabei ist Tanja in eine selbstverantwortliche Position gegangen und hat über ihren Teil der Verantwortung gesprochen, dass die Situation zwischen Ihnen beiden so eskaliert ist und Ihnen gesagt, dass ihr das leid tut. Haben Sie das auch gehört? Wie ist das für Sie, einmal auf diesen Teil der Nachricht zu hören (ggf. an Tanja gerichtet) Tanja, können Sie bitte einmal nur diesen ersten Teil Ihrer Aussage wiederholen?

Zum anderen hat Tanja Ihnen etwas Wichtiges über sich mitgeteilt: Sie hat über ihre Angst gesprochen. Ich finde das sehr wichtig, da Sie beide sonst eher dazu neigen, jeweils über den anderen etwas zu sagen und wenig über sich. Wie wäre es, wenn Sie Tanja mehr zu ihrer Angst befragen, anstatt Tanjas Angst als Angriff zu sehen? Wollen wir gemeinsam versuchen, mehr über Tanjas Angst zu verstehen?«

Verlieren Sie nicht Ihre Ruhe und Ihren Humor.
In der Paartherapie ist es entscheidend, als Therapeut:in nach innen und nach außen Ruhe zu bewahren. Da Paare sehr häufig mit intensiven Emotionen und Konflikten in die Therapie kommen, ist der / die Therapeut:in ein stabilisierendes Element in dem Prozess. Die vermittelte Ruhe hilft sehr dabei, die Anspannung im Raum zu mindern und dem Paar dadurch zu signalisieren, dass es sich sicher fühlen und auf den Prozess einlassen kann.

Checkliste Konfliktmanagement

In Konfliktsituationen haben viele Behandelnde den Impuls, selbst lauter und schneller zu sprechen, um gehört zu werden bzw. »irgendwie« den Fuß in die Tür zu bekommen. Sollten Sie merken, dass Sie schneller sprechen und unruhiger werden, atmen Sie zunächst einmal tief durch. Erinnern Sie sich daran, dass es dem Paar (und Ihnen) mehr hilft, wenn Sie nun langsamer statt schneller machen (»Slow is fast«). Lehnen Sie sich in Ihrem Sessel zurück, anstatt sich in eine angespannte, nach vorne gebeugte Position zu begeben.

Zusätzlich kann Humor ein hilfreiches Werkzeug sein, um Spannungen zu lösen und Perspektivwechsel zu erleichtern. Einfühlsamer Humor kann den Paaren helfen, schwierige Situationen neu zu betrachten und die Intensität eines Moments zu entschärfen. Selbstverständlich ist es dabei wichtig, den Humor achtsam und respektvoll einzusetzen, um sicherzustellen, dass er nicht als verletzend erlebt wird. Mit Paaren, deren Ressource es ist, prinzipiell humorvoll zu sein, kann auch besprochen werden, ob und wie deren eigener Humor in Konfliktsituationen genutzt werden kann.

Auch Selbstöffnung kann helfen.
Eine gezielte und gut durchdachte Selbstöffnung durch den / die Therapeut:in kann Paaren helfen, ihre eigenen Schwierigkeiten als menschlich und weniger als »pathologisch« zu betrachten. Das entdramatisiert, schafft ein bindungsförderndes »Wir schwimmen doch alle in der gleichen Suppe«-Gefühl und erleichtert es, sich auf den therapeutischen Prozess einzulassen. Im Vergleich zur Einzeltherapie kann die Paartherapie für die einzelnen Partner:innen als selbstwertbedrohlicher empfunden werden, da der / die Therapeut:in Zeug:in ihrer »schlimmsten Momente« während eskalierender Konflikte wird. Nach solchen Sitzungen empfinden Paare häufig Gefühle von Scham, besonders wenn die Auseinandersetzungen heftig waren und die Aussagen des / der Partner:in besonders verletzend wirkten. In solchen Momenten ist es verständlich, dass der Wunsch entsteht, sich zu schützen und nicht auch noch die eigenen Verletzlichkeiten und Schwierigkeiten zu offenbaren.

Hier kann eine Selbstöffnung auf Therapeutenseite hilfreich sein, die dem Paar das Gefühl gibt, dass deren Gefühle gut nachvollziehbar und vielleicht sogar der / dem Therapeut:in selbst vertraut sind. Diese Normalisierung der Gefühle trägt dazu bei, Scham zu reduzieren und das Paar zu ermutigen, offener über ihre eigenen Emotionen zu sprechen. Ein Beispiel hierfür wäre, den Paaren zu vermitteln, dass alle Paare Phasen ungünstiger Dynamiken erleben und dass es ganz normal ist, in Stresssituationen auf automatisierte, wenig hilfreiche Bewältigungsmuster zurückzufallen. Oder der / die Therapeut:in könnte darauf hinweisen, dass auch er oder sie es in Konfliktsituationen nicht einfach findet, Emotionen wie Ärger oder Angst zu regulieren, und erläutern, auf welche Strategien er / sie in solchen Momenten zurückgreift.

Geben Sie dem Paar Skills zur Emotionsregulation an die Hand.
Paaren, die sehr große Schwierigkeiten haben, sich emotional zu regulieren, können Sie durch zusätzliche Hilfsmittel unterstützen, wie

- Bauchatmung üben: »Bevor wir weitersprechen, würde ich Sie bitten, eine kleine Atemübung mit mir durchzuführen, die Ihnen hilft, sich zu beruhigen. Legen Sie eine Hand auf den Bauch und atmen Sie mit mir gemeinsam tief ein … und tief aus. Spüren Sie dabei, wie sich der Bauch mit jedem Atemzug hebt und senkt.«
- Stressbälle kneten (während der / die Partner:in spricht)
- ein scharfes Bonbon lutschen
- einen Gelenkring am Finger entlang reiben

Skills zur Selbstregulation

Viele Paartherapeut:innen betrachten Partnerschaften als eine der besten Gelegenheiten zur persönlichen Weiterentwicklung. Der Grund dafür liegt darin, dass Beziehungen uns regelmäßig an unsere emotionalen und kommunikativen Grenzen bringen. In einer Partnerschaft treffen zwei Menschen mit individuellen Erlebnissen, Perspektiven und Bedürfnissen aufeinander. Den gemeinsamen Alltag zu gestalten, erfordert ständige Absprachen, Kompromisse und Entscheidungen. Das ist belastend, bietet aber auch Entwicklungschancen.

Wenn wir die Herausforderung annehmen und uns bewusst entscheiden, nicht in automatisierte Muster oder Konfliktspiralen zu verfallen, sondern offen und konstruktiv miteinander umzugehen, begegnen wir zwangsläufig intensiven Gefühlen – insbesondere, wenn wir an unsere Grenzen stoßen. Genau hier können wir wachsen! Starke Emotionen sind ein natürlicher Bestandteil von Beziehungen und somit in gewisser Weise normal. Dennoch ist es entscheidend, den Umgang mit diesen Gefühlen aktiv zu trainieren. Je stärker wir emotional aktiviert sind, desto mehr neigen wir dazu, in eine Ego-Perspektive zu verfallen. Dann blenden wir unbewusst nicht zu unserem Blickwinkel passende Informationen aus. Aus dieser Sicht fällt es schwer, die Perspektive des Gegenübers zuzulassen oder Verständnis aufzubringen.

Ein Schlüssel bzw. eine Voraussetzung zu gelingender Kommunikation ist daher die Fähigkeit, die eigenen Emotionen zu regulieren. Denn nur, wenn wir ruhig und zentriert bleiben, können wir offen und lösungsorientiert miteinander sprechen. Wenn Ihre Emotionen so stark aktiviert sind, dass dies nicht möglich ist, kann es hilfreich sein, das Gespräch zu unterbrechen, um sich erst einmal zu beruhigen. Mit dieser Verhalten zeigen Sie ein hohes Maß an Selbstverantwortung – darauf können Sie stolz sein.

Dieses Arbeitsblatt stellt Ihnen eine Reihe bewährter Techniken, sogenannte »Skills«, vor. Diese können Ihnen dabei helfen, sich innerlich zu beruhigen und wieder in einen ausgeglichenen Zustand zu kommen, der es Ihnen ermöglicht, Gespräche konstruktiv fortzuführen.

(1) Gehen Sie die Skills-Liste durch und wählen Sie aus, welche Sie ausprobieren möchten:

- **Bauchatmung üben:** Legen Sie eine Hand auf den Bauch. Atmen Sie langsam ein (4 Sekunden), halten Sie kurz die Luft an und atmen Sie dann langsam aus (6 Sekunden).
- **Stressbälle kneten**
- **einen beruhigenden Gegenstand halten:** Spüren Sie beispielsweise einen glatten Stein oder ein weiches Stoffstück in Ihrer Hand.
- **ein scharfes Bonbon lutschen**
- **einen Gelenkring verwenden:** Reiben Sie den Ring sanft über Ihren Finger.
- **achtsames Wahrnehmen:** Fokussieren Sie für einige Sekunden bewusst auf Ihre Umgebung. Was sehen, hören und fühlen Sie gerade an Ihrem Körper?
- **kurz aufstehen**: Unterbrechen Sie die Situation und gehen Sie auf die Toilette, holen Sie sich ein Glas Wasser und schlucken Sie beim Trinken langsam und bewusst oder öffnen Sie ein Fenster und schauen Sie kurz hinaus. Versuchen Sie dabei, die Situation von außen zu sehen (wie durch eine Kamera), durchzuatmen und zur Ruhe zu kommen.
- **Progressive Muskelentspannung:** Spannen Sie nacheinander verschiedene Muskelgruppen an (z. B. Schultern oder Hände) und lassen Sie sie dann bewusst wieder los.
- **Spazierengehen:** Gehen Sie für 5 bis 10 Minuten zügig spazieren, um überschüssige Energie abzubauen.
- **An einem angenehmen Duft riechen:** Nutzen Sie z. B. ein Lavendelkissen oder ein ätherisches Öl.
- **»Drüber schlafen«:** Lassen Sie die Situation ruhen und denken Sie erst am nächsten Tag wieder darüber nach.

- **Einen beruhigenden Song hören:** Musik hat bei vielen Menschen eine direkte Auswirkung auf das emotionale Befinden. Hören Sie einen Song, der Sie beruhigt und Sie in eine positive Stimmung bringt.

Haben Sie eigene Ideen? Schreiben Sie sie hier auf:
Skills, die ich gerne nutze:

....

....

(2) Vorbereitung auf das nächste Gespräch
Halten Sie die Skills, die Sie ausprobieren möchten, griffbereit – sei es in einer Liste oder als Gegenstände (z. B. Stressball oder Lavendelkissen).

(3) Arbeiten Sie mit einer inneren Anspannungsskala
Üben Sie, Ihre emotionale Aktivierung auf einer Skala von 0 bis 10 einzuordnen:

- 0 = Sie fühlen sich völlig entspannt.
- 5 = Sie sind emotional aktiviert, können sich aber noch gut regulieren.
- 10 = Sie sind so stark aktiviert, dass Sie sich nicht mehr beruhigen können.

Nutzen Sie diese Skala nicht nur während Gesprächen, sondern auch im Alltag, um Ihre Emotionen besser wahrnehmen und einordnen zu können.

(4) Während des Gesprächs
Beobachten Sie regelmäßig Ihre innere Anspannung. Nutzen Sie die von Ihnen ausgewählten Skills, um sich zu beruhigen und Ihre Anspannung zu regulieren.

(5) Time-out, wenn nötig
Wenn Sie merken, dass Ihre Anspannung trotz der verwendeten Skills immer weiter steigt, nutzen Sie ein vorher vereinbartes *Time-out-Signal* (z. B. »Ich brauche kurz eine Pause« oder ein vereinbartes Handzeichen).
Nutzen Sie die Pause, um Ihre Emotionen zu regulieren, und setzen Sie das Gespräch erst fort, wenn Sie sich wieder ausreichend beruhigt haben, um offen und konstruktiv zu kommunizieren. Sprechen Sie so mit Ihrem / Ihrer Partner:in, wie Sie im Alltag mit fremden Personen sprechen, z. B. am Arbeitsplatz oder in öffentlichen Situationen.

Tipp

Es ist ein interessantes Phänomen, dass wir uns einem fremden Menschen gegenüber oft höflicher verhalten als einem uns nahestehenden. Das liegt zum einen vermutlich daran, dass wir uns im öffentlichen Raum stärker beobachtet fühlen und uns sozial erwünscht verhalten, um nicht negativ beurteilt und abgelehnt zu werden. Zum anderen fühlen wir uns der vertrauten Person möglicherweise auch zu sicher, beharren zu sehr auf unsere Selbstbehauptung und verlieren den Respekt vor der Eigenständigkeit der anderen Person. Dann hilft uns die Vorstellung, dass uns die andere Person tatsächlich verlassen könnte, wieder mehr auf die Bindung zu achten.

Tipp: Schalten Sie Ihr Gehirn in den »öffentlichen Modus« und behandeln Sie Ihre:n Partner:in wie eine »freundliche fremde Person«.

Stundenprotokoll der Paarsitzung

Paarchiffre: .... Datum: ....

Wurden Absprachen eingehalten und Ideen seit der letzten Stunde umgesetzt?

☐ Ja ☐ Nein

Wenn nein, warum?

....

Thema / Schwerpunkt der Stunde

....

....

....

....

....

....

....

....

....

....

Beobachtung der Beziehungen

Partner:innen miteinander

Partner:in .... im Kontakt mit Partner:in ....:

....

....

....

....

....

Stundenprotokoll der Paarsitzung

Partner:in .... im Kontakt mit Partner:in ....:

....

....

....

....

....

Die Partner:innen im Kontakt mit dem / der Therapeut:in

Partner:in ....:

....

....

Partner:in ....:

....

....

Neue Hypothesen / Veränderungen / Sonstiges:

....

....

....

....

....

Stundenprotokoll der Paarsitzung

Absprachen bis zur nächsten Stunde

....

....

....

....

....

Planung für die kommende Sitzung

....

....

....

....

Akten-Deckblatt mit den wichtigsten Infos zum Paar

<table>
<tr><td colspan="2">Name:</td><td colspan="2">Name:</td></tr>
<tr><td>Tel.-Nr.:</td><td>Alter:</td><td>Tel.-Nr.:</td><td>Alter:</td></tr>
<tr><td colspan="2">Beruf:</td><td colspan="2">Beruf:</td></tr>
</table>

<table>
<tr><td>Vorbehandlungen:

Diagnose:</td><td rowspan="2">Zusammen seit:
Kinder (mit Besonderheiten):

Äußere Stressoren:

Paartherapien:</td><td>Vorbehandlungen:

Diagnose:</td></tr>
<tr><td>Biografie:
Vater:

Mutter:

Geschwister:

Belastungen:</td><td>Biografie:
Vater:

Mutter:

Geschwister:

Belastungen:</td></tr>
</table>

Akten-Deckblatt mit den wichtigsten Infos zum Paar

Aktuelle Belastungen:	**Paardynamik (Zirkel)**		Aktuelle Belastungen:
	Verhalten:	Verhalten:	
Grundannahmen:	Emotion: Sichtbar: Verdeckt:	Emotion: Sichtbar: Verdeckt:	Grundannahmen:
Wünsche für die Beziehung:	Eigener Beitrag:	Eigener Beitrag:	Wünsche für die Beziehung:
Aufgaben für die Therapie:		Aufgaben für die Therapie:	

4 Die Paarentwicklung

Partnerschaften sind lebendige Systeme, die sich kontinuierlich weiterentwickeln – genauso wie die Menschen, die sie gestalten. Zudem bieten gerade Partnerschaften Wachstumschancen für die beiden Individuen, die eine Partnerschaft eingehen, wie kaum eine andere Beziehung. Denn Menschen entwickeln sich in ihrer Persönlichkeit nicht alleine für sich im abgeschotteten Raum weiter. Sie entwickeln sich in Beziehungen zu anderen, in denen sie sich selbst im Kontrast zur / zum anderen in ihrer Unterschiedlichkeit wahrnehmen und sich verfestigen, anpassen und ausbalancieren lernen. In diesem Kapitel lernen Sie ein Modell kennen, das die typischen Entwicklungsphasen einer Partnerschaft beschreibt und aufzeigt, welche Herausforderungen und welche Wachstumsmöglichkeiten mit den jeweiligen Phasen verbunden sind.

Besonders in Übergangsphasen können kritische Momente entstehen, die Herausforderungen und Spannungen mit sich bringen, an denen das Paar und die einzelnen Individuen wachsen können. Daneben unterliegt das Paarsystem auch äußeren Einflüssen und Ereignissen, die Anpassungen und Veränderungen erfordern und sowohl herausfordern als auch zu Wachstum anregen.

Für Sie als Therapeut:in ist es essenziell, ein Verständnis für die verschiedenen Entwicklungsphasen und Lebensereignisse sowie die damit verbundenen, typischen Krisen zu entwickeln. Die Materialien in diesem Kapitel bieten Unterstützung, um gemeinsam mit dem Paar die Dynamiken ihrer Entwicklungsphasen zu reflektieren.

Ein zentraler Ansatz in der Paararbeit besteht darin, die unvermeidbaren Herausforderungen von Entwicklung zu normalisieren anstatt zu pathologisieren. Helfen Sie dem Paar, diese Momente nicht als Zeichen des Scheiterns zu interpretieren, sondern als natürliche Begleiter einer lebendigen Partnerschaft. Indem Sie den Fokus auf die vorhandenen Ressourcen und Stärken des Paares legen können Sie sie dazu befähigen, die Krise nicht nur zu bewältigen, sondern auch daran zu wachsen.

Viele Paare neigen in Krisensituationen dazu, Spannungen und negative Gefühle ausschließlich auf die Partnerschaft oder den / die Partner:in zu projizieren. Das ist verständlich, da die aufgrund des Stresses entstehenden Spannungen auf die Beziehung überschwappen und die Partner:innen sich einander gegenüber gereizter und unfreundlicher verhalten. Allein das Wissen, dass Entwicklungs- und Übergangsphasenphasen immer wieder mit Spannungen einhergehen, kann bereits entlastend wirken. Es bietet dem Paar eine neue Perspektive: Die Erkenntnis, dass diese Herausforderungen nicht nur normal, sondern auch eine Chance für Wachstum und Weiterentwicklung sind. Diese Einordnung verleiht der Krise einen Sinn und eröffnet einen Weg zu einem gestärkten und gereiften Miteinander.

In diesem Kapitel finden Sie außerdem Arbeitsblätter und Übungen für Personen mit starker Trennungsambivalenz (**AB 19** »›Too bad to stay, too good to leave‹ – Trennungsambivalenz« und **AB 20** »Imaginationsübung Trennungsambivalenz«). Ambivalenzen gehören zum Leben und gerade in Beziehungen müssen Ambivalenzen zwischen inneren Polen und Bedürfnissen ständig ausbalanciert werden. Wenn Menschen allerdings aufgrund starker Ambivalenz nicht mehr handlungsfähig sind, wird der Umgang mit der Ambivalenz zu einem eigenen Problem, da die damit verbundene Stagnation auf Dauer jegliche Weiterentwicklung ausbremst. Die Partnerschaft gerät so in eine Art Schwebezustand, in dem beide Partner:innen weder vorwärts- noch rückwärtsgehen können. Die beschriebenen Übungen sollen dabei helfen, sich bewusst mit der Ambivalenz auseinanderzusetzen und Möglichkeiten zu finden, wieder ins Handeln zu kommen. Therapeutisch unterstützen können Sie den Prozess, indem Sie einerseits einen bewertungsfreien Raum anbieten, in dem alle Gedanken gedacht und ausgesprochen werden dürfen und Sie Fragen stellen, die zu mehr Klarheit verhelfen. Andererseits ermutigen Sie dazu, wieder ins Handeln zu kommen. »Ins Handeln zu kommen« bezieht sich dabei nicht in erster Linie auf die Frage »Trennung – Ja oder Nein«, sondern kann vieles anderes bedeuten:

- offene Gespräche führen, die längst fällig sind
- Fragen stellen, die nötig sind, um ein Gefühl für die mögliche Perspektive zu bekommen
- Dinge in der Beziehung verändern und beobachten, wie sich das Miteinander und das Gefühl füreinander dadurch verändert
- Informationen einholen, die bislang noch unklar sind (z. B. sozialrechtliche Informationen)
- eine Trennung auf Probe

Arbeits- und Informationsmaterialien

INFO 7 Die Paarentwicklung – das Zusammenspiel von ICH und WIR
Partnerschaften durchlaufen verschiedene Entwicklungsphasen, die jeweils spezifische Herausforderungen und Aufgaben mit sich bringen. Ein Gleichgewicht zwischen den Grundbedürfnissen nach Nähe und Bindung sowie Autonomie und Freiheit ist entscheidend für das individuelle und gemeinsame Wachstum. Dieses Infoblatt beschreibt typische Entwicklungsphasen der Paarentwicklung.

AB 17 Die Paarentwicklung
Dieses Arbeitsblatt unterstützt dabei, die Entwicklungsphasen der eigenen Partnerschaft zu reflektieren und Fortschritte zu gestalten. Jede Phase bietet Chancen für persönliches und gemeinsames Wachstum, bringt jedoch auch spezifische Herausforderungen mit sich, die es zu bewältigen gilt.

INFO 8 Der Einfluss von Lebensereignissen auf die Paarbeziehung
Dieses Infoblatt beschreibt typische äußere Lebensereignisse, die zu erhöhtem Stress in der Beziehung führen können.

AB 18 Reflexion der Lebensereignisse
Das Arbeitsblatt enthält Reflexionsfragen, die bei der Bewältigung aktueller und zukünftiger Lebensereignisse helfen können. Dieses AB ist sowohl für Patient:innen in der Einzel- als auch Paartherapie geeignet.

AB 19 »Too bad to stay, too good to leave« – Trennungsambivalenz
Trennungsambivalenz führt häufig zu nicht zielführenden Grübelschleifen und zur Stagnation auf der Handlungsebene. Dieses Arbeitsblatt unterstützt dabei, die eigene Ambivalenz besser zu verstehen und konkrete Handlungsschritte zu planen.

AB 20 Imaginationsübung Trennungsambivalenz
Zur Unterstützung bei der Entscheidungsfindung bietet sich diese Imaginationsübung an, in der das Leben nach den jeweiligen Entscheidungen imaginiert und gezielt nachgespürt wird.

Die Paarentwicklung – das Zusammenspiel von ICH und WIR

Eine Partnerschaft ist nicht nur eine Entscheidung füreinander, sondern ein lebendiges System, das wächst, behutsame Pflege braucht, immer wieder in ein harmonisches Gleichgewicht gebracht werden muss und verschiedene Entwicklungsphasen durchläuft. Verschiedene Ansätze, die sich mit der Frage beschäftigen, wie eine gesunde Paarentwicklung aussehen kann, betonen insbesondere die Balance zwischen zwei wesentlichen Grundbedürfnissen: Nähe und Bindung (WIR) auf der einen Seite sowie Autonomie und Freiheit (ICH) auf der anderen. Gelingt es einem Paar, diese Grundbedürfnisse sowohl individuell als auch in der Partnerschaft langfristig zu balancieren, schafft dies eine stabile Grundlage für gemeinsames und auch individuelles Wachstum und Entwicklung. Dabei durchläuft eine Beziehung verschiedene Phasen, die jeweils mit spezifischen Herausforderungen und Entwicklungsaufgaben verbunden sind. Paare, denen es nicht gelingt, die Herausforderungen zu nutzen, bleiben möglicherweise in einer der Phasen stecken und entwickeln problematische Paardynamiken (vgl. Kap. 6 »Die Paardynamik«).

Die Paartherapeut:innen Ellyn Bader und Peter Pearson (2013) unterscheiden fünf Phasen der Paarentwicklung, die jedes Paar durchlaufen kann. Sie ziehen dabei eine Parallele zur frühkindlichen Entwicklung und vergleichen die anfängliche Verliebtheitsphase mit der bedingungslosen Liebe zwischen Eltern und Kind – ein Gefühl, das in der Partnerschaft erneut erlebt werden möchte. Eine zentrale Herausforderung besteht darin, zu erkennen, dass erwachsene Liebe nicht dauerhaft bedingungslos sein kann. Stattdessen ist es wichtig, Differenzen und die Autonomie des/der Partner:in nicht als Bedrohung zu empfinden. Gerade diese Akzeptanz ermöglicht es, sowohl individuell als auch als Paar zu wachsen. Die beschriebenen Phasen der Entwicklung werden nicht zwangsläufig linear durchlaufen, manche Paare gehen auch wieder zurück in frühere Phasen, andere bleiben in einer bestimmten Phase stecken. Jede der genannten Phasen bringt spezielle Entwicklungsaufgaben für das Paar mit sich. Bader und Pearson sehen partnerschaftliche Konflikte vor dem Hintergrund ihres Modells in erster Linie als Möglichkeit für persönliches und gemeinsames Wachstum.

(1) Symbiose (Verliebtheit, Exklusive Bindung)

Merkmale:
- Intensive Anziehung, starke emotionale Bindung.
- Unterschiede zwischen den Partner:innen werden vorübergehend ignoriert oder übersehen, um das *Wir* umso stärker zu spüren.

Herausforderungen:
- Diese Phase ist geprägt von einer gewissen Unreife, da nur die besten Seiten voneinander gesehen werden.
- Paare müssen lernen, dass wahre Nähe auch Konflikte und Differenzen umfasst.

(2) Differenzierungsphase (Konflikte und Unterschiede)

Merkmale:
- In dieser Phase treten Unterschiede zwischen den Partner:innen wieder hervor. Es wird klar, dass jede:r eine eigene Identität und Bedürfnisse hat.
- Erste tiefere Konflikte treten auf, da Unterschiede in Werten, Verhaltensweisen und Erwartungen sichtbar werden, die zu ersten Enttäuschungen führen.

Die Paarentwicklung – das Zusammenspiel von ICH und WIR

Herausforderungen:
- Die Herausforderung besteht darin, Konflikte konstruktiv zu lösen und Unterschiede zu akzeptieren. Paare müssen lernen, sowohl Nähe als auch Autonomie zu wahren.
- Paare, die diese Phase nicht gut bewältigen, tendieren entweder dazu, zurück in die Symbiose zu gehen und Unterschiede zu leugnen, oder aber steigen hier erstmalig in ungünstige Konfliktzirkel ein, um den / die Partner:in von der eigenen Perspektive »zu überzeugen«.

(3) Erkundungsphase (Persönliches Wachstum)

Merkmale:
- Beide Partner:innen beginnen, ihre eigene Identität weiterzuentwickeln und ihre persönlichen Ziele zu verfolgen. Der Fokus in dieser Phase liegt mehr auf der eigenen, individuellen Entwicklung (dem *Ich*) als auf der Bindung (dem *Wir*).
- Das Paar erarbeitet eine Balance zwischen individueller Freiheit und gemeinsamer Bindung.

Herausforderungen:
- Es geht darum, Raum für persönliches Wachstum zu schaffen, während man die Bindung als Paar aufrechterhält.
- Zeitweise kann es sich so anfühlen, als wäre die Liebe und Fürsorge nicht mehr vorhanden.
- Paare haben oft unterschiedliche Nähe-Distanz-Bewegungen, wenn sich beide gleichzeitig distanzieren, kann es sich nach einer großen emotionalen Distanz und einem Gefühl der Entfremdung anfühlen.

(4) Wiederverbindungsphase (Hin- und Wegbewegungen in der Intimität)

Merkmale:
- Nach der Differenzierungsphase finden die Partner:innen wieder zu einer tieferen emotionalen Verbindung.
- Unterschiede werden akzeptiert und lösen kein Gefühl der Bedrohung aus.
- Es entsteht eine reifere und stabilere Partnerschaft, in der zwei Individuen in einer Beziehung existieren können.
- Partner:innen unterstützen sich gegenseitig, gehen respektvoll und freundlich miteinander um und tolerieren sich gegenseitig in ihren Unterschieden.

Herausforderungen:
- Der Fokus liegt auf dem Wiederaufbau von Vertrauen, der Vertiefung der Beziehung und der gemeinsamen Entwicklung. Die Herausforderung besteht darin, alte Muster zu überwinden, alte Verletzungen zu verzeihen und eine stabilere Basis zu schaffen.

(5) Synergetische Phase (Gemeinsames Wachstum)

Merkmale:
- Das Paar arbeitet nun als starkes Team, mit einer tiefen emotionalen Bindung.
- Beide Partner:innen können die eigenen Emotionen selbstverantwortlich regulieren, wenn es zu Spannungen in der Beziehung kommt.
- Beide Partner:innen können ihre individuelle Entwicklung fortsetzen, während sie als Paar weiterhin wachsen. Die Balance von Bindung und Autonomie verläuft nun fließender.

Herausforderungen:
- Langfristige Partnerschaften müssen regelmäßig gepflegt werden. Die Herausforderung besteht darin, auch in schwierigen Zeiten weiterhin als Team zusammenzuarbeiten und die Beziehung aktiv zu gestalten. Vielleicht auch darin, sich immer wieder ein wenig »neu zu entdecken«.

Die Paarentwicklung

Dieses Arbeitsblatt hilft Ihnen, die Entwicklungsstufen Ihrer Partnerschaft zu reflektieren und darüber nachzudenken, wie Sie eine Weiterentwicklung gemeinsam gestalten können. Jede Entwicklungsphase bietet die Möglichkeit, sich weiterzuentwickeln und gemeinsam zu wachsen. Gleichzeitig bringt jede Phase auch besondere Herausforderungen mit sich, die es zu meistern gilt. Die folgende Tabelle verdeutlicht sowohl die Herausforderungen als auch die notwendigen Entwicklungsschritte der einzelnen Stufen. Die anschließenden Fragen helfen Ihnen, Ihre persönliche Paarentwicklung tiefer zu reflektieren.

Sollten Sie das Arbeitsblatt als Paar nutzen wollen, lassen Sie sich zunächst genug Zeit, alleine über die Fragen nachzudenken. Tauschen Sie sich anschließend abwechselnd darüber aus. Achten Sie dabei darauf, einander wirklich zuzuhören und unterschiedliche Wahrnehmungen gelten zu lassen.

Phase	Herausforderung	Entwicklungsaufgaben
Romantische Phase (Starke Bindung, Verliebtheit, Nähe wird gesucht und genossen) 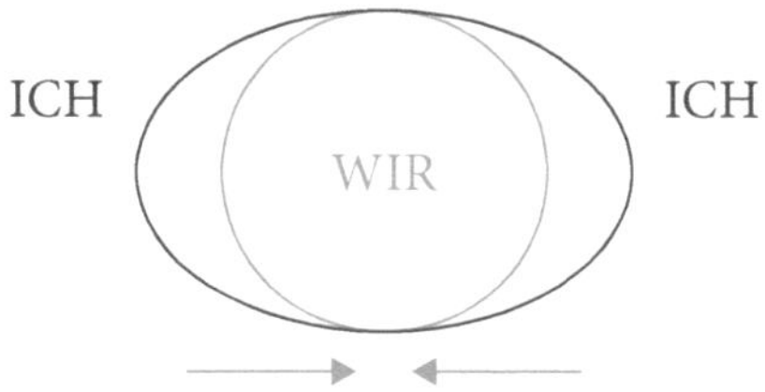	Das Bindungsgefühl auch dann noch zu halten, wenn erste Unterschiede zu Tage treten.	Zu verstehen und zu akzeptieren, dass diese Zeit der »bedingungslosen« Nähe und Liebe auf Dauer nicht zu halten ist.
Differenzierungsphase (Unterschiede treten hervor, erste Konflikte) 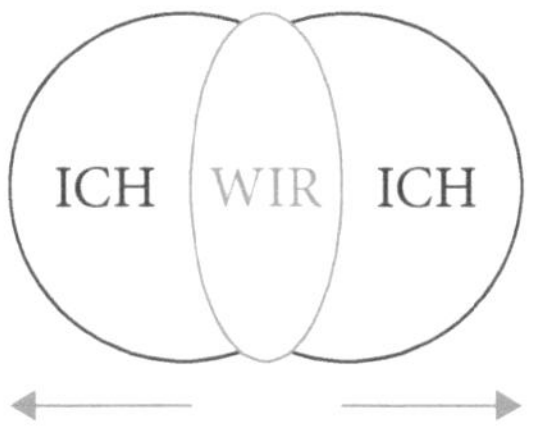	Diese Phase geht oft mit Gefühlen von Angst und Enttäuschung einher. Es besteht daher die Gefahr, erste destruktive Muster zu entwickeln.	Verständnis dafür entwickeln, dass die andere Person ein separates Individuum mit eigenen Wünschen ist. Reflexion der eigenen Ängste und Entwicklung der Fähigkeit, diese zu regulieren. Interesse an der echten Person entwickeln, anstatt der »idealisierten« Person der romantischen Phase hinterherzutrauern. Konstruktive Kommunikations- und Konfliktlösekompetenzen aufbauen.

Die Paarentwicklung

Phase	Herausforderung	Entwicklungsaufgaben
Erkundungsphase (Eigene Identität wird wieder wichtig) 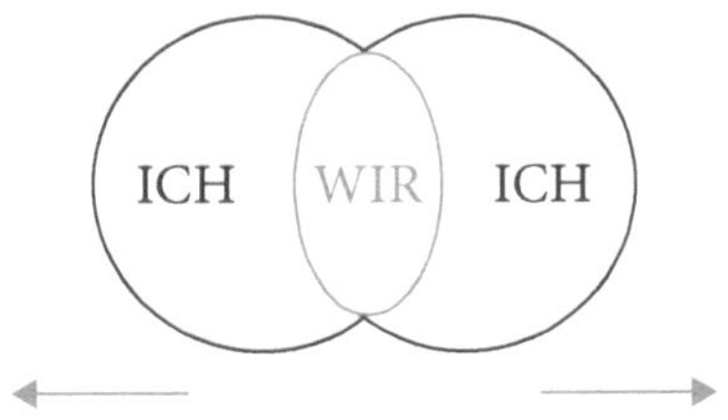 	Wenn beide gleichzeitig sehr große Autonomiebewegungen machen, Gefahr der Entfremdung. Gefühl, emotional nicht mehr verbunden zu sein. Manche Menschen spüren große Angst vor Unterschieden und haben Schwierigkeiten, eine eigene Identität unabhängig von der anderen Person zu entwickeln.	Echtes Interesse an dem / der Partner:in zeigen und sich gegenseitig bei der Erreichung der individuellen Ziele unterstützen. Eigene Individualität und eigene Werte und Ziele definieren und entwickeln. Gleichzeitig im Austausch darüber sein und Unterschiede akzeptieren lernen.
Wiederverbindungsphase (Nähe- und Autonomiebewegungen) 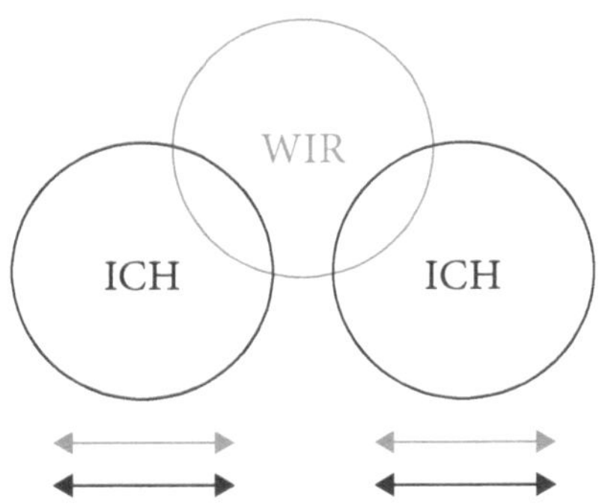 	Wieder Nähe entstehen zu lassen, auch wenn bereits Verletzungen entstanden sind und ungünstige Muster entwickelt wurden. Beide Bewegungen (Nähe und Autonomie) gleichermaßen zu akzeptieren und mitzugestalten.	Eigene Anteile an ungünstigen Mustern mehr und mehr verstehen und verändern. Sowohl tiefe Verbundenheit und Nähe herstellen können als auch die eigene individuelle Entwicklung und die des / der Partner:in unterstützen.
Synergetische Phase (starkes Team) 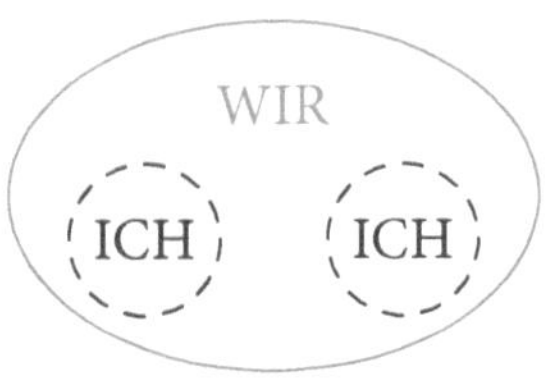 	Die Gefühle, die im Rahmen von Spannungen entstehen, eigenständig und selbstverantwortlich regulieren. Schwierige Situationen, die das Leben mit sich bringt, können immer wieder dazu führen, dass die Balance zu kippen droht, Spannungen reguliert werden müssen und die Beziehung eine besondere Pflege benötigt.	Auch in langjährigen Beziehungen sollte die Beziehung nie als selbstverständlich gesehen werden. Ein regelmäßiger Austausch darüber, wie es beiden in der Beziehung und als Individuum geht ist daher sehr hilfreich, um ein starkes Team zu bilden.

Die Paarentwicklung

Reflexionsfragen

(1) Auf welcher Entwicklungsstufe stehen wir aktuell? Woran mache ich meine Einschätzung fest?

....

....

....

(2) Welche Entwicklungsstufen haben wir bislang durchlaufen?

....

....

....

(3) Welche Erinnerung habe ich an die unterschiedlichen Entwicklungsstufen? Was fiel uns leicht, was fiel uns eher schwer?

....

....

....

....

....

....

....

Die Paarentwicklung

(4) Welche Unterschiede sind uns im Laufe der Beziehung deutlicher geworden? Wie gehen wir mit unterschiedlichen Bedürfnissen um?

....

....

....

....

....

....

....

(5) In welchen Bereichen haben wir uns als Individuen weiterentwickelt? Wie haben wir uns dabei gegenseitig unterstützt?

....

....

....

....

....

....

....

Die Paarentwicklung

(6) Wie kommen wir uns als Paar nahe? Welche gemeinsamen Ziele und Werte verbinden uns? Worauf vertrauen wir in unserer Beziehung?

....

....

....

....

....

....

(7) Welche Strategien haben wir, um auch in schwierigen Lebensphasen als Team zusammenzuhalten? Welche Beispiele fallen uns hierfür ein?

....

....

....

....

....

....

(8) Welche Zukunftsvision haben wir von unserer Beziehung? Welche gemeinsamen Träume und Wünsche haben wir? Welche individuellen Wünsche haben wir und wie können wir uns hier gegenseitig unterstützen?

....

....

....

....

....

....

Der Einfluss von Lebensereignissen auf die Paarbeziehung

Auch das jeweilige Lebensalter und die damit verbundenen Lebensereignisse stellen Individuen und Paare vor besondere Herausforderungen. Unterschiedliche Lebensphasen erfordern spezifische Anpassungen und Veränderungen. Besonders Übergangsphasen stellen eine Herausforderung dar, da sie oft mit Unsicherheit, Anpassungsdruck und einem erhöhten Risiko für Verletzlichkeit einhergehen. Während starker Stressphasen reagieren die meisten Menschen gereizter und unfreundlicher, insbesondere den engsten und vertrautesten Menschen gegenüber, was wiederum die Beziehung belasten kann. In der Stressforschung wird von »Demaskierung« gesprochen: Die freundliche und verständnisvolle »Maske« wird aufgegeben, stattdessen reagieren wir schnell gereizt, unwirsch und aggressiv. In diesen Zeiten ist die Gefahr groß, dass Paare in dysfunktionale Bewältigungsmuster rutschen, die zu Konflikten oder einer Entfremdung führen können. Deshalb suchen viele Paare gerade in solchen Lebensphasen Unterstützung in der Paartherapie. Paarexterne Stressfaktoren werden oft von den beiden Partner:innen unterschätzt und der empfundene Stress lediglich auf die Partnerschaft attribuiert. Anstatt die Ursachen für die Schwierigkeiten in der Beziehung zu suchen, kann ein Blick auf die externen Stressoren hilfreich und notwendig sein, um gemeinsam Lösungen im Umgang mit diesen zu finden.

Merksatz

Wenn der Feind im äußeren Stress und nicht mehr im Gegenüber gesehen wird, können die Partner:innen sich wieder mehr als Team anstatt als Gegner begreifen.

Dieses Informationsblatt soll Ihnen helfen, typische Lebensereignisse zu erkennen, die für Paare besondere Herausforderungen darstellen können. Im Anschluss daran bietet das Arbeitsblatt 18 »Reflexion der Lebensereignisse« die Möglichkeit, gemeinsam als Paar oder in der Einzelreflexion Strategien zu entwickeln, um schwierige Lebensereignisse gemeinsam zu bewältigen.

Typische kritische Lebensereignisse in Partnerschaften sind:

- **Karriereeinstieg**
  Mögliche Herausforderung: Umzüge, unterschiedliche Einkommensverhältnisse, veränderte Prioritäten
- **Zusammenziehen**
  Mögliche Herausforderung: Aufgabenverteilung, Klärung der Finanzen, Alltagsgestaltung, Anpassung an unterschiedliche Gewohnheiten
- **Familiengründung**
  Mögliche Herausforderung: Rollenverteilung, weniger Zeit für sich und die Beziehung, Einfinden in die neuen Rollen, Veränderung der Sexualität, Umgang mit Fremdbestimmung durch Kind(er)
- **Umzüge**
  Mögliche Herausforderung: Aufbau eines neuen sozialen Netzwerks, Vermissen der vertrauten Umgebung, Gestaltung des neuen Zuhauses
- **Berufliche Veränderungen**
  Mögliche Herausforderung: Umgang mit Enttäuschungen, Auswirkungen beruflicher Entscheidungen auf die Familiensituation, Unterstützung und Kommunikation

Der Einfluss von Lebensereignissen auf die Paarbeziehung

- **Bewältigung von Krankheiten**
  Mögliche Herausforderung: (Zeitweises) Ungleichgewicht in der Belastbarkeit, emotionale Belastungen, Pflege und Unterstützung im Alltag
- **Entwicklungskrisen der Kinder**
  Mögliche Herausforderung: gemeinsame Verantwortungsübernahme, Konflikte über Erziehungsfragen, Stressbewältigung
- **Auszug der Kinder**
  Mögliche Herausforderung: Umgang mit Trauer und Verlust, Neudefinition der Paarbeziehung, Entwicklung neuer gemeinsamer Perspektiven
- **Älterwerden und Ruhestand**
  Mögliche Herausforderung: Umgang mit Abschied und Veränderungen, Anpassung an neue Rollen und Routinen, Gestaltung einer erfüllenden gemeinsamen letzten Lebensphase

Jedes dieser Lebensereignisse erfordert eine bewusste Auseinandersetzung mit den damit verbundenen Herausforderungen. Durch einen offenen Austausch können Sie Missverständnisse vermeiden sowie notwendige Anpassungen und Veränderungen gestalten – eine Grundlage, um sowohl individuell als auch als Paar daran zu wachsen.

Reflexion der Lebensereignisse

Die folgenden Fragen können Ihnen helfen, vergangene und aktuelle Lebensereignisse und die damit verbundenen Herausforderungen bewusst zu erkennen und gemeinsam Strategien zu entwickeln, um sie zusammen zu meistern.

Lebensübergangsphasen und schwierige Lebensereignisse bringen oft erhöhte Belastungen mit sich und führen nicht selten zu mehr Stress in der Beziehung. Gerade in solchen Zeiten ist es wichtig, sich bewusst zu machen, dass Spannungen und negative Gefühle häufig nicht nur auf die Beziehung selbst zurückzuführen sind, sondern stark von der aktuellen Lebensphase und den für alle Menschen geltenden Herausforderungen beeinflusst werden.

Nutzen Sie diese Erkenntnis, um verständnisvoll mit schwierigen Gefühlen umzugehen – sowohl mit Ihren eigenen als auch mit denen Ihres / Ihrer Partner:in. Verständnis und gegenseitige Unterstützung sind in diesen Phasen entscheidend, um gemeinsam die Schwellensituationen zu bewältigen und gestärkt aus ihnen hervorzugehen.

Vergangene Lebensereignisse

Denken Sie an ein wichtiges Lebensereignis, das Sie und Ihre Beziehung beeinflusst hat. Welches Ereignis war das?

....

....

....

Vor welche Herausforderungen hat dieses Ereignis Sie und Ihre Partnerschaft gestellt?

....

....

....

Welche positiven Veränderungen waren mit diesem Ereignis verbunden?

....

....

....

Reflexion der Lebensereignisse

Wie haben Sie diese Lebensphase bewältigt?

....

....

....

Was war hilfreich?

....

....

....

Was würden Sie aus heutiger Sicht anders machen?

....

....

....

Aktuelle Lebensphase
Welche Lebensereignisse beeinflussen Sie und Ihre Partnerschaft aktuell am meisten?

....

....

....

Worin sehen Sie die größten Herausforderungen?
Individuell:

....

....

....

Reflexion der Lebensereignisse

Als Paar:

....

....

....

Wie gehen Sie aktuell mit den Herausforderungen um?
Was läuft gut?

....

....

....

Wo erleben Sie Spannungen?

....

....

....

Entwicklung von Lösungsstrategien
Welche Strategien könnten Sie nutzen, um mit den aktuellen Herausforderungen besser umzugehen?
Individuell:

....

....

....

Gemeinsam als Paar:

....

....

....

Reflexion der Lebensereignisse

Wobei sollten Sie sich externe Unterstützung holen (z. B. Unterstützung von Freund:innen, Beratungsstellen, anderen externen Hilfestellen)?

....

....

....

Welche konkreten Schritte können Sie unternehmen, um Ihre Situation zu verbessern?

....

....

Wie können Sie Ihre Beziehung in dieser Phase stärken (z. B. regelmäßige Gespräche, bewusst Zeit als Paar einplanen, besonderes Verständnis füreinander haben)?

....

....

....

Welche Chance kann in der aktuellen Lebensphase für Sie und Ihre Partnerschaft liegen?

....

....

....

»Too bad to stay, too good to leave« – Trennungsambivalenz

Haben Sie schon einmal von der Geschichte von Buridans Esel gehört? Sie erzählt von einem Esel, der zwischen zwei Heuhaufen steht und sich nicht entscheiden kann, welchen er fressen soll – bis er letztlich verhungert. Diese tragische Geschichte verdeutlicht das Dilemma innerer Ambivalenzen: Wenn wir zwischen zwei Möglichkeiten hin- und hergerissen sind, kann dies dazu führen, dass wir gar nichts tun – mit oft schmerzhaften Konsequenzen. Ähnlich ergeht es Menschen, die unsicher sind, ob sie in einer Partnerschaft bleiben oder sich trennen möchten. Diese Ambivalenz führt häufig dazu, dass weder in die Beziehung investiert noch der Schritt gewagt wird, sie zu verlassen. So bleibt die Partnerschaft in einem Zustand des Stillstands, während die Bindung nach und nach »verhungert«. Erkennen Sie sich in der Geschichte wieder?

Definition

Ambivalenz ist ein ganz normaler, menschlicher Zustand, besonders in Situationen, die uns emotional stark bewegen. Doch sie wird dann zum Problem, wenn sie uns lähmt und wir auf Dauer handlungsunfähig werden. Wenn wir in der Unsicherheit verharren, wächst oft der innere Druck und der Stillstand kann unser Leid noch verstärken.

Dieses Arbeitsblatt möchte Sie darin unterstützen, Ihre innere Zerrissenheit besser zu verstehen und Klarheit über Ihre Gefühle, Wünsche und Bedenken zu gewinnen. Es begleitet Sie Schritt für Schritt, damit Sie eine wohlüberlegte Entscheidung treffen können.

(1) Fragen, um die Ambivalenz besser zu verstehen

Was sind die Hauptgründe, die Sie an Ihrer Beziehung zweifeln lassen?

....

....

....

Welche Bedürfnisse stehen hinter diesen Gründen?

....

....

....

Was hat mich bisher an der Trennung gehindert?

....

....

....

»Too bad to stay, too good to leave« – Trennungsambivalenz

Habe ich mich verändert und wünsche mir nun etwas anderes und/oder hat sich unsere Beziehung/mein:e Partner:in verändert?

....

....

....

Ist der Wunsch nach Trennung eher plötzlich in mir aufgekeimt oder denke ich schon lange darüber nach?

....

....

....

Wie hoch schätze ich das Interesse meines/meiner Partner:in ein, noch in die Beziehung zu investieren?

|——————————————————————————————|

0 = gar nicht 100 = sehr hoch

Für wie loyal halte ich meine:n Partner:in?

|——————————————————————————————|

0 = nicht loyal 100 = sehr loyal

Wie sehr bin ich bereit, noch etwas in diese Beziehung zu investieren?

|——————————————————————————————|

0 = gar nicht 100 = sehr bereit

Wie erlebe ich körperliche Berührungen?

|——————————————————————————————|

0 = sehr unangenehm 100 = sehr angenehm

»Too bad to stay, too good to leave« – Trennungsambivalenz

Wie fühle ich mich, wenn wir zusammen sind (z. B. Mag ich ihn / sie grundsätzlich? Interessiert es mich noch, was er / sie erzählt?)?

....

....

....

Gibt es Entwicklungen, die ich in meiner Partnerschaft sehen möchte, die wichtig für mich wären?

....

....

....

Welche Aspekte der Beziehung lassen sich vielleicht umgestalten, sodass ein Bleiben und ein Teil meiner Wünsche außerhalb der Beziehung möglich wären?

....

....

....

Habe ich bereits mit meinem / meiner Partner:in in Ruhe und im Rahmen eines offenen und ernsthaften Gesprächs über meine Gedanken gesprochen (oder nur in Konfliktsituationen)? Mit welchem Ergebnis?

....

....

....

Lasse ich bestimmte relevante Gedanken nicht zu, weil ich mich deshalb schlecht fühle? Wenn ja, welche?

....

....

....

Gibt es Vorkommnisse, die ich nicht vergeben möchte?

....

....

....

Was könnte ich gewinnen, wenn ich zunächst keine endgültige Entscheidung treffe und beide Optionen bewusst offenhalte?

....

....

....

Sehe ich alternative Möglichkeiten, die nicht eindeutig in »Bleiben« oder »Trennen« passen?

....

....

....

(2) Das Vierfelder-Schema

1. Schritt: Ausfüllen

Hier sehen Sie ein Vierfelder-Schema: Nehmen Sie sich Zeit und tragen Sie alle Gründe ein, die für das Bleiben, gegen das Bleiben, für das Trennen und gegen das Trennen sprechen.

Gerade die Kästchen »Gegen Bleiben« und »Für Trennen« mögen vielleicht auf den ersten Blick in ihrer Bedeutung sehr ähnlich bis nahezu identisch erscheinen, allerdings meinen sie Unterschiedliches. »Gegen Bleiben« bezieht sich auf Gründe, die es Ihnen schwer machen, an der Beziehung festzuhalten, »Für Trennen« dagegen bezieht sich auf positive Dinge und Ziele, die mit einer Trennung verbunden wären.

»Too bad to stay, too good to leave« – Trennungsambivalenz

Ein Beispiel für »Gegen Bleiben« wäre: Mein:e Partner:in entwertet und bedroht mich in Konfliktsituationen massiv.

Ein Beispiel für »Für Trennen« wäre dagegen: Ich kann frei entscheiden, welche Freund:innen ich zu mir nach Hause einladen möchte.

	Bleiben	Trennen
Dafür	**Was spricht dafür, dass ich in der Beziehung bleibe?** (z. B. Wir verstehen uns in vielen Bereichen noch sehr gut.)	**Was spricht dafür, dass ich mich trenne?** (z. B. Ich fühle mich alleine viel wohler.)
	....	....
	....	....
	....	....
	....	....
	....	....
	....	....
	....	....
Dagegen	**Was spricht dagegen, dass ich in der Beziehung bleibe?** (z. B. Unsere Streitigkeiten zermürben mich, wir haben bereits so viel versucht, allerdings ohne Erfolg.)	**Was spricht dagegen, dass ich mich trenne?** (z. B. Die mit einer Trennung einhergehenden finanziellen Belastungen)
	....	....
	....	....
	....	....
	....	....
	....	....
	....	....
	....	....

»Too bad to stay, too good to leave« – Trennungsambivalenz

2. Schritt: Bedeutsamkeit bewerten

Anschließend können Sie alle Punkte in ihrer Bedeutsamkeit von 1–3 bewerten. Schreiben Sie die Punktzahl direkt hinter das jeweilige Argument:
1 = nicht so bedeutsam, 2 = bedeutsam, 3 = sehr bedeutsam
Für jedes Kästchen können Sie nun die Gesamtsumme bilden.

3. Schritt: Gesamtbild und Bedeutung
Welches Bild ergibt sich?

Gibt es bedeutsame Gründe, um an der Partnerschaft festzuhalten, aber auch einige, die dagegen sprechen?

▶ Hier lohnt es sich evtl., noch einmal zu prüfen, ob die problematischen Themen gemeinsam angegangen werden können, vielleicht mithilfe einer Paartherapie.

Gibt es viele Gründe, die für die Trennung und / oder auch gegen das Bleiben sprechen, wenig, das für das Bleiben spricht, sondern eher Gründe, die das Trennen schwermachen (z. B. Angst vor dem Alleinsein, finanzielle Gründe)?

▶ Hier wäre evtl. eine Idee, sich noch einmal individuelle Hilfe zu holen zur Unterstützung (z. B. diese in der Therapie angehen, sich sozialrechtlich beraten lassen in einer entsprechenden Beratungsinstitution wie pro familia).

Gibt es Punkte, die erfordern, dass Sie sich weitere Information einholen bzw. diese mit Ihrer / Ihrem Partner:in klären (z. B. Fragen, die eigentlich zwischen Ihnen beiden noch offen sind und zu denen Sie aktuell nur Vermutungen anstellen)

▶ Hier wäre es sinnvoll, zunächst für mehr Klärung zu sorgen, anstatt bestimmte Dinge lediglich »im Kopf« durchzugehen.

Eigene Beobachtungen: Mir fällt auf, dass …

....

....

....

....

....

»Too bad to stay, too good to leave« – Trennungsambivalenz

Daher möchte ich als nächstes Folgendes tun …

....

....

....

....

....

Tipp

Aufs Ganze gehen: Manchmal kann es auch hilfreich sein, eine Art »3-Monats-Experiment« durchzuführen. In dieser Zeit sollten Sie entweder ganz bewusst und intensiv in die Partnerschaft investieren und an den Schrauben drehen, die Sie persönlich beeinflussen können. Zum Beispiel mit Ihrer / Ihrem Partner:in bewusst über die Dinge sprechen, die Ihnen wichtig sind, Zeit und Energie in die Partnerschaft stecken, sich so verhalten, wie Sie gerne behandelt werden möchten.
Probetrennung: Sie können aber auch in die gegenteilige Richtung experimentieren und mit Ihrem / Ihrer Partner:in eine Trennung auf Probe besprechen. Das kann beispielsweise heißen, dass eine:r von Ihnen oder Sie beide im Wechsel für die kommenden Monate in eine andere Wohnung (z. B. in ein möbliertes Zimmer oder zu Freund:innen) zieht. Wie Sie diese Trennung auf Zeit genau gestalten, hängt natürlich von Ihrer (Familien-)Situation ab. In dieser Zeit sollten Sie sich auf jeden Fall nicht »ablenken«, sondern aktiv in sich hineinfühlen. Reflektierende Gespräche mit Freund:innen in dieser Zeit können auch hilfreich sein.

Schreiben Sie sich in beiden Varianten jeden Abend auf, wie Sie sich HEUTE gefühlt haben in der Beziehung oder mit der Trennung auf Probe und beantworten Sie täglich die Frage:

Wenn ich HEUTE entscheiden würde, würde ich gehen oder bleiben? Beobachten Sie den Verlauf Ihrer Antworten für die nächsten drei Monate.

Imaginationsübung Trennungsambivalenz

Diese Übung ist geeignet, Ihren Patient:innen dabei zu helfen, aus der kognitiven Grübelschleife herauszukommen und stattdessen die Emotionen zu erforschen, die mit den beiden (oder mehreren) Entscheidungsoptionen einhergehen.

Bitten Sie den / die Patient:in, eine bequeme Haltung einzunehmen, ggf. die Augen zu schließen und mit der Aufmerksamkeit zu sich zu kommen.

Teil 1: Das Leben nach der Trennung

»Stellen Sie sich nun vor, dass Sie sich entschieden haben, sich zu trennen. Wir reisen nun gemeinsam in die Zukunft und betreten Ihr Leben ein, zwei, vielleicht auch fünf Jahre, nachdem Sie sich getrennt haben. Schauen Sie sich in Ihrem Leben um und beschreiben Sie zunächst, wie es aussieht. Wie sieht Ihr Alltag aus? Wie fühlt es sich an, in diesem Leben zu sein?

Machen Sie sich nun bewusst, dass Ihr:e Partner:in nicht mehr Teil Ihres Alltags ist. Er / Sie ist weg. Und Sie wissen, Sie sehen ihn / sie nie wieder – in Ihrem ganzen Leben! Was fehlt Ihnen? Woran merken Sie, dass er / sie weg ist? Was hat sich für Sie verändert? Vielleicht haben Sie noch als Elternpaar Kontakt bei der Übergabe der Kinder, aber als Paar gibt es Sie nicht mehr. In welchen Momenten spüren Sie dies am deutlichsten? Wie fühlt es sich an? Wo spüren Sie das im Körper? Alles, was auftaucht, ist willkommen. Vielleicht gibt es Dinge, die Mut machen, oder auch Herausforderungen oder Dinge, die Sie vermissen. Lassen Sie sich Zeit, in dieses Leben hineinzuspüren. Lassen Sie Bilder hochkommen, reisen Sie gerne auch ein wenig weiter … 10 Jahre, 20 Jahre … Wie verändern sich die Bilder? Wie verändert sich Ihr Gefühl im Körper?

Lassen Sie nun langsam diese Bilder in den Hintergrund treten und konzentrieren Sie sich für einen Moment lediglich auf Ihre Atmung im Hier und Jetzt.

Und nun begeben wir uns in den zweiten Teil dieser Übung, in das Leben, in dem Sie sich entschieden haben, zu bleiben.«

Teil 2: Das Leben nach dem Bleiben

»Stellen Sie sich vor, dass Sie sich fest entschieden haben, in der Beziehung zu bleiben. Wir reisen wieder einige Jahre in die Zukunft, ein, zwei, vielleicht auch fünf Jahre. Schauen Sie sich langsam um in Ihrem Leben. Wie gestaltet sich Ihr Leben in dieser Version der Zukunft? Möchten Sie mit dieser Person, so wie sie jetzt ist, alt werden und zusammenbleiben – bis zum Tod? Oder, wenn Sie jetzt vor den Traualtar treten: Würden Sie nach allem, was Sie von der Person wissen, wieder ›Ja‹ sagen?

Stellen Sie sich nun das Gesicht Ihres / Ihrer Partner:in vor, während Sie miteinander sprechen. Nehmen Sie sich Zeit und schauen Sie in das um fünf Jahre gealterte Gesicht, in die Augen ihres / ihrer Partner:in … Spüren Sie in sich hinein, was fühlen Sie? Alles darf sein … Vielleicht merken Sie, was sich bewährt hat, vielleicht spüren Sie Dinge, die Sie herausfordern. Lassen Sie sich Zeit, auch in dieses Leben hineinzuspüren, wie es sich anfühlt, dort zu sein.

Wenn Sie bereit sind, lassen Sie auch dieses Bild langsam verblassen und gehen Sie mit Ihrer Aufmerksamkeit für einen Moment zurück zu Ihrer Atmung … und dann zurück in unseren Raum.«

Bevor Sie nun mit Ihrem / Ihrer Patient:in über diese Erfahrung sprechen, lassen Sie ihm / ihr noch ein wenig Zeit, den Empfindungen hinterherzuspüren, sagen Sie z. B. Folgendes:

»Sie haben nun beide Wege intensiv erkundet. Nehmen Sie sich noch einen Moment Zeit und spüren Sie nach, inwiefern sich die beiden Versionen in ihrer emotionalen Resonanz unterscheiden. Aus dem Gefühl gesprochen: Wo zieht es Sie im Moment eher hin?«

5 Die Paardynamik

Jedes Paar entwickelt im Laufe der Zeit ein bestimmtes Muster im Umgang mit Konflikten bzw. mit die Paar-Harmonie bedrohenden Themen. Je nach Temperament, biografischen Beziehungserfahrungen, individueller Bedürfnislage und in Abhängigkeit von dem / der Partner:in tendieren wir Menschen dazu, in schwierigen Situationen in ein automatisiertes, eher unbalanciertes Verhalten zu rutschen, z. B. lauter zu werden und dem / der Partner:in Vorwürfe zu machen oder gar nichts mehr zu sagen und sich dem Gegenüber zu verschließen. Der / Die Partner:in reagiert mit eigenen automatisierten Gefühlen und entsprechendem Verhalten. Die Reaktionen der beiden Partner:innen bedingen und verstärken sich gegenseitig und verfestigen sich in der Regel im Verlauf der Zeit.

Fallbeispiel

Mesud und Mira leben seit ca. einem Jahr zusammen. In den letzten Monaten nehmen ihre Konflikte um das Thema Haushalt zu. Mesud hat genaue Vorstellungen, nach welchen Regeln er gerne das Zusammenleben gestalten würde. Doch sobald er Mira mit den Vorstellungen konfrontiert, verstummt sie, rollt leicht genervt die Augen und geht ihm aus dem Weg. Mittlerweile merkt Mesud selbst, wie sauer er auf jede nicht weggeräumte Tasse reagiert und wie vorwurfsvoll er sich Mira gegenüber verhält – mit seiner gesamten Mimik, Gestik und dem, was er sagt. Mira dagegen fühlt sich kontrolliert und eingeengt, schafft es aber nicht, darüber zu sprechen. Sie hasst Auseinandersetzungen, schon als Kind hat sie sich schnell in ihr Zimmer zurückgezogen, sobald es in ihrer Familie Streit gab. Sie spürt selbst, dass sie sich Mesud gegenüber immer mehr verschließt und manchmal auch »aus Trotz« Tassen stehen lässt.

- Je mehr Vorwürfe Mesud macht und je kontrollierender er ist, desto mehr verstummt Mira.
- Je mehr Mira verstummt und je mehr sie sich subtil gegen Mesud auflehnt, desto wütender wird Mesud und desto mehr Vorwürfe macht er ihr.

Das Muster, in das ein Paar in Konfliktsituationen miteinander gerät, wird als Paardynamik bezeichnet. Das »Bewältigungsverhalten« der einen Person wird von der anderen Person als »problematisches Verhalten« erlebt und umgekehrt. Beide Partner:innen sind an der Gestaltung der Paardynamik beteiligt, es handelt sich um einen zirkulären Prozess. Paartherapeut:innen beschreiben dies mit den Worten »Zum Tangotanzen braucht es zwei Personen« – würden nicht beide in das Muster einsteigen, gäbe es keine Paardynamik.

Eine destruktive Paardynamik führt in der Regel dazu, dass Paare Themen auf inhaltlicher Ebene nicht mehr miteinander klären und Lösungen finden können, da sie sich immer wieder in denselben Mustern verfangen. Dadurch entsteht für die Paare das Empfinden, eine Vielzahl ungelöster Probleme zu haben.

Vielen Personen sind die eigenen Anteile, Rollen und Muster an dieser Dynamik nicht bewusst, da sie sehr automatisiert ablaufen und auch durch unbewusste Einflüsse wie z. B. Beziehungserfahrungen in der individuellen Biografie geprägt sind. Andere sehen die eigenen Anteile, fühlen sich aber in den Mustern hilflos gefangen und wissen nicht, wie sie anders reagieren könnten.

Ein zentrales Ziel in der Paartherapie ist, diese destruktiven Muster sichtbar zu machen und dem Paar zu helfen, die eigenen Reaktionen und die des / der Partner:in zu verstehen und dann auch verändern zu können. Anstatt mit den Paaren inhaltlich über ihre zahlreichen Probleme zu sprechen, wird zunächst der Fokus auf die Veränderung der Paardynamik gelegt. Denn: »Bevor über das WAS gesprochen wird, sollte das WIE verändert werden.«

In der Arbeit an der Paardynamik werden zunächst zugrundeliegende, unerfüllte Bedürfnisse und »blockierte« Emotionen (ggf. mit biografischem Bezug) aufgedeckt und berücksichtigt. Erst wenn alle Bedürfnisse wieder bewusst und eine grundlegende, konstruktive Haltung geschaffen sind, kann erfolgreich an den Kommunikationsstrategien gearbeitet werden. Die sollen dabei helfen, gegenseitiges Verständnis füreinander und eine bessere Balance im Miteinander zu entwickeln. Das Bewusstsein dafür, wofür diese Beziehung gut ist, und der entsprechende gute Wille stellen das Fundament einer erfolgreichen inhaltlichen Problemklärung dar.

Dieses Kapitel enthält Ideen und Arbeitsmaterialien, mit denen Sie dem Paar die individuelle Paardynamik in einem Modell erarbeiten und veranschaulichen können. Die Arbeitsmaterialien lassen sich auch gut im einzeltherapeutischen Setting verwenden. Des Weiteren finden Sie Vorschläge, Interventionen und Arbeitsblätter, die Sie zur tieferen Erarbeitung der jeweiligen Anteile sowie zur Veränderung der Dynamik nutzen können.

Die Materialien zum schematherapeutischen Umgang mit Paardynamiken bauen teilweise aufeinander auf. Auf Zusammenhänge wird auf den jeweiligen Blättern verwiesen. Einige Blätter und Übungen sind auch in der Einzeltherapie und für Paartherapeut:innen ohne schematherapeutisches Vorwissen geeignet, manche Übungen sind jedoch komplexer und leichter mit entsprechendem Vorwissen oder unter supervisorischer Begleitung durchzuführen.

Informations- und Arbeitsmaterial

INFO 9 Das Kollusionsmodell
Hier wird das Kollusionsmodell zur Erklärung von schwierigen Paardynamiken anhand verschiedener Beispiele beschrieben.

AB 21 Reflexion der eigenen Rolle
Dieses Arbeitsblatt hilft, die eigene Rolle in der Beziehung und die damit verbundenen Wünsche und Erwartungen an den / die Partner:in zu reflektieren.

AB 22 Die Paarskulptur
Hier finden Sie eine Anleitung, um gemeinsam mit dem Paar das Beziehungsmuster symbolisch nachzustellen, in dem die Partner:innen Körperhaltungen und Positionen einnehmen, die diese Dynamik sichtbar machen. Diese Übung bringt im wahrsten Sinne des Wortes »Bewegung« ins Paarsystem.

INFO 10 Grundannahmen der Schematherapie für Paare
Auch schematherapeutische Interventionen eignen sich dafür, an schwierigen Paardynamiken zu arbeiten. Hier werden die Grundannahmen der Schematherapie für Paare beschrieben.

INFO 11 Grundbedürfnisse im Kontakt mit anderen – das Zwei-Beine-Modell
Das Zwei-Beine-Modell beschreibt das Wechselspiel zwischen Bindung und Autonomie / Selbstbehauptung. Für ein ausgewogenes Miteinander in Beziehungen werden beide Beine benötigt.

AB 23 Das Zwei-Beine-Modell
Hier finden Sie eine Anleitung zur Vermittlung des Zwei-Beine-Modells.

AB 24 Auf welchem Bein stehe ich?
Dieses Arbeitsblatt unterstützt bei der Selbstreflexion der aktivierten »Beine«.

AB 25 Reflexion des eigenen Bindungsbeins
Mit diesem Arbeitsblatt können Klient:innen die eigene Bindungsfähigkeit unter die Lupe nehmen und ein differenziertes Bindungsfähigkeitsprofil erstellen.

AB 26 Reflexion des eigenen Selbstbehauptungsbeins

Dieses Arbeitsblatt schafft Bewusstsein für die eigene Selbstbehauptungsfähigkeit sowie die Autonomietoleranz gegenüber den Autonomiebewegungen des / der Partner:in und hilft, ein differenziertes Selbstbehauptungs- und Autonomietoleranzprofil zu erstellen.

AB 27 Implikationen für die persönliche Entwicklung

Aus der Analyse der Bindungs- und Selbstbehauptungskompetenzen beschreibt dieses Arbeitsblatt Implikationen für die persönliche Weiterentwicklung.

INFO 12 Die typischsten Schemata in Partnerschaften

Hier finden Sie Beschreibungen und Beispiele für die wichtigsten Schemata, die in Partnerschaften eine Rolle spielen. Für (Paar-)Therapeut:innen und Patient:innen in Einzel- und Paartherapie geeignet.

AB 28 Schwierige Kindheitserfahrungen

Dieses Arbeitsblatt dient dazu, mehr Verständnis füreinander zu entwickeln, indem Kindheitserfahrungen reflektiert werden.

INFO 13 Die Paardynamik aus schematherapeutischer Sicht – der Moduszirkel

Die schematherapeutische Fallkonzeption für die Arbeit mit Paaren stellt der Moduszirkel dar. Ziel ist es, diesen Zirkel zu erkennen und zu unterbrechen.

AB 29 Der Moduszirkel

Hier können Paare ihre eigenen Moduszirkel eintragen.

AB 30 Der Moduszirkel auf Stühlen

Hier wird beschreiben, wie die Felder des Moduszirkel-Arbeitsblattes auf Stühle im Raum aufgestellt und schrittweise mit dem Paar erarbeitet werden können.

INFO 14 Unterbrechen der Paardynamik – Time-out

Therapeut:innen können hier lesen, wie sie das sogenannte »Time-out« einführen können, welches Paaren in einem ersten Schritt hilft, den Moduszirkel zu stoppen.

AB 31 Gemeinsame Imaginationsübung

Diese gemeinsame Imaginationsübung stellt eine zentrale und wichtige Übung dar, die dem Paar hilft, Verständnis füreinander zu entwickeln und sich verbunden zu fühlen. Hier wird mit detaillierten Formulierungen beschrieben, wie Sie das Paar durch die gemeinsame Imaginationsübung führen können.

INFO 15 Einleitung Stuhldialoge

Hier wird beschrieben, wofür die Stuhlarbeit mit Paaren sinnvoll sein kann und worauf dabei grundsätzlich zu achten ist. Dieses Infoblatt gibt eine genaue, schrittweise Anleitung, wie Sie mit mehreren Stühlen arbeiten können, um vom Verhalten zu den Basisemotionen und den Bedürfnissen vorzudringen.

AB 32 Stuhlübung – Zugang zur Selbstbehauptungskraft

Dieses Arbeitsblatt für Therapeut:innen erklärt Schritt für Schritt, wie Sie mit Partner:innen mithilfe einer Stuhlübung daran arbeiten können, ihre Selbstbehauptungskraft zu aktivieren. Diese Übung ist komplex und daher eher für erfahrenere Paar- und / oder Schematherapeut:innen zu empfehlen.

AB 33 Honeymoon-Imagination

Diese Imagination knüpft an positive Gefühle aus der Anfangszeit der Beziehung an und aktiviert so auch heute noch das Bindungsbedürfnis.

AB 34 Stuhlübung – Zugang zum Bindungsbedürfnis

Dieses Arbeitsblatt für Therapeut:innen erklärt Schritt für Schritt, wie Sie mit Partner:innen mithilfe einer Stuhlübung daran arbeiten können, das Bindungsbedürfnis emotional zu aktivieren. Diese Übung ist komplex und daher eher für erfahrenere Paar- und / oder Schematherapeut:innen zu empfehlen.

INFO 16 Umgang mit inneren Kritikerstimmen
Dieses Infoblatt für Therapeut:innen erklärt, inwiefern innere Kritikerstimmen belastend für die Beziehung sind.

INFO 17 Das Problem mit den inneren Kritikerstimmen
Dieses Infoblatt für Patient:innen erklärt, inwiefern innere Kritikerstimmen belastend für die Beziehung sind.

AB 35 Umgang mit nach außen gerichteten Kritikerstimmen
Der therapeutische Umgang mit nach außen (gegen den / die Partner:in) gerichteten Kritikerstimmen wird in einzelnen Schritten beschrieben.

AB 36 Umgang mit nach innen gerichteten Kritikerstimmen
Der therapeutische Umgang mit nach innen (gegen sich selbst) gerichteten Kritikerstimmen wird in einzelnen Schritten beschrieben.

AB 37 Umgang mit hartnäckigen inneren Kritikerstimmen
Dieses Arbeitsblatt soll Partner:innen unterstützen, sich der eigenen Kritikerstimmen und der des / der Partner:in bewusst zu werden und diese wegzuschicken.

INFO 18 Die BEATE-Schritte – in fünf Schritten zur inneren Balance
Die BEATE-Schritte helfen dabei, sich in fünf Schritten wieder in eine innere Balance zu bringen. Hier werden diese fünf Schritte erklärt.

AB 38 Selbstregulation üben mit BEATE-Schritten
Dieses Arbeitsblatt führt durch die fünf BEATE-Schritte und dient als Grundlage zur Selbstreflexion und der inneren Balancefindung.

Das Kollusionsmodell

Einen spannenden Blickpunkt auf Paardynamiken bietet das in Fachkreisen bekannte Kollusionsmodell von Jürg Willi (2012).

Eine Kollusion beschreibt das unbewusste Zusammenspiel von Partner:innen in ihrer Beziehung, bei dem beide durch feste Rollen und Verhaltensweisen ihre eigenen inneren, ungelösten Konflikte stabilisieren. Anziehungskraft und Bindung werden oft durch sich ergänzende Verhaltensweisen verstärkt, was anfangs als harmonisch erlebt wird, langfristig jedoch zu Konflikten führen kann, wenn jede:r Partner:in unbewusst erwartet, dass die andere Person die eigenen inneren Probleme »heilt«. Beide tragen dabei eine Projektion ins Beziehungsleben und einen unbewussten Auftrag an das Gegenüber, der auf einem tiefen Bedürfnis basiert – etwa nach Anerkennung, Autonomie, Geborgenheit oder Überlegenheit.

Kollusionen führen so zu erstarrenden Beziehungsmustern und Spannungen. Da Kollusionen oft von frühkindlichen Beziehungserfahrungen und daraus resultierenden unbewussten Wünschen geprägt sind, führen sie in Paarbeziehungen immer wieder zu Krisen, wenn die eigenen Erwartungen nicht mehr erfüllt werden. Das ursprünglich Anziehende wird zunehmend zur Falle.

Jürg Willi identifiziert vier zentrale Kollusionsthemen, die typische Beziehungskonflikte beschreiben. Hier wird unkommentiert seine Terminologie verwendet, die sich auf die psychoanalytische Theorie bestimmter Entwicklungsphasen stützt: (primär) narzisstisch, oral, anal und phallisch-genital. Es wird versucht, die gemeinte Dynamik mit Beispielen zu veranschaulichen.

(1) Narzisstische Kollusion (gemeinsames Grundthema: Identität und Selbstwert)

- **Beschreibung:** Die narzisstische Person möchte idealisiert und bewundert werden und sucht in der Beziehung eine Art Spiegel, der sie bestätigt. Die andere Person, die als Komplementärnarzisst:in bezeichnet wird, erfüllt diese Rolle bereitwillig und gibt dabei eigene Bedürfnisse auf, um in der Beziehung aufzugehen und sich mit der idealisierten Partner:in zu identifizieren. Dadurch fühlt sie sich selbst mit aufgewertet.
- **Beispiel:** Ein:e Partner:in betont ständig eigene Erfolge und sucht Bestätigung. Der / Die andere gibt diese, lebt aber zunehmend zurückgezogen und opfert eigene Bedürfnisse, wodurch sich die Abhängigkeit verstärkt. Beide fühlen sich irgendwann eingeschränkt: Der / Die Narzisst:in will aus der Bestätigungsrolle und dem damit einhergehenden Druck, dem Idealbild entsprechen zu müssen, ausbrechen und wertet die / den andere:n ab, während der / die Komplementärnarzisst:in feststellt, dass er / sie sich selbst verloren hat und gleichzeitig festhält an dem idealisierten Bild, dem die andere Person entsprechen soll.

Das Kollusionsmodell

Fallbeispiel

Sienna und Guido sind seit drei Jahren ein Paar. Sienna hat ein starkes Bedürfnis nach Bestätigung, Bewunderung und Lob. Sie berichtet häufig von ihren privaten und beruflichen Erfolgen und erwartet, dass Guido ihr geduldig zuhört und sie dafür bewundert. Zu Beginn der Beziehung gibt Guido ihr diese Bestätigung bereitwillig, da er stolz ist, eine dermaßen erfolgreiche und bewundernswerte Partnerin zu haben und sich durch Siennas Erfolge in seinem eigenen Selbstwert bestätigt fühlt. Nach und nach stellt er jedoch immer mehr seine eigenen Bedürfnisse zurück, um Sienna nicht zu enttäuschen. Anfangs fühlt er sich stolz und ist an Siennas Geschichten sehr interessiert, aber mit der Zeit entwickelt sich ein Gefühl der Einseitigkeit und er zieht sich emotional zurück. Sienna bemerkt nicht, dass Guido immer distanzierter wird. Schließlich fühlt sich Guido in der Beziehung zunehmend übersehen und frustriert, da es nie um ihn geht. Als die Spannung steigt, beginnt Sienna, Guido abzuwerten, weil er ihr nicht mehr die erhoffte Bewunderung entgegenbringt. Guido hingegen realisiert, dass er sich selbst aufgegeben hat und die Beziehung nicht mehr so fortsetzen kann. Gleichzeitig betont er im Zusammensein mit der Freundesgruppe weiterhin Siennas Erfolge.

(2) Orale Kollusion (gemeinsames Grundthema: Versorgung vs. Geborgenheit)

- **Beschreibung:** Ein:e Partner:in wünscht sich bedingungslose Fürsorge und Geborgenheit, oft als eine Form von »Nachholbedarf« für früher empfundene Entbehrungen. Der / Die andere Partner:in übernimmt die Rolle der versorgenden / gebenden Person, kümmert sich aufopferungsvoll und fühlt sich dabei kompetent, bis er / sie bemerkt, dass er / sie selbst zu kurz kommt und die Versorgung in dem Ausmaß nicht leisten kann / möchte.
- **Beispiel:** Ein:e Partner:in lebt seine / ihre Bedürftigkeit aus und erwartet von der anderen Person Verständnis und Fürsorge. Diese geht darauf ein und versorgt den / die Partner:in bedingungslos. Mit der Zeit fühlt sich die versorgende Seite ausgenutzt und von der bedürftigen eingeengt, während die bedürftige Person immer stärker die eigene Abhängigkeit und die damit verbundene Angst spürt.

Fallbeispiel

Claire und Anne sind seit zwei Jahren ein Paar. Claire leidet unter vielen Ängsten und zeigt häufig ihre Bedürftigkeit, indem sie aus Überforderung weint und Anne um Unterstützung bittet. Anne ist ein einfühlsamer Mensch, der sich gut in Claires Bedürfnisse hineinversetzen kann und ihr anfangs oft bedingungslos hilft. Sie findet es erfüllend, für Claire da zu sein und von ihr gebraucht zu werden. Doch nach einiger Zeit beginnt Anne, sich ausgebrannt zu fühlen, da es immer um Claires Bedürfnisse geht und Annes eigene Bedürfnisse dabei auf der Strecke bleiben. Claire wird sich ihrer Abhängigkeit von Anne zunehmend bewusst und fürchtet, Anne könnte sie verlassen, was sie noch mehr klammern lässt. Anne fühlt sich eingeengt und »benutzt«, Claire sich gleichzeitig hilflos, verletzlich und abhängig. Die Situation eskaliert, als Anne beginnt, sich emotional zurückzuziehen, weil sie ihre eigenen Grenzen ständig überschritten fühlt. Claire reagiert mit Wut und Verzweiflung, fühlt sich unverstanden und weiß nicht, wie sie ohne Anne zurechtkommen soll.

Das Kollusionsmodell

(3) Anal-sadistische Kollusion (Herrscher-Untertanen-Dynamik, gemeinsames Grundthema: Autonomie vs. Abhängigkeit)

- **Beschreibung:** Der / Die ein:e Partner:in tritt aktiv-dominant auf, während der / die andere sich zunächst in eine passive, regressive, sich unterordnende Rolle begibt und ihre / seine Autonomie aufgibt, um in der Beziehung Sicherheit zu finden und Trennungsängsten bzw. der Angst, alleine zu sein, entgegenzuwirken. Der / Die dominante Partner:in spürt eigene Abhängigkeitsängste nicht, da die andere Person diese auslebt. Im Verlauf versucht die dominante Person, aufkeimende Abhängigkeitswünsche durch totale Kontrolle zu unterdrücken, während die passive immer stärker das Bedürfnis nach Autonomie verspürt.
- **Beispiel:** Die dominante Person trifft alle wichtigen Entscheidungen, kontrolliert die finanziellen Angelegenheiten und das soziale Leben des Paares. Die passive Person fühlt sich mit der Zeit als »Untertan«, der keine Entscheidungsfreiheit hat, was zu Spannungen und Machtkämpfen führt.

Fallbeispiel

Rosemarie und Friedrich sind seit dreißig Jahren ein Paar und haben sich bereits im Alter von 18 Jahren kennengelernt. Friedrich ist eine starke, dominante Persönlichkeit und hat im Laufe der Jahre die Kontrolle über alle wichtigen Entscheidungen im gemeinsamen Leben übernommen, angefangen bei finanziellen Angelegenheiten bis hin zu sozialen Aktivitäten. Auch der gemeinsame Freundeskreis besteht in erster Linie aus Personen, die er »gefunden« hat. Rosemarie hingegen neigte von Beginn der Beziehung an dazu, sich in eine passive Rolle zurückzuziehen, und überließ Friedrich die Führung, um Konflikte zu vermeiden und sich sicher zu fühlen. In den ersten Jahren empfand sie diese Dynamik als angenehm, da sie sich nicht mit schwierigen Entscheidungen auseinandersetzen musste und sich bei Friedrich immer sicher und gut aufgehoben fühlte. Doch seitdem die gemeinsamen Kinder aus dem Haus sind und Rosemarie sich (u. a. in einer Einzeltherapie) mit der Frage auseinandersetzt, was sie selbst noch vom Leben möchte, spürt sie immer deutlicher, dass sie eigentlich keine eigene Entscheidungsfreiheit hat. Als Rosemarie nun verstärkt das Bedürfnis nach ihrer Autonomie benennt, spürt Friedrich erstmalig Angst, Rosemarie könnte sich von ihm entfernen. Diese Spannungen führen zu Konflikten, in denen Rosemarie Friedrich vorwirft, sie nicht als gleichwertige Partnerin zu behandeln, während Friedrich sie dafür kritisiert, dass sie nicht mehr zufrieden mit seiner Fürsorge ist. Der Druck auf Friedrich wächst und um seine eigenen Ängste zu unterdrücken, verstärkt er seine Kontrolle, was die Situation weiter eskalieren lässt.

Das Kollusionsmodell

4) Phallisch-ödipale Kollusion (gemeinsames Grundthema: Geschlechterrollen und Stärke)

- **Beschreibung:** Ein:e Partner:in soll die klassische Rolle mit Merkmalen wie Stärke, Dominanz, Sicherung des Lebensunterhaltes etc. übernehmen, während der / die andere Partner:in sich als unterstützende Kraft anlehnt. Beide Partner:innen fühlen sich jedoch in diesen Rollen eingeschränkt und unfrei. Früher waren die beiden geschilderten Rollen stereotyp mit »dominanter Partner = Mann« und »unterstützender Partner = Frau« besetzt, aber das ist natürlich keineswegs zwingend und in der Heteronormativität überholt. Trotzdem haben die Autor:innen diesen Kollusionstypus aus Vollständigkeitsgründen mit aufgenommen. Auch deshalb, weil solche Rollenpassungen durchaus zu finden sind, egal wie sie geschlechtlich besetzt sind.
- **Beispiel:** Der Mann lässt keine Schwäche zu und versucht, omnipotent die Verantwortung für alle Probleme zu übernehmen. Die Frau fühlt sich in der Rolle der Unterstützerin gefangen und darf keine eigenen Ambitionen oder Größe zeigen, was zur Entwertung und Entfremdung führt.

Fallbeispiel

Markus und Lisa sind seit fünf Jahren verheiratet. Markus ist ein erfolgreicher Geschäftsmann und hat das Gefühl, dass er derjenige ist, der alle Probleme in ihrem Leben lösen muss. Er sieht Schwäche als etwas Negatives und versucht daher, als »Held des Alltags« alle Herausforderungen selbst zu bewältigen, ohne Lisa in seine Sorgen einzubeziehen. Sie sieht anfangs ihre Aufgabe darin, Markus zu helfen und ihn zu ermutigen. Doch mit der Zeit spürt sie, dass ihre eigenen Ambitionen und Träume in den Hintergrund gedrängt werden, und fühlt sich in der Rolle der »Beifahrerin« gefangen. Markus erkennt nicht, dass er Lisa durch seine dominante Haltung die Möglichkeit nimmt, selbstständig zu sein oder ihre eigenen Ziele zu verfolgen. Das führt schließlich zu emotionaler Entfremdung und Lisa zieht sich zurück, während Markus, der in seinem Weltbild gefangen ist, diese Veränderungen gar nicht wahrnimmt. Der Konflikt eskaliert, als Lisa ihre Unzufriedenheit äußert und Markus sich angegriffen fühlt, da er glaubt, er hätte alles getan, um ihre Beziehung zu schützen. In einer Therapiesitzung wird beiden klar, dass ihre Dynamik zu einseitig ist und sie lernen müssen, eine Balance zwischen Raum nehmen und Raum geben zu finden.

Reflexion der eigenen Rolle

Die folgenden Fragen können Ihnen dabei helfen, Ihre eigene Rolle und Ihre Erwartung an Ihre:n Partner:in besser zu verstehen, um bewusster an den eventuell festgefahrenen Verhaltensmustern zu arbeiten.

Selbstreflexion der eigenen Rolle

Welche Rolle nehme ich oft ein (z. B. Fürsorgende:r, Bewunderin / Bewunderer, Dominante:r)?

....

Was erwarte ich unbewusst von meinem / meiner Partner:in in dieser Rolle?

....

Welche Bedürfnisse stecken hinter meinem Verhalten?

....

Projektion an meine:n Partner:in

Welches Verhalten des / der Partner:in löst bei mir Unsicherheit oder Wut aus?

....

Könnte es sein, dass ich von meinem / meiner Partner:in etwas erwarte, das eigentlich mein eigenes Thema ist? Wenn ja, was könnte das sein?

....

Wie könnte ich zukünftig Verantwortung für diese Gefühle übernehmen, anstatt sie auf meine:n Partner:in zu projizieren?

....

Änderung des Musters

Beschreiben Sie eine konkrete Situation, in der Ihre gewohnten Rollen sichtbar wurden.

....

....

....

....

....

Reflexion der eigenen Rolle

Überlegen Sie sich nun alternative Verhaltensweisen, um Ihre Rolle aufzulockern, auszubalancieren und neue Interaktionen auszuprobieren. Beispiel: Wenn Sie bislang eher die fürsorgende Rolle einnehmen, könnten Sie Ihre eigenen Bedürfnisse deutlicher ansprechen. Sollten Sie sich bislang eher bewundern lassen, könnten Sie Ihrem / Ihrer Partner:in aktiv Wertschätzung zeigen.

....

....

....

....

....

Die Paarskulptur

Die Paarskulptur ist eine erlebnisaktivierende systemische Technik, die darauf abzielt, die Dynamik und Empfindungen eines Paares durch symbolische Positionen im Raum sichtbarer und spürbarer zu machen. Sie bietet eine Möglichkeit, Beziehungsmuster körperlich zu erfahren und gemeinsam Lösungsansätze zu entwickeln.

Es ist wichtig, dass sich beide Partner:innen während der Übung emotional sicher und wohl fühlen, um sich darauf einlassen zu können.

(1) Darstellung der aktuellen Dynamik

Bitten Sie die Partner:innen, jeweils eine Position im Raum einzunehmen, die die aktuelle Dynamik ihrer Beziehung symbolisiert. Jede:r Partner:in kann sich unabhängig von der anderen Person so positionieren, wie es sich stimmig anfühlt. Ermutigen Sie beide, ihre Position so oft zu verändern, bis sie sich passend anfühlt.

(2) Ausdruck durch Gesten

Fordern Sie die Partner:innen auf, eine Handbewegung oder Geste zu machen, die ihr inneres Erleben oder ihre Position innerhalb der Beziehung ausdrückt.

(3) Erklärung der Positionen

Lassen Sie beide Partner:innen ihre Position und Gesten erklären. Sie können vorschlagen, dass sie in der dritten Person von »der Figur« sprechen, um eine Metaperspektive einzunehmen. Diese Distanz hilft dabei, Dynamiken klarer zu betrachten.

(4) Benennung der Figuren

Bitten Sie die Partner:innen, ihren Figuren Namen zu geben, die ausdrücken, wofür die Figur steht oder wofür sie kämpft. Dies kann Klarheit und Tiefe in die Symbolik bringen.

(5) Erforschung von Veränderungen

Stellen Sie Fragen wie:

- Was würde passieren, wenn Ihre Figuren nicht mehr kämpfen würden?
- Was wäre schwierig daran? Wovor hätten die Figuren Angst?

Diese Reflexion hilft, Widerstände oder Ängste sichtbar zu machen, die eine Veränderung blockieren könnten.

(6) Zusammenfassung des Erlebens

Lassen Sie beide Partner:innen zusammenfassen, was sie über die Figur der anderen Person gehört und verstanden haben. Dies fördert gegenseitiges Verständnis und Empathie.

(7) Gestaltung der wünschenswerten Skulptur

Laden Sie die Partner:innen ein, gemeinsam die Skulptur in eine wünschenswerte Form zu bringen. Fragen Sie:

- »Wie können die Positionen verändert werden, damit sich beide wohler fühlen?«
- »Was könnte helfen, dass die Figuren besser miteinander in Kontakt treten?«

Die Paarskulptur

(8) Erleben der neuen Positionen

Lassen Sie die Partner:innen die neue Position für einen Moment körperlich spüren. Fragen Sie:

- »Wie fühlt sich diese neue Konstellation an?«
- »Welche Namen würden Sie diesen Figuren geben, die nun in dieser Weise miteinander in Kontakt treten?«

(9) Mögliche Hausaufgabe

Erklären Sie den Partner:innen, dass die Veränderung der Positionen im Raum als innerer Leitfaden dienen kann, um den Kontakt zueinander zu überprüfen. Bitten Sie sie, regelmäßig in sich zu gehen und zu reflektieren:

- »Welche Position oder Figur nehme ich gerade ein?«
- »Welche Veränderung könnte hilfreich sein?«

Grundannahmen der Schematherapie für Paare

- Im Leben eines jeden Individuums und speziell im Kontakt mit anderen spielen die beiden Grundbedürfnisse Bindung und Autonomie eine wesentliche Rolle. Paare müssen diese Grundbedürfnisse miteinander ununterbrochen ausbalancieren. Als Frage formuliert heißt das: Wie können zwei »ICHs« (Autonomie) in einem »WIR« (Bindung) Platz haben?
- Insbesondere durch die Frustration von Bindungsbedürfnissen in der Kindheit entstehen negative emotionale Schemata, die sich heute in Form von Kindmodi oder Kritikermodi zeigen (**INFO 11** »Grundbedürfnisse im Kontakt mit anderen – das Zwei-Beine-Modell« und **INFO 12** »Die typischsten Schemata in Partnerschaften«).
- Zur Spannungsreduktion wurden in der Kindheit Bewältigungsstrategien entwickelt (Bewältigungsmodi), die oftmals heute noch eingesetzt werden.
- Paare hängen in ihren Bewältigungsmodi miteinander in dysfunktionalen Interaktionsmustern (sog. Moduszirkeln, s. **INFO 13** »Die Paardynamik aus schematherapeutischer Sicht – der Moduszirkel«, **AB 29** »Der Moduszirkel«) fest. Diese festgefahrenen Zirkel sind das überdauernde Problem des Paares, während die Inhalte der Konflikte austauschbar sind und wechseln.
- In das dysfunktionale Interaktionsmuster von heute mischen sich häufig auch negative Schemata ein, die eine biografische Wurzel haben. Diese negativen Schemata bestimmen oder verzerren die Wahrnehmung, das Erleben und das Verhalten der Personen. Genau genommen sind Sie dann gar nicht wirklich in der Gegenwart, sondern in einer alten Welt.
- Der Fokus liegt auf dem dysfunktionalen Zirkel, am besten auf den aktuell in der Sitzung gezeigten (sog. »in-session-work«). Dieser kann ganz konkret beobachtet und gemeinsam analysiert werden.
- Der gemeinsame Blick auf den Moduszirkel im Stehen hilft, die Arbeitsbeziehung aufrechtzuerhalten, sozusagen »über dem Problem zu stehen« und es »von außen zu betrachten«. Auf diese Weise wird das Paar darin unterstützt, eine Beobachter-Perspektive einzunehmen und zu sehen, was sie auf der Modusebene tun, anstatt mittendrin zu stecken und es automatisiert weiterlaufen zu lassen (**AB 30** »Der Moduszirkel auf Stühlen«).
- Beziehungen werden auf dem »Bindungsbein« aufgebaut. Sichere Bindungsangebote, wie Verlässlichkeit, Engagement für den / die Partner:in und die Partnerschaft im Allgemeinen und die Fähigkeit, verständnisvoll und empathisch aufeinander einzugehen, führen dazu, dass ein sicheres Bindungsgefühl in der Partnerschaft entsteht (**INFO 11** »Grundbedürfnisse im Kontakt mit anderen – das Zwei-Beine-Modell«, **AB 25** »Reflexion des eigenen Bindungsbeins«).
- Gleichzeitig gibt es in einer Beziehung zwei unterschiedliche Individuen, mit eigenen Vorstellungen, Wünschen und Bedürfnissen (Selbstbehauptungsseite – Autonomie). Die Fähigkeit, sich sowohl für die eigenen Wünsche einzusetzen, für sich zu sprechen und für das eigene Wohl zu sorgen, als auch die Fähigkeit, den / die Partner:in mit den eigenen Vorstellungen, Wünschen und Bedürfnissen (DU) im Unterschied zu sich selbst (ICH) anzuerkennen, führt dazu, dass beide Partner:innen in der Beziehung Raum für ihre eigene Individualität bekommen (**INFO 11** »Grundbedürfnisse im Kontakt mit anderen – das Zwei-Beine-Modell«, **AB 26** »Reflexion des eigenen Selbstbehauptungsbeins«).
- Beziehungen funktionieren am besten, wenn das Paar Bindungs- und Autonomiebewegungen flexibel ausbalancieren kann. Das bedeutet, dass beide in der Lage sind, sich nahe zu kommen, sich auch in ihrer Verletzbarkeit einander authentisch zu zeigen und gegenseitig zu unterstützen. Gleichzeitig sind beide Personen in der Lage, autonome Entscheidungen für sich zu treffen, eigene Haltungen und Meinungen zu vertreten (ggf. im Unterschied zu der anderen Person) und für diese

einzustehen und sich individuell weiterzuentwickeln (s. Kap. 5 »Die Paarentwicklung«). In Momenten, in denen die Unterschiedlichkeit ggf. zu Spannungen zwischen den Partner:innen führt, können beide idealerweise die eigenen Gefühle im Erwachsenenmodus regulieren, anstatt zur Spannungsregulation unreflektiert in einen Bewältigungsmodus zu rutschen.

- In der Paartherapie lernt das Paar zunächst, die dysfunktionalen Zirkel zu erkennen und zu unterbrechen (Time-out, s. **INFO 14** »Unterbrechen der Paardynamik – Time-out«), um sich dann innerlich neu auszubalancieren, an die positiven Aspekte der Beziehung anzuknüpfen und wieder mit etwas mehr Wohlwollen in die Begegnung zu gehen.
- Fällt es einer Person schwer, in die innere Balance zu kommen, kann das durch gezielte Übungen, z. B. Stuhldialogen mit den unterschiedlichen Anteilen und Imaginationsübungen (gemeinsam oder ggf. in Einzelsitzungen), gefördert werden (**AB 30** »Der Moduszirkel auf Stühlen«, **INFO 15** »Einleitung Stuhldialoge«, **AB 32** »Stuhlübung – Zugang zur Selbstbehauptungskraft«, **AB 34**, »Stuhlübung – Zugang zum Bindungsbedürfnis«, **INFO 16** »Umgang mit inneren Kritikerstimmen«, **AB 35** »Umgang mit nach außen gerichteten Kritikerstimmen«, **AB 36** »Umgang mit nach innen gerichteten Kritikerstimmen«).
- Die in den aktuellen Konflikten aktivierten Schemata aus der Kindheit können durch gemeinsame Imaginationen (**AB 31** »Gemeinsame Imaginationsübung«) von Kindheitsszenen erlebbar gemacht werden und der / die Partner:in kann sich emotional versorgend diesem Kinderleben (sog. Kindmodus) zuwenden. Die gemeinsame Reflexion der Kindheitserfahrungen hilft, dieses Hineinwirken und die entsprechend verzerrte Wahrnehmung heute besser zu verstehen (**AB 28** »Schwierige Kindheitserfahrungen«, **INFO 17** »Das Problem mit den inneren Kritikerstimmen«). Dadurch werden das Verständnis füreinander und die emotionale Verbindung vertieft.
- In einer strukturierten konstruktiven Gesprächsführung lernt das Paar, die Position der anderen Person wahr- und anzunehmen und inhaltliche Probleme bindungsorientiert zu lösen (s. Kap. 7 zur Förderung der Kommunikation).

Aus den Kerngedanken leiten sich folgende mögliche individuelle sowie partnerschaftliche Therapieziele ab:

Paarziele

- gemeinsam darauf achten, dass die Moduszirkel gestoppt werden
- Kommunikationsübungen basierend auf einer balancierten und flexiblen Grundhaltung
- regelmäßige Paargespräche, um eine effektive Kommunikation zu fördern
- Engagement für und Investment in die Partnerschaft
- gegenseitige Unterstützung fördern

Individuelle Ziele

- Förderung des Bewusstseins für die eigenen Schemata und Modi und die aktuellen Aktivierungen (»Auf welchem Bein bin ich gerade?«)
- Freilegung der blockierten Gefühle und Bedürfnisse
- Förderung einer balancierteren Haltung
- Stärkung des Bindungsbeins
- Stärkung des Selbstbehauptungsbeins
- Förderung von Selbstregulation und Selbstverantwortung

Grundbedürfnisse im Kontakt mit anderen – das Zwei-Beine-Modell

Viele paartherapeutische Modelle nehmen Bezug zu den beiden wichtigsten Grundbedürfnissen: der Autonomie auf der einen Seite und der Bindung auf der anderen Seite (s. Kap. 5 »Die Paarentwicklung«). Im schematherapeutischen »Zwei-Beine-Modell« (Roediger & Frank-Noyon, 2021) wird das Zusammenspiel dieser beiden Grundbedürfnisse folgendermaßen erklärt:

In jedem von Ihnen wirken zwei Grundbedürfnisse, die das eigene Verhalten und die Beziehungen maßgeblich prägen: das Bedürfnis nach Bindung und das Bedürfnis nach Autonomie / Selbstbehauptung. Man kann sich diese beiden Bedürfnisse wie zwei Beine vorstellen, auf denen Sie sicher im Leben stehen und die Sie immer miteinander ausbalancieren müssen (s. Abb. unten).

Das BLAUE Bindungsbein. Das erste Bein, die »Bindung«– das BLAUE Bein – repräsentiert die prosoziale Seite. Sie zeigt sich, wenn Sie vertrauensvoll, kooperativ und freundlich auf andere zugehen. In diesen Momenten denken und fühlen Sie im WIR: Sie sind bereit zu geben, ohne sofort eine Gegenleistung zu erwarten. Bindung steht für den Wunsch nach Nähe, Vertrauen und Verbundenheit. Kurz: Sie suchen Sicherheit bei anderen.

Das ROTE Selbstbehauptungsbein. Das zweite Bein, die »Selbstbehauptung« – das ROTE Bein – steht für Autonomie und Selbstwirksamkeit. Es wird aktiviert, wenn Sie Ihr Leben nach Ihren eigenen Vorstellungen gestalten, eigene Ideen und Wünsche um- und durchsetzen, sich behaupten, Ihre eigenen Grenzen verteidigen oder Ihre Unabhängigkeit bewahren wollen. Hier fühlen und denken Sie eher im ICH und setzen sich, wenn nötig, auch mal durch. Das heißt, Sie suchen Sicherheit in sich selbst und Ihren Fähigkeiten.

Bindung und Selbstbehauptung als gleichwertige Bedürfnisse. Beide Bedürfnisse – Bindung und Selbstbehauptung – sind gleichwertig und keines ist »besser« oder »schlechter«. Wie beim Gehen brauchen Sie sie abwechselnd und ausbalanciert, um Stabilität und Flexibilität in Ihren Beziehungen zu finden.

Doch was passiert, wenn diese Grundbedürfnisse frustriert werden? Wenn Sie sich in Ihren Bindungsbedürfnissen zurückgewiesen fühlen, kann das primär Angst und Traurigkeit auslösen. Wenn hingegen Ihre Selbstbehauptung bedroht wird, fühlen Sie sich oft angespannt oder ärgerlich. Später kann sich eine anfängliche Angst aus Bindungsfrust in Ärger verwandeln, wenn Sie das Gefühl haben, Ihre Bedürfnisse werden dauerhaft ignoriert.

Gleichgewicht als Schlüssel. Ein gutes Gleichgewicht zwischen Bindung und Selbstbehauptung ist also der Schlüssel zu erfüllten, stabilen Beziehungen. Nur wenn Sie sich gegenseitig die Freiheit geben, abwechselnd auf dem BLAUEN und dem ROTEN Bein zu stehen, können Partnerschaften langfristig wachsen und gedeihen. Eine balancierte Beziehung zeichnet sich sozusagen dadurch aus, dass zwei ICHs in einem WIR Platz haben und beide Personen beides im Blick behalten. Dynamisch wird es dadurch, dass Sie dabei immer in Bewegung sind: Mal drängt das eine Grundbedürfnis mehr in Ihnen, mal das andere. Dies erfordert im Grunde genommen ständige Ausgleichbewegungen, um nicht aus der Balance zu geraten. Oft gelingt Ihnen das im Kontakt mit anderen wie bei einem Tanz ganz automatisch und unbewusst. Sie bewegen sich miteinander auf beiden Beinen und es fühlt sich im Großen und Ganzen für beide stimmig an.

Grundbedürfnisse im Kontakt mit anderen – das Zwei-Beine-Modell

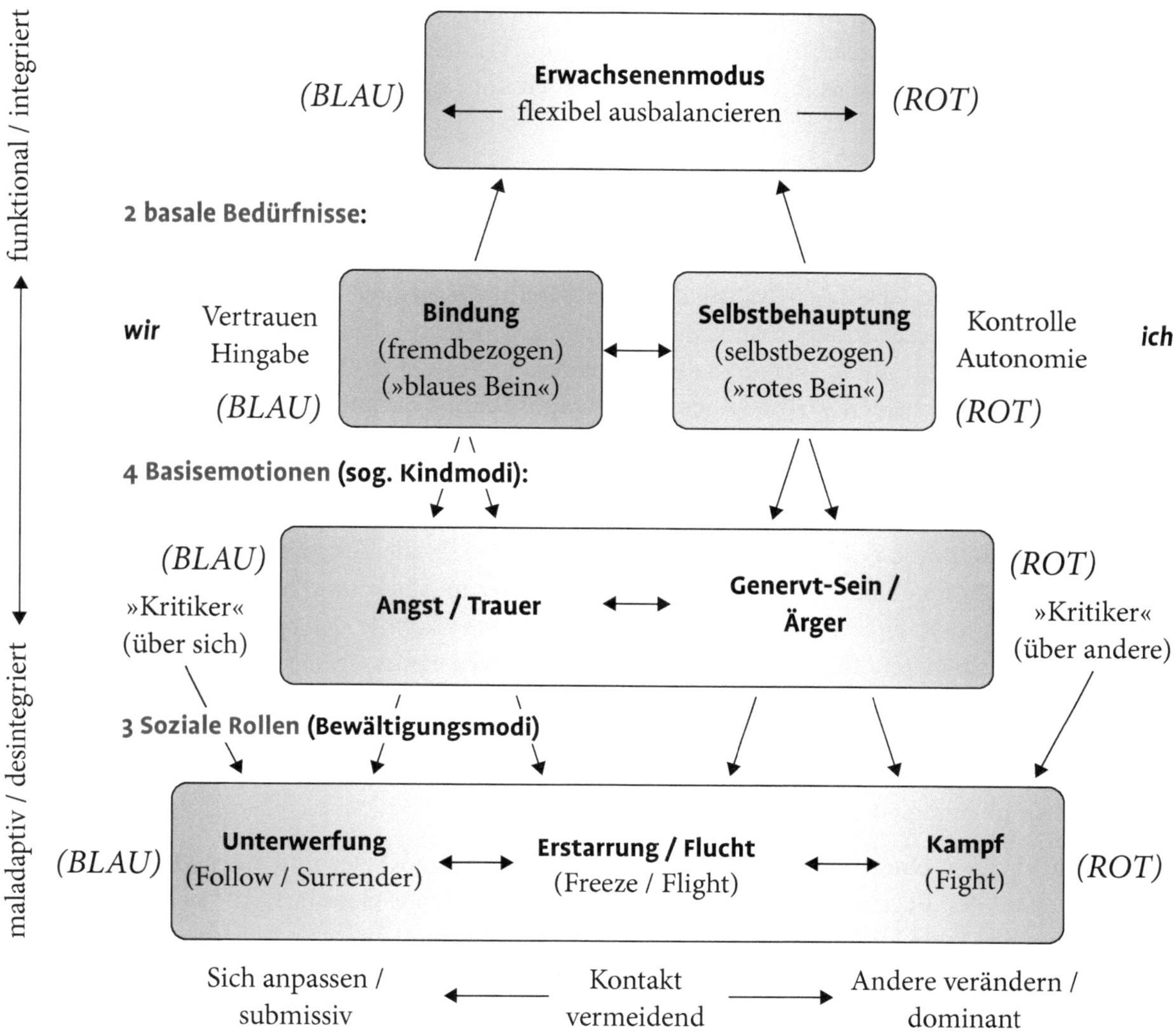

Das Zwei-Beine-Modell. Die Begriffe auf der rechten Seite symbolisieren das ROTE Bein und die auf der linken Seite das BLAUE Bein. Darstellungen in Farbe finden Sie in den Online-Materialien.

Schemata

Wie stark Sie auf eine Frustration der Grundbedürfnisse im Hier und Jetzt reagieren, hängt damit zusammen, ob Sie bereits in Ihrer Kindheit die Erfahrung gemacht haben, dass Ihre Bedürfnisse häufig und/oder stark frustriert wurden. In diesem Fall entstehen gewissermaßen »wunde Stellen«, an denen Sie besonders verletzbar sind (Schemata). Diese Schemata prägen auch im Hier und Jetzt Ihre Wahrnehmungen sowie Ihre Erwartungen an die Welt und an andere Menschen. So kann eine frühere Erfahrung von Zurückweisung oder Kritik dazu führen, dass Sie sich in Situationen rasch zurückgewiesen fühlen und mit denselben intensiven Emotionen reagieren – selbst wenn die aktuelle Situation scheinbar eine ganz andere ist. Die Schemata wirken in dem Sinne wie individuelle Brillen, durch die Sie die Welt (mehr oder weniger verzerrt) wahrnehmen und bewerten. Leider sind sich die meisten Menschen dieser Brillen nicht bewusst. Man nimmt an, die eigenen Reaktionen beziehen sich auf den Moment, doch tatsächlich werden alte, unbewusste Muster aktiviert. Das bedeutet, dass Paare häufig miteinander in Konflikte geraten, weil sie jeweils durch ihre eigene »Brille« blicken und die Reaktionen des anderen fälschlicherweise als Kritik oder Ablehnung verstehen. Das führt zu Missverständnissen und Frust, weil beide auf Basis ihrer selektiven Wahrnehmung agieren.

Fallbeispiel

Katrin und Gerome streiten sich häufig, u. a. über finanzielle Themen. Seit sie Kinder haben, haben sie ein gemeinsames Konto, was die Situation verschärft hat. Katrin wirft Gerome vor, nicht mit Geld haushalten zu können, während Gerome Katrin vorwirft, geizig zu sein. In ihren Diskussionen über Geld hören sie einander kaum zu, reden gegeneinander an und machen sich gegenseitig Vorwürfe. Die Konflikte eskalieren also, da beide auf ihr ROTES Bein gehen. Durch Imaginationssitzungen mit beiden wird deutlich, dass sowohl Katrins als auch Geromes Wahrnehmung voneinander durch biografische Erfahrungen gefärbt sind, was den »Kampf« für beide verständlicher macht. Sie kämpfen sozusagen gar nicht miteinander, sondern mit »Gespenstern aus der Vergangenheit«.

Katrin ist zusammen mit zwei kleinen Schwestern bei ihrer alleinerziehenden Mutter groß geworden. Als älteste Tochter war sie Vertraute der Mutter und bekam deren Geldsorgen nahezu täglich mit. Schon früh lernte sie, »klug zu haushalten«, und konnte sich auf diese Weise ihr Studium selbst finanzieren. Kein Bafög zu beantragen, sondern es aus eigener Kraft zu schaffen, gab ihr ein Gefühl von Stolz und Sicherheit.

- ▶ Geromes Wunsch, nicht immer auf das Geld zu schauen, sondern auch einmal etwas zu genießen, aktiviert in Katrin Unbehagen und im tieferen Sinne existenzielle Ängste (die sie während ihrer Kindheit täglich spüren musste).

Gerome wuchs in einem Elternhaus mit einem sehr autoritären Vater und einer Mutter auf, die sich komplett den Regeln / Wünschen ihres Mannes unterordnete. Gerome fühlte sich von seinem Vater dominiert und kontrolliert.

- ▶ Gerome fühlt sich durch Katrins Wunsch, gemeinsam zu entscheiden, wieviel Geld monatlich ausgegeben werden kann und daneben noch Geld zu sparen, eingeengt und kontrolliert (wie früher von seinem Vater).

Ein wichtiges Ziel in der Paartherapie ist es also, dass beide Partner:innen ihre eigenen »Brillen« erkennen. Sie sollen lernen, in schwierigen Momenten einen Schritt zurückzutreten und ihre spontanen Emotionen und Bewertungen vor dem Hintergrund ihrer mitgebrachten Schemata zu reflektieren. Wenn beide die verschiedenen Perspektiven anerkennen und versuchen, die andere Person tatsächlich zu verstehen anstatt misszuverstehen, entsteht ein Raum, in dem das Paar seine Sichtweisen aneinander annähern kann. Darauf aufbauend kann gemeinsam nach einer Lösung gesucht werden, die für beide stimmig ist.

Grundbedürfnisse im Kontakt mit anderen – das Zwei-Beine-Modell

Herstellung einer balancierten Beziehung

Im Alltag von Paaren bedeutet das: Im Streit befinden sich oft beide Personen ausschließlich auf Ihrem ROTEN Bein, der Selbstbehauptung, spüren Ihr Bindungsbedürfnis nicht mehr und lassen keinen Raum für die Perspektive des / der anderen. Diese Position ist anstrengend und energieintensiv. Manche rutschen vollständig in die Vermeidung, sind also weder mit ihrem Bindungs- noch mit ihrem Selbstbehauptungsbedürfnis in Kontakt. Hier spielt ein weiteres, elementareres Grundbedürfnis eine Rolle, das nach Sicherheit. Die betreffende Person zieht sich dann in sich zurück. Dann fühlt sie sich zwar sicherer, aber allein und nicht im Stande, die Situation in ihrem Sinne zu beeinflussen. Das ist eine Art Erstarrung und auf Dauer sehr unbefriedigend.

Für eine Versöhnung ist es wichtig, dass beide Seiten wieder auf ihr BLAUES Bein zurückkehren und bereit sind, aufeinander zuzugehen. Das bedeutet in einem ersten Schritt, die Perspektive der anderen Person zunächst einmal zuzulassen und verstehen zu wollen.

Ziel der schematherapeutischen Arbeit an der Paardynamik ist u. a., die Verhaltensexzesse abzuschwächen und Verhaltensdefizite auszugleichen (also das schwächere Bein zu stärken), damit die Betroffenen auf Augenhöhe in eine flexible innere Balance finden und sich grundbedürfnisbezogen möglichst funktional verhalten können. Das Zwei-Beine-Modell bildet die Basis, um im weiteren Schritt das eingefahrene Interaktionsmuster (d. h. den Moduszirkel; s. **INFO 13** »Die Paardynamik aus schematherapeutischer Sicht – der Moduszirkel«) besser zu verstehen.

Das Zwei-Beine-Modell

Das Zwei-Beine-Modell können Sie Ihrem Paar bzw. Ihrer / Ihrem Patient:in auf folgende Weise erklären. Malen Sie dafür das Zwei-Beine-Modell an ein Flipchart.

»Nun möchte ich Ihnen das Modell vorstellen, mit dem wir arbeiten. Es hat drei Hauptelemente: zwei Grundbedürfnisse, vier Basisemotionen und drei Interaktionsmuster. Die zwei Grundbedürfnisse, die jeder Mensch hat, sind Bindung und Selbstbehauptung. Sie sind wie die beiden Beine, auf denen wir stehen und die wir bei unserem Weg durch unser Leben immer wieder ausbalancieren müssen. Bindung meint die entspannte, liebevolle, vertrauensvolle Beziehung zu anderen, in der man bereit ist, zu kooperieren und vielleicht sogar mehr zu geben als zu bekommen. Die Gefahr ist, dass wir uns aufopfern und ausgenutzt fühlen. Selbstbehauptung meint die Tendenz, autonom zu sein, Situationen zu gestalten bis hin zum Dominieren, was mit Anspannung und Anstrengung verbunden ist (Stress). Die Gefahr ist, dass uns dann die anderen zwar respektieren, aber nicht mögen oder gar lieben, was einsam machen kann.

Die vier (negativen) Basisemotionen sind Angst, Trauer, Genervt-Sein und Ärger. Sie sind ›rote Lampen‹ an unserem ›seelischen Armaturenbrett‹, die uns anzeigen, dass ein Grundbedürfnis nicht befriedigt ist. Wenn Bindung bedroht ist, reagieren wir primär mit Angst und dann vielleicht mit traurigem Rückzug. Wenn unsere Selbstbehauptung bedroht ist, reagieren wir genervt-ärgerlich. Primäre Angst kann aber auch in sekundären Ärger umschlagen, wenn wir gelernt haben, dass wir dann eher Aufmerksamkeit und Kontakt bekommen. Aber ein solcher ›erzwungener‹ Kontakt hat nicht die gleiche Qualität wie ein liebevoller. Daneben gibt es noch als fünfte Basisemotion die Freude. Sie stellt sich ein, wenn beide Grundbedürfnisse ausgewogen befriedigt sind. Das streben wir an.

Die drei grundlegenden Interaktionsmuster kennen Sie von der Hundewiese: Es gibt ›Top-dogs‹, die versuchen, andere zu dominieren und zu kontrollieren (Kämpfer:innen). Es gibt »Underdogs«, die bereit sind, nachzugeben bis zur Unterwerfung, um in der Gruppe bleiben zu dürfen, und »No-dogs«, die ausweichen und sich zurückziehen (Vermeider:innen). Mehr oder weniger gehen wir immer in eine dieser Richtungen. Ärger lässt uns kämpfen, Angst macht uns gefügig (oder zumindest kooperationsbereit). Wenn wir traurig sind, ziehen wir uns zurück, aber auch wenn wir genervt sind (genervter oder sogar ärgerlicher Rückzug). Ziel der Therapie ist, uns im sogenannten Erwachsenenmodus in die Mitte beider Pole situationsangemessen und flexibel auszubalancieren. Also zu kooperieren statt sich zu unterwerfen oder aufzuopfern. Ruhig seine Position zu vertreten, ohne gleich zu kämpfen. Sich innerlich zurückhalten und Abstand zu seinen Impulsen bekommen, ohne dabei abzuschalten, dichtzumachen und aus dem Kontakt zu gehen.«

Verbinden Sie zur Veranschaulichung am besten Alltagsbeispiele, die das Paar berichtet, mit dem Modell und überprüfen Sie dabei, ob das Paar das Modell verstanden hat und annimmt. Sehr hilfreich sind auch Metaphern.

Auf welchem Bein stehe ich?

Beobachten Sie in Ihrem Alltag Ihre eigenen, aktuell aktivierten Emotionen und nehmen Sie die daraus resultierenden Impulse bewusst wahr. Auf welchem Bein stehen Sie gerade?

Beschreiben Sie drei Situationen, in denen Sie gespürt haben, dass Sie in die eine oder andere Richtung gerutscht sind.

Situation 1
Kurze Beschreibung der Situation:

....

....

Welches Gefühl habe ich gespürt?

....

Welches Bedürfnis stand damit in Zusammenhang?

....

Welchen Verhaltensimpuls hatte ich bzw. welche tatsächliche Reaktion?

....

Situation 2
Kurze Beschreibung der Situation:

....

Welches Gefühl habe ich gespürt?

....

Welches Bedürfnis stand damit in Zusammenhang?

....

Welchen Verhaltensimpuls hatte ich bzw. welche tatsächliche Reaktion?

....

Auf welchem Bein stehe ich?

Situation 3
Kurze Beschreibung der Situation:

....

....

Welches Gefühl habe ich gespürt?

....

Welches Bedürfnis stand damit in Zusammenhang?

....

Welchen Verhaltensimpuls hatte ich bzw. welche tatsächliche Reaktion?

....

Reflexion des eigenen Bindungsbeins

Die folgenden Fragen unterstützen Sie dabei, Ihre eigene Bindungsfähigkeit zu reflektieren und mögliche Entwicklungspotenziale zu erkennen.

(1) Fällt es Ihnen leicht, sich in Ihrer Partnerschaft emotional verbunden zu fühlen? (… Oder fühlen Sie stattdessen in dieser Beziehung oder auch in anderen Beziehungen eher Distanz zur anderen Person?)

nicht leicht — mittel leicht — leicht

(2) Fällt es Ihnen prinzipiell leicht, Ihre:n Partner:in beim Erreichen seiner / ihrer Ziele zu unterstützen? (Oder reagieren Sie genervt, wenn Sie etwas für andere tun sollen?)

nicht leicht — mittel leicht — leicht

(3) Fällt es Ihnen leicht, Ihre:n Partner:in um Unterstützung / Hilfe zu bitten, wenn Sie sie brauchen, und diese selbst anzunehmen? (Oder denken Sie z. B., alles alleine schaffen zu müssen?)

nicht leicht — mittel leicht — leicht

(4) Denken Sie regelmäßig bei Alltagsdingen für andere mit, z. B. beim Einkauf Dinge kaufen, die andere mögen? (Oder haben Sie hauptsächlich Ihre eigenen Wünsche im Blick?)

selten — gelegentlich — häufig

(5) Fällt es Ihnen leicht, Ihre Freude und Dankbarkeit zu zeigen, wenn Ihr:e Partner:in Ihnen eine Freude machen möchte? (Oder reagieren Sie eher kritisch, weil es nicht exakt das ist, was Sie erwartet haben?)

nicht leicht — mittel leicht — leicht

(6) Fällt es Ihnen prinzipiell leicht, sich auch einmal den Wünschen / Ideen Ihres / Ihrer Partner:in anzupassen, um ihr / ihm eine Freude zu machen? (Oder reagieren Sie genervt / ärgerlich, wenn die Dinge nicht so laufen, wie Sie sich das vorstellen?)

nicht leicht — mittel leicht — leicht

(7) Begegnen Sie den Schwächen / wunden Punkten Ihres / Ihrer Partner:in in der Regel freundlich und verständnisvoll? (Oder kritisieren Sie ihn / sie eher dafür?)

selten — manchmal — häufig

(8) Fällt es Ihnen eher leicht, mit einem liebevollen Blick auf Ihre:n Partner:in zu schauen? (Oder fallen Ihnen hauptsächlich die »Unzulänglichkeiten / Fehler« Ihres / Ihrer Partner:in auf?)

nicht leicht — mittel leicht — leicht

Reflexion des eigenen Bindungsbeins

(9) Fällt es Ihnen leicht, Ihrem / Ihrer Partner:in freundliche Dinge zu sagen und positiv auf ihn oder sie zu reagieren, z. B. Komplimente zu machen, wertzuschätzen, wenn er / sie etwas erzählt? (Oder behalten Sie diese für sich, da Sie sich z. B. unwohl damit fühlen, Positives zu äußern?)

nicht leicht — mittel leicht — leicht

(10) Haben Sie prinzipiell im Alltag Interesse daran mitzubekommen, wie es Ihrem / Ihrer Partner:in geht, was sie an diesem Tag erlebt hat? (Oder nervt es Sie eher, wenn Ihr:e Partner:in Ihnen etwas erzählen möchte?)

kein Interesse — manchmal — großes Interesse

(11) Fällt es Ihnen leicht, sich auch einmal mit voller Aufmerksamkeit Ihrem / Ihrer Partner:in zu widmen? (Oder sind Sie gedanklich woanders, wenn er / sie Ihnen etwas über sich erzählt?)

nicht leicht — mittel leicht — leicht

(12) Fällt es Ihnen leicht, eine Entschuldigung anzunehmen? (Oder bleiben Sie stattdessen verschlossen?)

nicht leicht — mittel leicht — leicht

(13) Fällt es Ihnen leicht, sich für eigene Fehler zu entschuldigen? (Oder versuchen Sie, einfach nicht mehr darüber zu sprechen bzw. drehen den Spieß um und starten mit Gegenvorwürfen?)

nicht leicht — mittel leicht — leicht

(14) Fällt es Ihnen leicht, nach einem Streit auf Ihre:n Partner:in zuzugehen? (Oder warten Sie, bis er / sie den ersten Schritt macht?)

nicht leicht — mittel leicht — leicht

(15) Fällt es Ihnen leicht, Ihrem / Ihrer Partner:in grundsätzlich mit Wohlwollen zu begegnen? (Oder misstrauen Sie ihr / ihm und seinen / ihren Absichten eher?)

nicht leicht — mittel leicht — leicht

(16) Investieren Sie regelmäßig Zeit und Energie in Ihre Partnerschaft? (Oder erwarten Sie, dass die Partnerschaft von selbst gut läuft?)

nicht leicht — mittel leicht — leicht

Reflexion des eigenen Selbstbehauptungsbeins

Die Fragen 1–10 bieten Ihnen die Möglichkeit, Ihre eigene konstruktive Selbstbehauptungskraft (Grundbedürfnis Autonomie) zu überprüfen und ggf. Entwicklungsspielräume zu erkennen.

Die Fragen 11–15 beschäftigen sich damit, wie gut es Ihnen gelingt, Ihre:n Partner:in als eigenständiges, autonomes Individuum zu sehen. Schwierigkeiten in diesem Bereich können dazu führen, dass man auf die Autonomiebestrebungen des / der Partner:in weniger konstruktiv reagiert und möglicherweise kontrollierend oder einengend wird.

Die ersten zehn Fragen beleuchten somit Ihre Fähigkeit zur positiven Selbstbehauptung (im Sinne des Gesunden-Erwachsenen-Modus), während die letzten Fragen darauf abzielen, mögliche ungünstige Muster in der Selbstbehauptung (ROTER Bewältigungsmodus) aufzudecken.

(1) Fällt es Ihnen leicht, Ihre eigenen Gefühle und Bedürfnisse zu spüren? (Oder sind Sie so stark an anderen orientiert, dass Ihnen das Gefühl für Sie selbst fehlt?)

nicht leicht — mittel leicht — leicht

(2) Fällt es Ihnen leicht, Ihre Bedürfnisse und Gefühle zu äußern? (Oder halten Sie sie aus Angst vor der Reaktion Ihres / Ihrer Partner:in zurück?)

nicht leicht — mittel leicht — leicht

(3) Fällt es Ihnen leicht, zu Ihrer Haltung zu stehen, auch wenn Ihr:e Partner:in eine andere Sicht auf die Dinge hat? (Oder zweifeln Sie sofort an sich und Ihrem Blickwinkel?)

nicht leicht — mittel leicht — leicht

(4) Fällt es Ihnen leicht, eine Grenze zu setzen und diese auch zu halten (z. B. nicht beleidigt werden zu wollen)? (Oder verschieben Sie Ihre Grenzen, z. B. aus Angst, Ihre:n Partner:in zu verlieren oder weil diese:r so sehr an Ihrer Grenze drückt?)

nicht leicht — mittel leicht — leicht

(5) Fällt es Ihnen leicht, andere um etwas zu bitten, das für Sie in dem Moment wichtig ist? (Oder nehmen Sie sich zurück, um andere nicht mit Ihren Themen zu belasten?)

nicht leicht — mittel leicht — leicht

(6) Fällt es Ihnen leicht, etwas anzunehmen, das andere Ihnen anbieten? (Oder lehnen Sie ab, auch wenn es gut für Sie wäre, da Sie z. B. nicht zur Last fallen wollen?)

Nein — manchmal — Ja

Reflexion des eigenen Selbstbehauptungsbeins

(7) Fällt es Ihnen prinzipiell leicht, aktiv Dinge zu initiieren und vorzuschlagen, auf die Sie Lust hätten? (Oder warten Sie lieber ab, was Ihr:e Partner:in vorschlägt?)

nicht leicht | mittel leicht | leicht

(8) Nehmen Sie sich den Raum, um Ihrem / Ihrer Partner:in von dem zu erzählen, was Sie gerade beschäftigt? (Oder machen Sie die Dinge alleine mit sich aus?)

Ich nehme mir keinen Raum | manchmal | Ich nehme mir Raum

(9) Pflegen Sie eigene Hobbys, Interessen und Freundschaften? (Oder kümmern Sie sich eher wenig um sich?)

Ich kümmere mich eher um eigene Interessen | manchmal | Ich kümmere mich nicht um eigene Interessen

(10) Fällt es Ihnen leicht, auf Ihre Gesundheit und Ihr psychisches Wohlbefinden zu achten (Oder übernehmen Sie eher keine Verantwortung für sich bzw. geben diese an Ihre:n Partner:in ab?)

nicht leicht | mittel leicht | leicht

Die folgenden Fragen beziehen sich auf Ihre Fähigkeit, Ihre:n Partner:in als eigenständiges, autonomes Individuum anzuerkennen.

(11) Fällt es Ihnen leicht zu akzeptieren, dass Ihr:e Partner:in eine eigenständige Person mit einer eigenen Perspektive auf die Welt ist? (Oder haben Sie insgeheim oft den Gedanken, dass Ihr:e Partner:in »falsch« liegt, oder andere abwertende Gedanken, wenn er / sie eine andere Haltung hat als Sie?)

nicht leicht | mittel leicht | leicht

(12) Fällt es Ihnen leicht, Ihrem / Ihrer Partner:in Raum für Hobbys und Interessen zu lassen, denen er / sie ohne Sie nachgeht? (Oder fühlen Sie sich dadurch ausgeschlossen / bedroht und reagieren darauf ängstlich oder ärgerlich?)

nicht leicht | mittel leicht | leicht

(13) Fällt es Ihnen leicht, Unterschiede zwischen Ihnen beiden auszuhalten und Kompromisse zu schließen, die diese Unterschiede berücksichtigen (z. B. eine Person ist eher Frühaufsteher:in, die andere eher Nachteule)? (Oder bestehen Sie darauf, dass Ihr:e Partner:in sich Ihren Vorstellungen anpasst oder geben alternativ Ihre eigenen Wünsche auf, um »gleich« zu sein?)

nicht leicht | mittel leicht | leicht

Reflexion des eigenen Selbstbehauptungsbeins

(14) Fällt es Ihnen leicht, Entscheidungen, die Ihr:e Partner:in für sich selbst und sein / ihr eigenes Leben trifft, zu akzeptieren, auch wenn Sie diese Entscheidung nicht gut finden? (Oder kritisieren Sie diese und üben Druck aus, damit er / sie sich umentscheidet [in die Richtung, die Sie für richtig halten]?)

nicht leicht — mittel leicht — leicht

(15) Fällt es Ihnen leicht, die Grenzen Ihres / Ihrer Partner:in zu respektieren? (Oder ärgern Sie sich darüber und übergehen sie?)

nicht leicht — mittel leicht — leicht

Implikationen für die persönliche Entwicklung

Aus der Analyse Ihrer Bindungs- und Selbstbehauptungskompetenzen ergeben sich folgende mögliche persönliche Entwicklungsmöglichkeiten:

	Starkes Bindungsbein		**Schwaches Bindungsbein**	
	Hohe Autonomietoleranz	**Niedrige Autonomietoleranz**	**Hohe Autonomietoleranz**	**Niedrige Autonomietoleranz**
Starkes Selbstbehauptungsbein	Herzlichen Glückwunsch! Ihnen gelingt es offensichtlich gut, eine ausgewogene Balance zwischen Bindung und Autonomie in Ihrer Beziehung herzustellen. Achten Sie darauf, auch in herausfordernden Lebensphasen diese Balance zu halten.	Auf den ersten Blick scheinen Sie eine gute Balance zwischen Bindung und Selbstbehauptung halten zu können. Sie können sich sowohl mit Ihrem / Ihrer Partner:in verbinden, als auch gut für sich und Ihre individuellen Wünsche eintreten. Autonomiebewegungen Ihres / Ihrer Partner:in scheinen Ihnen jedoch Schwierigkeiten zu bereiten. Eine persönliche Entwicklung könnte darin liegen, der Frage nachzugehen, was genau es in Ihnen auslöst, wenn Ihr:e Partner:in eigene, von Ihren Vorstellungen abweichende Wünsche hat als Sie. Geht es dabei um die Angst, die andere Person könnte sich entfernen, oder haben Sie prinzipiell Schwierigkeiten damit, Ihrem / Ihrer Partner:in die gleichen Rechte einzuräumen, die Sie für sich beanspruchen? Nehmen Sie sich Zeit, Ihren Gefühlen mehr nachzuspüren.	Offensichtlich können Sie gut für sich sorgen und akzeptieren gleichzeitig Ihre:n Partner:in als eigenständiges Individuum. Da Ihr Bindungsbein schwächer ausgeprägt ist, könnte Ihre Entwicklungsmöglichkeit darin liegen, mehr in die Verbindung zu Ihrem / Ihrer Partner:in zu investieren. Sie könnten beispielsweise überlegen, womit Sie ihm / ihr eine Freude machen können, regelmäßig darauf achten, ihr / ihm Aufmerksamkeit zu schenken, nahe Momente fördern und Freude darüber ausdrücken, dass es ihn / sie in Ihrem Leben gibt.	Sie haben ein starkes Bedürfnis, Ihre eigenen Wünsche und Vorstellungen durchzusetzen, und besitzen dafür die nötige Selbstbehauptungskraft. Gleichzeitig scheint es Ihnen nicht leichtzufallen, Nähe und Verbindung in Ihrer Partnerschaft herzustellen. Zudem ist es für Sie schwer, Ihre:n Partner:in als eigenständiges Individuum mit eigenen Grenzen und Bedürfnissen anzuerkennen. Nicht selten hängen beide Schwierigkeiten mit eigenen Ängsten und wunden Punkten zusammen. Eine Selbstentwicklung könnte darin liegen, diese Ängste zu überwinden, um mehr Nähe und auch mehr Freiheiten in Ihrer Beziehung zuzulassen.

Implikationen für die persönliche Entwicklung

	Starkes Bindungsbein		Schwaches Bindungsbein	
	Hohe Autonomietoleranz	Niedrige Autonomietoleranz	Hohe Autonomietoleranz	Niedrige Autonomietoleranz
Schwaches Selbstbehauptungsbein	Offensichtlich haben Sie ein starkes Bindungsbein, können sich gut mit Ihrem / Ihrer Partner:in verbinden und gleichzeitig auch deren Autonomie akzeptieren, ohne Angst zu haben, dadurch die Bindung zu ihm / ihr zu verlieren. Wenn es um Ihre eigenen Belange geht, fällt es Ihnen jedoch schwerer, sich für sich selbst einzusetzen. Sie sollten daher Ihr Selbstbehauptungsbein trainieren, angefangen bei der Frage, was Sie sich vom Leben, von der Partnerschaft wünschen. Überlegen Sie, was Sie daran hindert, für sich einzustehen, arbeiten Sie daran, das zu überwinden, und lernen Sie, Ihre Partnerschaft und Ihr Leben aktiv zu gestalten.	Das Motto »Je näher, desto besser« trifft wahrscheinlich auf Sie zu. Sie scheinen in Ihrer Beziehung gerne dafür zu sorgen, dass Sie einander nahe sind und sich miteinander verbunden fühlen, denn Sie sind eine bindungsstarke Person. Schwierigkeiten bereiten Ihnen jedoch Autonomiewünsche, sowohl eigene, als auch die Ihres / Ihrer Partner:in. Unterschiedliche Vorstellungen, Wünsche und Interessen scheinen Sie eher zu bedrohen, als dass Sie sie als Bereicherung in der Beziehung empfinden. Ihr persönliches Wachstum könnte darin liegen, die eigenen diesbezüglichen Ängste verstehen und regulieren zu lernen, sodass Sie die Erfahrung machen können, dass Unterschiede und Freiheiten sowohl Sie persönlich als auch Ihre Beziehung bereichern können, anstatt sie zu fürchten.	Nahe zwischenmenschliche Beziehungen scheinen Sie zu verunsichern. Es fällt Ihnen sowohl schwer, Nähe aufzubauen, als auch für sich und die eigenen Wünsche und Bedürfnisse zu sorgen und diese in der Partnerschaft zu benennen. Wenn Sie daran interessiert sind, langfristige Freundschaften und Partnerschaften aufzubauen, sollten Sie beide Beine trainieren. Dass Sie anderen gegenüber tolerant sind und sie als autonome Individuen respektieren, ist dabei schon einmal eine gute Voraussetzung.	Es scheint sehr schwierig für Sie zu sein, engere zwischenmenschliche Beziehungen balanciert zu gestalten. Dabei fällt es Ihnen sowohl schwer, emotionale Nähe aufzubauen und Verbundenheit zu spüren, als auch Ihre eigenen Wünsche und Bedürfnisse klar zu erkennen und in einer Partnerschaft zu kommunizieren und die Wünsche und Bedürfnisse von anderen als solche anzuerkennen. Wenn Sie daran arbeiten möchten, ausgewogene Freundschaften und Partnerschaften zu gestalten, ist es wichtig, beide Aspekte zu stärken. Es ist nie zu spät, damit zu beginnen!

Die typischsten Schemata in Partnerschaften

In **INFO 11** »Grundbedürfnisse im Kontakt mit anderen – das Zwei-Beine-Modell« wurde beschrieben, wie biografische (Bindungs-)Verletzungen noch heute als Schemata im Sinne von Wahrnehmungsbrillen in einem fortleben können. Ist man sich der eigenen Schemata nicht bewusst, kann das dazu führen, dass Sie im Kontakt mit den Beziehungspartner:innen auch deshalb stark emotional reagieren, weil sich das frühere Erleben in aktuelle Situationen »einmischt«. Menschen gehen mit ihren Schemata auf unterschiedliche Weise um. Manche lassen sich von ihnen leiten, was oft zu einer »selbsterfüllenden Prophezeiung« führt – das Verhalten bestätigt das ursprüngliche Schema. Andere agieren aus Trotz in die gegensätzliche Richtung.

Es wird hier nur auf die häufigsten und wichtigsten Verletzungen eingegangen und Ihnen Beispiele aufgezeigt, wie sich das aktivierte Schema in der Gegenwart zeigen kann:

Schemata, die meist hinter den Gefühlen von starker Verletzung und Traurigkeit liegen

Achtung, es kann sein, dass der »verletzte Kindmodus« für die Person in der gegenwärtigen Situation nicht unmittelbar spürbar ist, sondern die Person zunächst Ärger in der Situation spürt und zum »Kampf« tendiert. Der »sekundäre« Ärger verdeckt dann die hintergründige »primäre« Verletzbarkeit. In der Therapie oder / und während der Selbstreflexion sollte dann die (noch blockierte) Verletzung zugänglich gemacht werden (z. B. mithilfe von Stuhlarbeit).

- **Emotionale Entbehrung / Vernachlässigung** beschreibt einen Mangel an Zuwendung, Fürsorge, Schutz, aber auch Anleitung seitens der Bezugspersonen.
  - **Damals**: Dilara wuchs mit ihren drei Geschwistern bei Eltern auf, die rund um die Uhr beschäftigt waren, viel arbeiten mussten und »genervt« reagierten, wenn Dilara ihnen etwas aus der Schule erzählen oder etwas anderes von ihnen wollte. Dilara fühlte sich damals meistens einsam und unverstanden und saß über Stunden alleine und traurig in ihrem Zimmer.
  - **Heute**: In ihrer Beziehung zu Patrick fühlt Dilara sich oft so unverstanden und ungewollt wie damals, z. B. dann, wenn Patrick, der viel von zu Hause aus arbeitet, nicht direkt reagiert, wenn sie ihm etwas erzählen möchte. Selbst wenn Patrick beteuert, dass er später gerne zuhören möchte, bleibt das traurige Gefühl im Bauch.
- **Im-Stich-gelassen-Schema** bedeutet den vorübergehenden oder dauerhaften Verlust wichtiger Bezugspersonen durch Scheidung, Trennung oder Krankheit.
  - **Damals**: Liam hat seinen Vater nie kennengelernt. Seine psychisch kranke Mutter konnte nur zeitweise für ihn und seinen Bruder sorgen. Mehrere Male mussten die beiden Kinder zeitweise bei Freunden oder auch im Heim wohnen. Nie wusste Liam, ob und wann seine Mutter wiederkommen würde.
  - **Heute**: Wenn sein Partner Marc abends weggehen möchte und nicht klar sagen kann, wann er nach Hause kommt, zieht sich in Liam alles zusammen. »Es fühlt sich an, als würde ich ihn nie wiedersehen, in mir schreit alles, ihn nicht gehen zu lassen, auch wenn ich weiß, dass das Quatsch ist.«
- **Misstrauen / Missbrauch** entsteht durch Erfahrungen, von Bezugspersonen geschlagen, beschimpft, herabgesetzt, geschädigt oder emotional oder sexuell missbraucht zu werden.
  - **Damals**: Silvie wurde in ihrer Kindheit häufig verprügelt und gestraft. Ihre Mutter verließ die Familie, ihr Vater ließ seinen Ärger darüber an ihr und ihren Geschwistern aus. Bevor der Vater zuschlug, »verhörte« er die Kinder regelrecht, um ihnen vor Augen zu führen, wer welche Fehler gemacht hatte.

  - **Heute**: Jedes Mal, wenn Tobi Silvie Fragen stellt, um eine Situation genauer zu verstehen, fühlt Silvie sich »in die Enge getrieben und wahnsinnig bedroht«, weil sie davon ausgeht, Tobi wolle ihr beweisen, dass sie falsch liege, um sie danach zu bestrafen. Wenn Tobi ihr versichert, dass er nur verstehen wolle, was sie empfinde, oder ihr erklären möchte, wie er empfindet, glaubt sie ihm nicht.
- **Verstrickung und unentwickeltes Selbst** ist die Folge der Erfahrung, als Kind der Ratgeber, Ersatzpartner oder Tröster der eigenen Eltern sein zu müssen und sich nicht unabhängig entwickeln zu dürfen.
  - **Damals**: Pierres Eltern trennten sich, als Pierre 5 Jahre alt war. Pierre, der bei seiner Mutter aufwuchs, kümmerte sich sehr um sie, da sie noch Jahre später sehr unter der Trennung litt und keine Lebensfreude mehr verspürte. Als Pierre in der Pubertät war, verzichtete er zumeist darauf, gemeinsam mit seinen Freunden abends wegzugehen, da er ein schlechtes Gewissen hatte, die Mutter allein zu lassen.
  - **Heute**: Mittlerweile lebt Pierre mit Sara und ihrer gemeinsamen Tochter zusammen – Pierres Mutter wohnt in der Wohnung darunter. Sara wäre gerne auch einmal ein ganzes Wochenende nur mit Pierre und der Tochter zusammen. Pierre kann den Gedanken daran kaum ertragen. Es fühlt sich an, als würde er seine Mutter verraten.
- **Inkompetenz / Versagen** meint die Erfahrung, dass man durch Schulversagen, Lese- / Rechtschreib-Schwäche oder gesundheitliche Probleme in den Schulleistungen (oder im Sport) deutlich schlechter als die gleichaltrige Gruppe dasteht und die Erfahrung machen muss, immer der oder die Letzte zu sein.
  - **Damals**: Elisa hatte von früher Kindheit an motorische Schwierigkeiten, die durch verschiedenste Unterstützungsangebote (z. B. Physio- und Ergotherapie) gefördert wurden. Dennoch fiel sie beim Sportunterricht regelmäßig negativ auf. Sie wurde als Letzte in die Mannschaften gewählt und bekam in diesem Fach schlechte Noten.
  - **Heute**: Elisas Mann Bert liebt es, sportlich aktiv zu sein. Er würde wahnsinnig gerne gemeinsam mit Elisa Sport treiben, und sei es nur, einmal gemeinsam Tischtennis oder Badminton zu spielen oder schwimmen zu gehen. Sobald er Vorschläge in diese Richtung macht, winkt Elisa genervt ab und sagt »Du weißt doch, dass ich ein Bewegungs-Legastheniker bin, das wird sich auch nie ändern«.
- **Unzulänglichkeit / Scham** ist die Folge entwertender Aussagen der Bezugspersonen. Oft wurden diese unbedacht geäußert, wie z. B. »Kannst du dich nicht einmal benehmen wie ein normales Kind?« oder »Du bist der Nagel zu meinem Sarg«.
  - **Damals**: Michael wurde in seiner Kindheit ständig für alles kritisiert. Sein Vater rief oft unvermittelt »falsch«, wenn er etwas erzählte, oder führte ihm vor Augen, »was für ein Idiot« er sei und manchmal lachte er auch über ihn. Wenn er daraufhin traurig oder wütend wurde, sagte sein Vater: »Jetzt stell dich doch nicht so an, das war doch gar nicht so gemeint. Was bist du auch so empfindlich!«
  - **Heute**: Birgit liebt Michael sehr und zeigt ihm das mit allen ihr zur Verfügung stehenden Mitteln. Doch sobald sie ihm eine kritische Rückmeldung gibt, sei sie noch so freundlich formuliert, fühlt sich das für Michael an wie ein Faustschlag in die Magengrube: »Ich fühle mich dann wie der kleine, dumme Junge, der ALLES falsch macht.«

Die typischsten Schemata in Partnerschaften

- **Soziale Isolation** entsteht bei Jugendlichen, die nicht gut in die Bezugsgruppe integriert, sondern ausgegrenzt oder sogar gehänselt, gedemütigt oder angegriffen werden.
  - **Damals**: Janine hieß früher Klaus und wuchs als Junge in einer Kleinstadt auf. Janine fühlte sich bereits früh »falsch« im Körper eines Jungen. Ihre beste Freundin ermutigte sie, sich so anzuziehen, wie sie sich fühlte, und das tat Janine auch. Auf der einen Seite fühlte es sich richtig an, sich endlich zu zeigen als die, die sie war. Auf der anderen Seite reagierten viele Mitschüler:innen und auch Lehrer:innen von irritiert bis hin zu abwertend, viele vermieden den Kontakt mit ihr. Janine hatte die gesamte Schulzeit den Eindruck, »anders« zu sein und aus diesem Grund nicht wirklich dazuzugehören.
  - **Heute**: Im vertrauten Umfeld fühlt sich Janine sehr wohl. Doch wenn ihre Partnerin Mel und sie sich mit Mels Freunden treffen oder Leuten begegnen, die Janine nicht gut kennen, fühlt sie sich »anders und einsam, obwohl ich unter all diesen Menschen bin und sie mir meistens ja freundlich begegnen«.

Schemata, die vor allem hinter strafenden und fordernden inneren Kritikern (im Moduszirkel unter »Bewertung«) liegen

Hinter diesen Modi stehen drei weitere wichtige Schemata, die schon eine erlernte Reaktion des Kindes auf die erstgenannten Schemata darstellen:

- **Unerbittliche Ansprüche** sind die Reaktion auf die Erfahrung, im Leistungsbereich, emotional oder sozial nie gut genug zu sein.
  - **Damals** (knüpft an das Beispiel von Michael – Unzulänglichkeitsschema – an): Um seinem Vater möglichst wenig Anlass für Kritik zu geben, strengte Michael sich ganz besonders an. Egal, was er machte – er versuchte alles möglichst perfekt zu tun: beste Noten nach Hause zu bringen, im Fußball top zu sein und auch zu Hause perfekt zu funktionieren. Sein Vater honorierte das, indem er still war oder manchmal sogar etwas brummelte wie »Gut gemacht, Junge«.
  - **Heute**: Michael kommt im Alltag kaum zur Ruhe – liegengebliebene Arbeit, eine nicht perfekt aufgeräumte Wohnung, noch zu erledigende Dinge auf der To-do-Liste. Michael hält es nicht aus, diese Dinge liegen zu lassen und zu entspannen. Nicht selten treibt er auch Birgit an, nicht zu ruhen, bis alles erledigt ist.
- **Bestrafungsneigung** entsteht durch die Übernahme der Bewertungen und des Modells früherer Bestrafer.
  - **Heute** (knüpft an das Beispiel von Silvie – Missbrauch- / Misstrauensschema – an): Silvie spricht sehr viel darüber, was die Menschen um sie herum falsch machen, und ärgert sich darüber. Wenn sie selbst etwas falsch macht, könnte sie sich dafür ohrfeigen. Wenn Tobi sich falsch verhält, bestraft sie ihn, indem sie ihn beispielsweise für mehrere Tage ignoriert. Wenn Tobi den Wunsch äußert, mit ihr sprechen zu wollen, antwortet sie: »Das hättest du dir vorher überlegen müssen, jetzt ist es zu spät!«

Die typischsten Schemata in Partnerschaften

- **Aufopferung**: Um wenigstens ein Minimum an Bindung zu bekommen, fordern die inneren Antreiber Kinder mit einem Entbehrungs- oder Im-Stich-gelassen-Schema dazu auf, sich aufzuopfern, sich unterzuordnen und sich übermäßig nach den Erwartungen der anderen zu richten.
  - **Damals** (knüpft an das Beispiel von Liam – Im-Stich-gelassen-Schema an): Um seine Mutter möglichst gut zu unterstützen und zu verhindern, dass sie wieder in die Klinik muss, lernte Liam früh, möglichst gut die Bedürfnisse seiner Mutter zu erahnen und aktiv zu erfüllen. So ging er bereits mit 8 Jahren allein einkaufen, putzte die Wohnung, brachte sie zum Lachen und versuchte, möglichst unkompliziert zu sein. Seine Mutter war dankbar für diese Unterstützung und brachte dies auch zum Ausdruck.
  - **Heute**: Liam arbeitet inzwischen als Arzt in der Palliativmedizin. Auch wenn er keinen Dienst hat, lässt er sein Diensthandy an, um im Falle des Falles erreichbar zu sein. In seinem Freundeskreis ist er bekannt dafür, für alle da und immer ansprechbar zu sein. Marc findet das einerseits toll, denn das macht Liam sehr liebenswert. Doch gleichzeitig macht Marc sich auch Sorgen um Liam, da dieser oftmals erschöpft und ausgebrannt ist.

Diese drei Schemata und die daraus resultierenden kritischen und fordernden Modi können entweder nach innen, auf die eigene Person, oder nach außen, auf Bezugspersonen, gerichtet sein. Wenn diese Modi auf sich selbst gerichtet sind, beurteilt man sich selbst besonders hart und verurteilt sich für kleinste Fehler. Man setzt sich unerbittliche Maßstäbe: Selbst »Gut« reicht dann nicht aus und selbst ein »Sehr gut« erscheint noch verbesserungswürdig. In diesem Modus findet man nie wirklich Ruhe, denn Perfektion bleibt in unserer unvollkommenen Welt unerreichbar.

Sind die strafenden und fordernden Kritiker jedoch nach außen gerichtet, können sie dazu führen, dass andere Menschen für kleinste Verfehlungen oder Regelverstöße stark abgewertet werden. Das Selbstwertgefühl der anderen wird durch Kommentare wie »Das geht besser, streng dich doch wenigstens einmal etwas mehr an«, oft in Verbindung mit Generalisierungen (»Du bist NIE pünktlich« oder »IMMER vergisst du etwas«) empfindlich getroffen. Typisch ist hier, dass die Fehler des Gegenübers übermäßig betont und entlastende oder entschuldigende Aspekte vollständig übersehen werden.

Schwierige Kindheitserfahrungen

Die folgende Übung soll dazu dienen, mehr Verständnis für Ihre eigenen biografischen Erfahrungen und die Ihres / Ihrer Partner:in zu entwickeln. Dadurch können Sie das verletzliche Kind hinter der »harten Schale« erkennen und lernen, darauf mitfühlend zu reagieren. Sie können dieses Arbeitsblatt für sich alleine zur Reflexion oder auch als Paar nutzen, um mehr Verständnis für Ihre Reaktionen während Ihrer Paardynamik zu entwickeln.

Reflexion der eigenen Biografie bezogen auf die Partnerschaft: der Blick hinter die Bewältigungsmodi

Viele Menschen wenden im Leben unbewusst verschiedene Bewältigungsstrategien an, die in der Kindheit entwickelt wurden, um mit schwierigen Situationen umzugehen. Diese Strategien haben ihnen geholfen, emotionalen Schmerz, Kritik oder Vernachlässigung zu überstehen. Heute sind sie oft noch präsent, obwohl sie möglicherweise nicht mehr hilfreich sind.

Welches sind Ihre typischen Bewältigungsstrategien in partnerschaftlichen Konflikten?

....

Welche Gefühle stehen in der Regel dahinter?

....

Welches Bedürfnis spüren Sie in dem Moment?

....

Wie und wobei (in welchen Situationen) hat diese Bewältigungsstrategie vielleicht früher geholfen?

....

....

Wo und wie steht sie heute möglicherweise einer offenen, flexiblen Beziehungsgestaltung im Weg?

....

....

Welche eigenen biografischen Erfahrungen wirken in Ihnen vielleicht heute noch nach?

....

....

....

Schwierige Kindheitserfahrungen

Stellen Sie sich folgende Fragen, um sich selbst besser zu verstehen:

Gab es frühe Trennungen oder Krankenhausaufenthalte, die prägend waren?

....

....

Wurden Sie von Eltern oder anderen Bezugspersonen entwertet oder stark kritisiert?

....

Gibt es Hinweise auf emotionale Vernachlässigung? Haben Sie sich an Bezugspersonen geklammert oder hatten Schwierigkeiten, allein zu sein?

....

Gab es in der Familie Ereignisse wie Alkoholmissbrauch, Gewalt oder unzuverlässige Eltern?

....

Mussten Sie schon früh Verantwortung übernehmen, z. B. für Geschwister oder für die Familie sorgen?

....

Wie haben Ihre Eltern Konflikte miteinander gelöst?

....

Was können Sie mit dem Blick in die Vergangenheit an Ihrem Erleben und Verhalten heute besser verstehen?

....

....

....

....

....

Schwierige Kindheitserfahrungen

Reflexion der Biografie Ihres / Ihrer Partner:in

Diese Übung soll Ihnen helfen, sich wohlwollend und verständnisvoll auf die individuelle Geschichte Ihres / Ihrer Partner:in einzulassen. Dabei werden Sie sich der inneren Kindmodi, inneren Kritikern und der Bewältigungsmodi Ihres / Ihrer Partner:in bewusst. Dieses Verständnis kann Ihnen helfen, das aktuelle Verhalten Ihres / Ihrer Partner:in in einem anderen Licht zu sehen.

Versetzen Sie sich dafür zunächst zurück in die positive, vertraute Stimmung der Anfangszeit Ihrer Beziehung, als Sie Ihre:n Partner:in kennengelernt haben.

Welches sind die typischen Bewältigungsstrategien Ihres / Ihrer Partner:in in partnerschaftlichen Konflikten?

....

Welche Gefühle stehen wahrscheinlich dahinter?

....

Um welches Bedürfnis könnte es Ihrem / Ihrer Partner:in in dem Moment gehen?

....

Kennen Sie die Biografie Ihres / Ihrer Partner:in?

....

Wie und wobei (in welchen Situationen) könnte diese Schutzstrategie vielleicht früher geholfen haben?

....

....

Welche relevanten biografischen Erfahrungen wirken in Ihrem / Ihrer Partner:in vielleicht heute noch fort?

....

....

Gab es frühe Trennungen oder Krankenhausaufenthalte, die prägend waren?

....

Schwierige Kindheitserfahrungen

Wurde Ihr:e Partner:in oft von Eltern oder anderen Bezugspersonen entwertet oder stark kritisiert?

....

Gibt es Hinweise auf emotionale Vernachlässigung?

....

Gab es Ereignisse wie Alkoholmissbrauch, Gewalt oder unzuverlässige Eltern?

....

Musste Ihr:e Partner:in schon früh Verantwortung übernehmen, z. B. für Geschwister oder für die Familie sorgen?

....

Wie haben ihre / seine Eltern Konflikte miteinander gelöst?

....

....

Was können Sie mit dem Blick in die Vergangenheit an dem Erleben und Verhalten Ihres / Ihrer Partner:in heute besser verstehen?

....

....

....

....

....

Wichtig

Unsere heute maladaptiven Bewältigungsmodi waren in der Kindheit die beste Lösung, um zu überleben und sich zu schützen.

Bedenken Sie: Das Verhalten, das Ihnen heute vielleicht merkwürdig oder störend erscheint, war damals ein wichtiger Schutz für Ihre:n Partner:in. Wenn Sie diese Zusammenhänge erkennen, fällt es Ihnen leichter, Mitgefühl für diese verletzliche Seite aufzubringen und sie anzunehmen.

Die Paardynamik aus schematherapeutischer Sicht – der Moduszirkel

Das Zwei-Beine-Modell ist zunächst auf das Individuum zentriert, wenn auch das gezeigte Bewältigungsverhalten im sozialen Raum stattfindet. Die Fallkonzeption, in der die Paardynamik beschrieben wird, setzt sich aus den Konzeptionen zweier Einzelpersonen zusammen, die auf der sogenannten vorderen sichtbaren Bühne mit ihren Bewältigungsmodi interagieren. Dabei verstärken die beiden Bewältigungsmodi einander und bilden einen sogenannten Moduszirkel. Er ist der Ansatzpunkt unserer Interventionen. Ein klassisches Beispiel für einen solchen Moduszirkel besteht aus einer Person, die stärker auf dem ROTEN Bein steht – das bedeutet, sie tritt z. B. dominant, kämpferisch und ärgerlich auf –, während die andere Person eher in die Vermeidung geht, kaum reagiert, den / die Partner:in sich beruhigen lässt und sich aus dem Kontakt zurückzieht. Je dominanter die eine Person wird, desto vermeidender reagiert die andere, was die Dynamik oft eskalieren lässt.

Der entscheidende Unterschied zwischen einem Verfangen im Moduszirkel und einer Begegnung im gesunden Erwachsenenmodus liegt in der Balance und Offenheit der Reaktionen. Im Moduszirkel werden die Interaktionen zunehmend starr und einseitig, die Reaktionen beider Partner:innen werden extremer, und die gegenseitige Offenheit, der Respekt und das Interesse gehen verloren. Die Partner:innen hören einander nicht mehr wirklich zu, sondern ziehen sich entweder in sich selbst zurück oder versuchen, einander zu dominieren. Ein wechselseitiger, flexibler und offener Austausch findet nicht mehr statt.

Natürlich können die Paare ihren Modus wechseln, z. B. die Rollen tauschen, beide kurz in einen (sehr instabilen) Dominant-dominant-Zirkel oder in einen Vermeidungs-Vermeidungs-Zirkel gehen. Es bietet sich an, immer mit dem Zirkel zu arbeiten, der sich gerade in der Sitzung zeigt, in der Annahme, dass es sich um den typischsten handelt. Welches der bevorzugte Zirkel des Paares ist, ist letztlich egal, weil Sie versuchen werden, alle Zirkel zum gesunden Erwachsenenmodus hin aufzulösen. Es kann davon ausgegangen werden, dass die von den im Hintergrund aktivierten Schemata und Schemabewältigungsprozessen angeschobenen Bewältigungsmodi und der resultierende Moduszirkel das Kernproblem des Paares sind, das es daran hindert, in den Erwachsenenmodus zu kommen.

Der Moduszirkel entfaltet sich im sogenannten »Autopilotenmodus«. Gelingt es, diesen dysfunktionalen Zirkel zu stoppen, das Paar in den Erwachsenenmodus und in den Kontakt mit beiden Bedürfnispolen zu bringen, ist es besser imstande, die gemeinsamen Probleme im Rahmen der gegebenen Möglichkeiten zu lösen – egal, um was es sich handelt.

Nachdem mithilfe des Zwei-Beine-Modells die Kernelemente (Grundbedürfnisse, Basisemotionen, Bewältigungsmodi) der Paartherapie für schwierige Paardynamiken eingeführt wurden, wird im zweiten Schritt das Konstrukt des Moduszirkels selbst eingeführt. Dabei starten Sie zunächst mit dem sichtbaren Moduszirkel, den uns das Paar in der Stunde präsentiert. Die folgende Abbildung verdeutlicht den Moduszirkel anhand des Beispielpaares Katrin und Gerome (**INFO 11** »Grundbedürfnisse im Kontakt mit anderen – das Zwei-Beine-Modell«).

Die Paardynamik aus schematherapeutischer Sicht – der Moduszirkel

Gerome

Auslösesituation (Schemata, Trigger):
Dominanter, kontrollierender Vater
Katrin sagt: »Lass uns nicht so oft essen gehen, sondern lieber etwas sparen.«

Bewertung:
»Immer will sie mich kontrollieren!«

Gezeigtes Verhalten (BM)
Dominanz → Katrin beleidigen und deutlich machen, dass er sich nicht von ihr einschränken lässt.
Später: Vermeidung, Rückzug.

Emotion:
Verletzung (VERDECKT)
Ärger (SICHTBAR)

Wirklicher Wunsch:
Dass Katrin ihn als Partner auf Augenhöhe wahrnimmt und in Entscheidungen einbezieht.

Verhalten im Erwachsenenmodus:
Ich frage Katrin, wie sie gerade darauf kommt und schlage vor, dass wir uns gemeinsam unsere finanzielle Situation anschauen, bevor sie im Alleingang Lösungen beschließt, gleichzeitig höre ich ihr zu und nehme ihre Angst ernst.

Katrin

Auslösesituation (Schemata, Trigger):
Existenzielle Sorgen der Mutter, frühe Verantwortung
Blick aufs Konto → »Demnächst wird die Steuer abgebucht.«

Bewertung:
»Du bist für alles alleine verantwortlich.«

Gezeigtes Verhalten (BM)
Dominanz → beleidigt Gerome zurück, schreibt ihm wütende, destruktive Mails hinterher.

Emotion:
Ärger (SICHTBAR)
Verletzung
Angst, Überforderung (VERDECKT)

Wirklicher Wunsch:
Dass Gerome gemeinsam mit ihr die Verantwortung trägt und ihre Bedürfnisse ernst nimmt.

Verhalten im Erwachsenenmodus:
Ich beruhige mich zunächst selbst und reagiere nicht direkt mit Sparvorschlägen auf meine Angst. Gleichzeitig bitte ich Gerome, gemeinsam mit mir regelmäßig auf unsere Finanzen zu schauen.

Effekt: Wir fühlen uns voneinander ernst genommen und in einem Boot. Einmal im Monat schauen wir auf unsere finanzielle Situation und beschließen gemeinsam, wie viel Geld jede:r ausgeben kann. Dabei haben wir gemeinsame Projekte im Blick, jede:r kann aber auch einen Betrag X individuell für sich ausgeben. Dabei reden wir einander nicht rein.

Die Paardynamik aus schematherapeutischer Sicht – der Moduszirkel

In der *ersten Zeile* wird der äußere Anlass des Streites sachlich benannt und zwar aus der Perspektive beider. Gegebenenfalls können hier auch schon bekannte Erinnerungen (z. B. aus der Imaginationsübung, s. **AB 31** »Gemeinsame Imaginationsübung«) oder Schemata eingetragen werden. In der *zweiten Zeile* werden für beide zunächst typische Kommentare der »Stimmen im Kopf« (bewertende Gedanken bzw. innere Kritiker) eingetragen, die in dieser Situation aktiviert werden. Daneben die sichtbaren Bewältigungsmodi. Wer dabei links oder rechts steht, ist egal, da der Zirkel sowieso zwischen beiden hin und her geht. In der *dritten Zeile* wird zunächst in der Mitte des Blattes der Kindmodus (das aktivierte Gefühl) eingetragen, der den Bewältigungsmodus antreibt. Hinter einem kämpferisch-dominanten Bewältigungsmodus steckt in der Regel ein genervt-ärgerlicher Kindmodus und hinter einer unterordnenden Bewältigung ein verletzbarer Kindmodus. Bei der passiven Vermeidung kann es ein verletzbarer oder auch ein gebremst-genervter Kindmodus sein. Bei der aktiven Selbstberuhigung (oder einem ärgerlichen Beschützermodus) ist der angespannt-ärgerliche Kindmodus stärker, aber noch nicht stark genug zum Kämpfen. Wenn man nun den kleinen schwarzen Pfeilen folgt, kann man in Form einer liegenden »8« den Moduszirkel durchgehen.

Der Moduszirkel

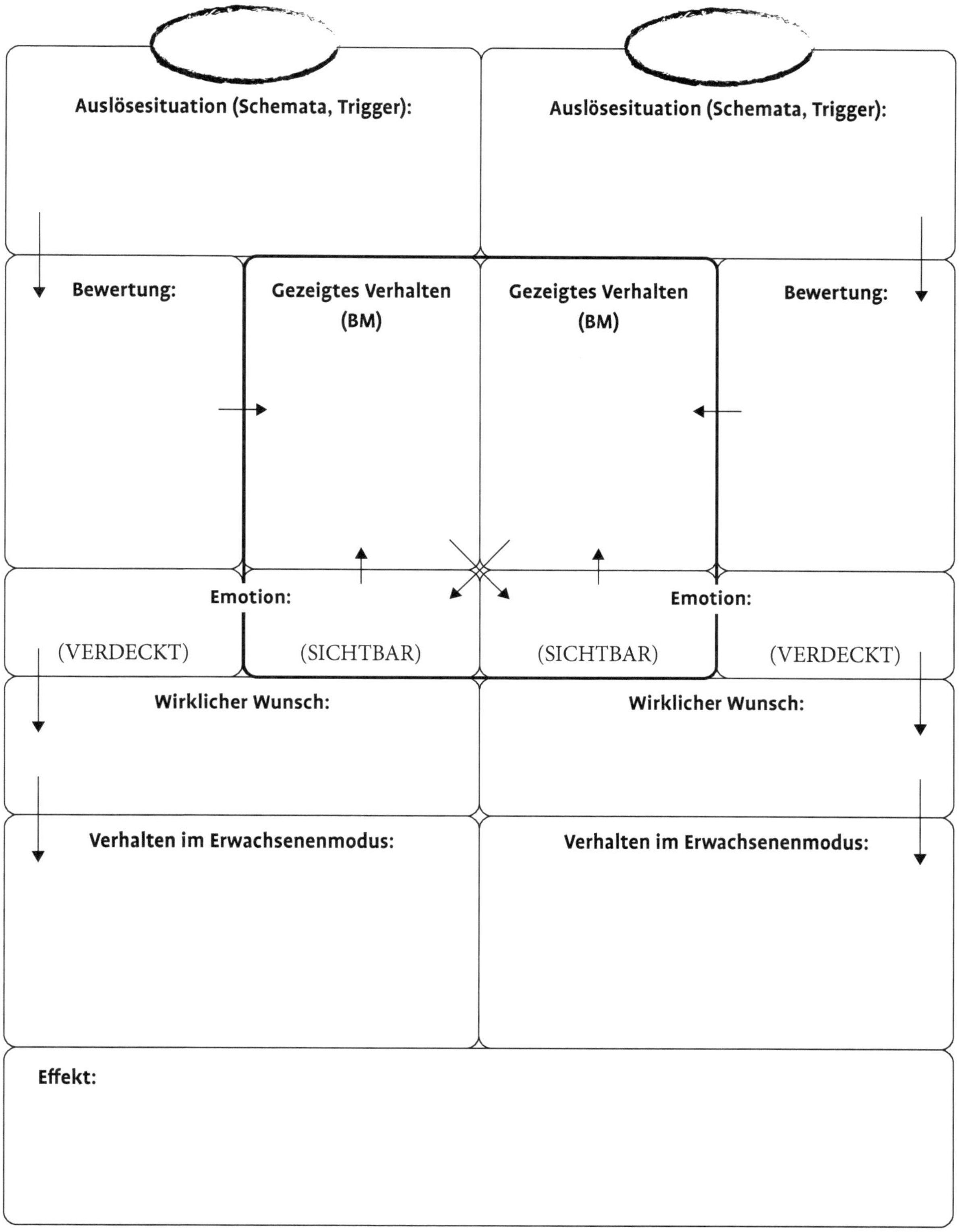

Der Moduszirkel auf Stühlen

Das folgende Beispiel verdeutlicht, wie Sie den Moduszirkel während einer Stunde mit dem Paar, das sich in einer Konfliktsituation befindet, erarbeiten können. Gerade bei Paaren, die sehr aktiviert sind, empfiehlt es sich, gemeinsam aufzustehen und aus der Beobachterposition auf die Stühle zu blicken, auf denen das Paar eben noch saß, und gemeinsam über das Paar in der dritten Person zu sprechen.

Sie können zudem das Modusmodell auf eine Flipchart oder ein leeres Blatt aufmalen, aber auch das Formblatt verwenden (**AB 29** »Der Moduszirkel«), auf die entsprechenden Felder zeigen und zentrale Begriffe in die Felder eintragen. In einem ersten Schritt werden zunächst nur die vier Felder im dick markierten Rand eingetragen, der Rest kann im weiteren Verlauf der Therapie ergänzt werden. Das Blatt begleitet das Paar durch den gesamten Prozess. Durch den gemeinsamen Blick auf das Modell entsteht ein verbindender Bezugspunkt, die Face-to-face-Situation wird aufgelöst und das Paar in eine Arbeitshaltung gebracht. Nun gehen Sie die einzelnen Felder durch, aus denen sich der aktuelle Moduszirkel zusammensetzt.

In den folgenden Texten werden das Paar Katrin und Gerome als Beispiel genutzt.

Schritt 1: Stoppen und gemeinsam aufstehen

»Entschuldigen Sie bitte, wenn ich so unhöflich bin, Sie jetzt schon zu unterbrechen, aber kann es sein, dass es sich hier im Moment um ein typisches Muster zwischen Ihnen handelt? Wenn ja, dann würde ich gerne diese Situation nutzen, um Sie mit einem Werkzeug vertraut zu machen, mit dem wir typische Konfliktmuster zwischen Paaren versuchen zu beschreiben, zu verstehen und aufzulösen. Wollen wir das mal zusammen versuchen? Dazu möchte ich gerne mit Ihnen zusammen aufstehen, damit wir uns die Szene wie einen Film von außen gemeinsam anschauen und verstehen können.«

Schritt 2: Benennen des aktivierten Bewältigungsmodus

Für Paare, die sehr stark aktiviert sind, kann es hilfreich sein, wenn Sie in der dritten Person von den beiden Partner:innen sprechen, da dies den emotionalen Abstand vergrößert. Verwenden Sie besonders am Anfang eher wohlwollende Formulierungen, damit das Paar das Modell annimmt. Also z. B. »Kooperation« statt Unterordnung, »aktiv-gestaltende Rolle« statt Dominanz, oder »Zurückhaltung« statt Vermeidung.

Da Sie von Anfang an die Selbstreflexion der Partner:innen unterstützen möchten, fragen Sie beide Partner:innen, wie sie sich selbst (und nur sich) in der Situation wahrnehmen, in welchem Modus sie sich erleben.

»Beginnen wir mit dem sichtbaren Interaktionsverhalten. Wir nennen das auch den Bewältigungsmodus. In welchem Modus denken Sie, ist der Gerome da unten (wenn Sie Gerome fragen)?«

Wiederholen Sie das Gleiche mit Katrin. Wenn Sie beide gefragt und brauchbare Antworten in die entsprechenden Felder eingetragen haben, fragen Sie nach den dahinterliegenden Basisemotionen: »Welche Emotion steht hinter dem vorwurfsvollen Verhalten von Gerome?« Bieten Sie die vier negativen Basisemotionen an, jeweils als »Päckchen«: »Fühlt sich Gerome eher verletzbar-ängstlich-traurig oder angespannt-genervt-ärgerlich?« Durch die Vorauswahl fällt es leichter zu spüren, in welche Richtung die Emotion geht. Das wird in der Regel gut angenommen und nicht als dominant erlebt. Schreiben Sie diese Emotion in das Feld unter dem Bewältigungsmodus in die dritte Zeile. Stellen Sie parallel dazu einen zusätzlichen Stuhl für diese Emotion auf die »hintere Bühne«, hinter den Bewältigungsstuhl (s. Abb.).

Der Moduszirkel auf Stühlen

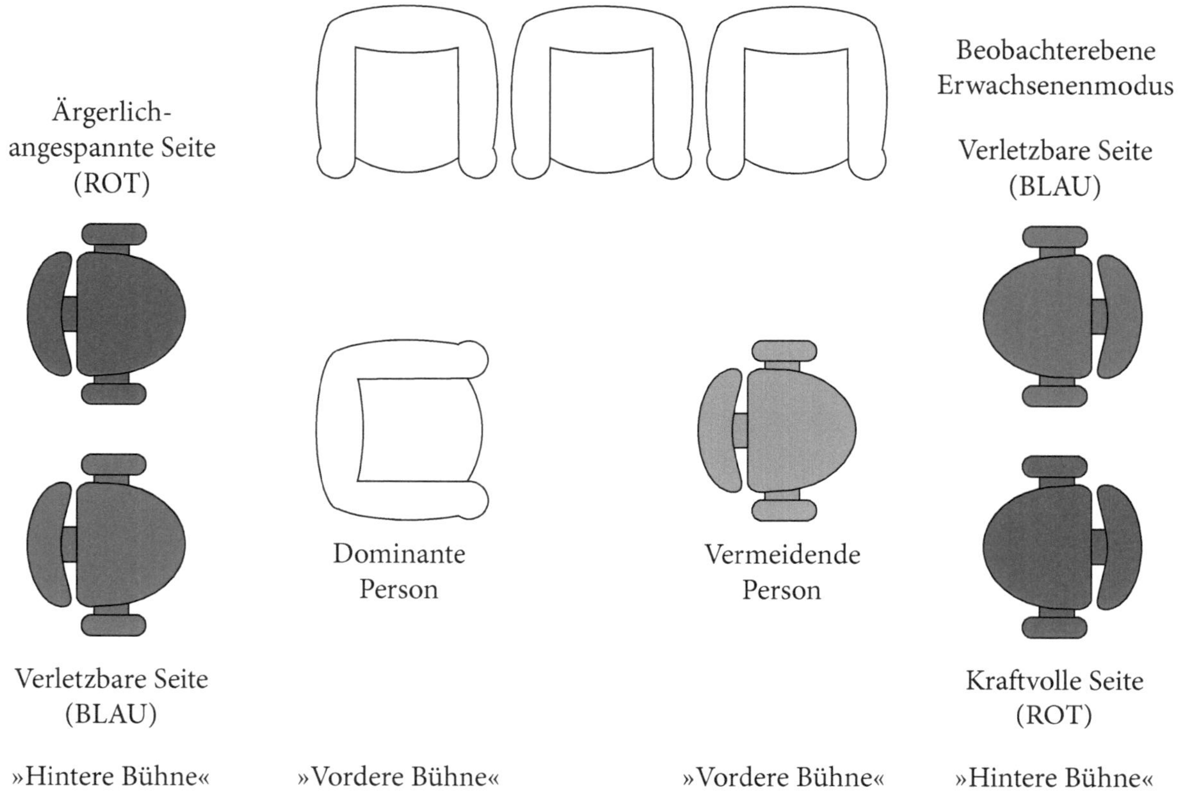

Anordnung der Stühle bei der Moduszirkelanalyse. Die Abbildung in Farbe finden Sie im Online-Material.

Dann benennen Sie das ausgelebte Bedürfnis bzw. auf welchem Bein die Person steht: »Okay, wenn Gerome in den dominanten Modus geht, steht der Ärger dahinter, weil sein Selbstbehauptungsbedürfnis verletzt ist, da er sich nicht fair behandelt oder in seiner Freiheit beschränkt fühlt und eine andere Vorstellung davon hat, wie die Dinge laufen sollten … Gleichzeitig spürt er auch eine Verletzung darüber, dass Katrin ihm nicht vertraut.«

Wenn zwei ambivalente Emotionen angegeben werden (z. B. ohnmächtige Wut oder genervte Traurigkeit), können Sie diejenige Emotion, die den Bewältigungsmodus stärker antreibt, unter den Bewältigungsmodus schreiben und die andere Emotion in das Feld daneben. Entsprechend stellen Sie auch zwei Stühle nebeneinander auf der hinteren Bühne auf. Den aktiveren etwas mehr nach vorne. Der symbolisiert dann das »nach vorne geschobene Bein«. Dann machen Sie dasselbe mit der anderen Person: Katrin. »Katrin geht es sehr ähnlich. Auch sie spürt hauptsächlich Ärger in sich, und dieser treibt sie an, wenn sie mit Gerome diskutiert. Daneben spürt sie auch eine Angst, die sie Gerome gegenüber allerdings nicht zeigt.«

Dann stehen vier (oder maximal sechs Stühle) im Raum. Zuletzt zeigen Sie den resultierenden Moduszirkel auf. Sowohl auf den Stühlen, als auch auf dem Zettel: »Sowohl Gerome als auch Katrin werden zunächst auf dem Selbstbehauptungsbein immer aggressiver und dominanter, bis einer von beiden, meist Gerome, sich erschrickt, in den inneren und äußeren Rückzug geht und sich von Katrin abwendet. Katrin wird dann noch wütender, dominiert mehr, worauf Gerome sich noch mehr zurückzieht. So eskaliert der Zirkel.« Sie können die Bewegungen auf den Stühlen demonstrieren, beispielsweise zunächst die Stühle nach vorne bewegen, um den Kampf zu demonstrieren, und dann einen der Stühle wegdrehen, um aufzuzeigen, wie der Kontakt abgebrochen wird. Die Stühle bleiben eindrucksvoller im Gedächtnis als nur ein ausgefülltes Blatt. Vielleicht möchte das Paar auch ein Foto machen. Den Zettel nehmen die beiden mit nach Hause, was den Transfer und das Ausbalancieren nach einem Timeout erleichtern soll.

Tipp

Mit blauen und roten Kissen können die »Beine« farblich markiert werden. Dann kann zusammenfassend vom ROTEN und BLAUEN Bein gesprochen werden.

Schritt 3: Ableiten des Therapieziels am Fallbeispiel Katrin und Gerome

Vor dem Hintergrund des Zwei-Beine-Modells und der Idee, dass in einer funktionalen Beziehung beide Beine benötigt werden, kann nun dargestellt werden, dass der Kampf auf den ROTEN Beinen sowie der Rückzug aus dem Kontakt nicht zur Lösung beitragen werden. Ziel der Therapie wäre es nun, das Paar darin zu unterstützen, jeweils mehr auf das BLAUE Bein zu kommen und die Barrieren, die dem im Wege stehen, besser zu verstehen und zu verändern. Folgende Schritte wären im Beispiel »Katrin und Gerome« dafür hilfreich:

(1) Zugang zu den Gefühlen neben der Wut bekommen
(2) zunächst das Bindungsgefühl aktivieren, um mehr Offenheit und Verständnis füreinander zu fördern (z. B. **AB 25** »Reflexion des eigenen Bindungsbeins«, **AB 31** »Gemeinsame Imaginationsübung«, **AB 34** »Stuhlübung – Zugang zum Bindungsbedürfnis«, Kap. 3 »Ressourcenaktivierung in der Paartherapie«)
(3) Katrins vulnerable Seite (Angst) näher untersuchen (z. B. **AB 28** »Schwierige Kindheitserfahrungen«, **AB 31** »Gemeinsame Imaginationsübung«, **AB 34** »Stuhlübung »Zugang zum Bindungsbedürfnis«)
(4) Geromes vulnerable Seite (Verletzung) näher untersuchen (z. B. **AB 28** »Schwierige Kindheitserfahrungen«, **AB 31** »Gemeinsame Imaginationsübung«, **AB 34** »Stuhlübung »Zugang zum Bindungsbedürfnis«)
(5) ggf. einen Schemabezug herstellen durch Integration der Biografie (z. B. **INFO 12** »Die typischsten Schemata in Partnerschaften«, **AB 28** »Schwierige Kindheitserfahrungen«, **AB 31** »Gemeinsame Imaginationsübung«)
(6) beiden helfen, nun im bewussteren Kontakt mit den eigenen Bedürfnissen ein balancierteres Verständnis für die eigene Position und die des / der Partner:in zu bekommen (z. B. **AB 24** »Auf welchem Bein stehe ich?«, **AB 25** »Reflexion des eigenen Bindungsbeins«, **AB 26** »Reflexion des eigenen Selbstbehauptungsbeins«, **AB 27** »Implikationen für die persönliche Entwicklung«, **AB 29** »Der Moduszirkel«)
(7) aus den balancierteren Positionen heraus einen neuen Dialog fördern, der von Offenheit, Respekt und gegenseitigem Interesse geprägt ist

Der Moduszirkel auf Stühlen

Tipp

Je nachdem, wie stark aktiviert das Paar ist und wie schnell die Konflikte eskalieren, können zeitweise Einzelsitzungen eingeplant werden. Das kann helfen, um in Ruhe (und ohne die schemaaktivierende Anwesenheit des/der Partner:in) zugrundeliegende innere Konflikte und Schemata näher zu verstehen und an der Selbstregulation zu arbeiten. Auch Sie als Therapeut:innen können sich im Einzelsetting viel offener und intensiver auf den/die Patient:in einlassen und das Vertrauen gewinnen.

Mögliche Hausaufgabe. Das Paar soll üben, sich bewusst zu machen, wann es in einen Moduszirkel kommt und wie sich das anfühlt, d. h., auf welchem Bein er/sie jeweils steht.

Eine weitere Reflexionsfrage für besonders motivierte und reflektierte Paare könnte sein, ob beide Partner:innen in den Situationen bereits Ideen haben, wie sie selbst in eine balanciertere Haltung kommen könnten und was sie ggf. davon abhält.

Unterbrechen der Paardynamik – Time-out

Alle Paare und insbesondere solche, deren Paardynamik schnell zu eskalieren droht, sollten in einem ersten Schritt lernen, den destruktiven, eskalierenden Moduszirkel schnellstmöglich zu unterbrechen. Dafür kann ein »Time-out-Signal« besprochen werden, das die Partner:innen nutzen, um der anderen Person zu signalisieren, dass sie die Unterbrechung brauchen. Während des Time-outs sollen beide Partner:innen in getrennte Räume gehen, um sich zu beruhigen.

Mittelfristiges Ziel ist es, das Timeout zu nutzen, um – vor dem Hintergrund des Moduszirkels– die eigenen Gefühle und Bedürfnisse besser zu verstehen, darüber wieder in eine funktionale innere Haltung zu finden und das Gespräch in ruhiger und balancierter Weise später fortzusetzen. Solange das Paar am Anfang der Therapie steht, sollten inhaltliche Gespräche über schwierige Gespräche zunächst nur in der Therapie stattfinden, damit die behandelnde Person zunächst noch bei der Balance-Findung und der Analyse der zugrundeliegenden Emotionen und Bedürfnisse unterstützen kann.

Intervention zur Einführung des Time-outs

»Nun sind Sie vertraut mit Ihren wichtigsten Moduszirkeln. Sich in einem Moduszirkel zu befinden, gleicht manchmal einem Kugelhagel in einer kriegerischen Auseinandersetzung. Es gibt keinen Gewinner, es fließt nur Blut, in diesem Falle ›emotionale Substanz in Ihrer Beziehung‹. Das ist der Grund, warum ein erster Schritt in der Therapie darin liegt zu lernen, den Modus-Zirkel anzuhalten. Das klingt leichter, als es für viele ist, und erfordert vor allem ein hohes Bewusstsein für das automatisierte Muster.

Es spielt keine Rolle, wer von Ihnen zuerst auf den aktivierten Modus-Zirkel aufmerksam wird. Wer auch immer es ist, er oder sie hat künftig die Genehmigung, aufzustehen und ein vereinbartes Zeichen zu geben. Auf welches Zeichen möchten Sie sich einigen? … Wenn ich einen Vorschlag machen darf: Am besten funktioniert das mit dem ›Timeout‹-Zeichen aus dem Basketball oder Eishockey. *(Zeigen Sie ihnen das T-Zeichen.)* Glauben Sie beide, das könnte funktionieren? Sobald jemand dieses Zeichen gibt, stoppen beide ohne weitere Diskussion. Achtung, die Unterbrechung ist nicht als Vermeidungsstrategie gedacht. Wer unterbricht, muss zusagen, wann Sie sich wieder treffen, um das Gespräch bzw. den Alltag fortzusetzen. Bis dahin begeben Sie sich am besten in getrennte Räume, um sich zu beruhigen und wieder in die Balance zu kommen.

Sollten Sie Schwierigkeiten haben, Ihren Ärger zu regulieren, dann denken Sie daran, dass Sie beide zwei unterschiedliche Menschen sind, mit dem Recht, unterschiedlich zu fühlen und zu denken. Sie sind hier, weil Sie lernen möchten, anders mit diesen unterschiedlichen Perspektiven umzugehen, weil Ihnen etwas aneinander liegt. Achten Sie momentan nur darauf, nicht in den Kampf zu gehen oder den / die andere:n abzublocken. Sie können sich auch überlegen, warum Sie früher einmal diese Beziehung begonnen haben und wofür sie gut ist.

Wenn Sie wieder zusammenkommen, setzen Sie bitte den Alltag ohne weitere inhaltliche Diskussionen fort, sollten Sie sich noch nicht in der Lage fühlen, das schwierige Thema inhaltlich alleine zu besprechen. Es kann sein, dass es für Sie schwierig ist, mit dem ›ungeklärten‹ Thema den Alltag miteinander zu bewältigen. Versuchen Sie jedoch, sich so lange zumindest wie ›freundliche Fremde‹ zu behandeln, also z. B. wie Freunde, nette Nachbarn oder Arbeitskollegen.

Es geht auch darum, zu lernen, dass ein Einstieg in den Moduszirkel nicht bedeuten muss, dass davon der Alltag der kommenden Tage negativ gefärbt wird, sondern Sie trotz der ungeklärten Themen miteinander im Kontakt bleiben können. Die Diskussionen können Sie hier in der Stunde führen. Gibt es Fragen hierzu? Sind Sie mit diesem Vorgehen einverstanden?"

Unterbrechen der Paardynamik – Time-out

Wichtig

Gerade bei sogenannten »High-Conflict-Couples«, deren Dynamik sehr schnell und sehr häufig eskaliert, sollte die Unterbrechung des Zirkels als »Must-have« auf dem Behandlungsplan stehen. In Einzel- oder Paarsitzungen sollten zudem Skills zur Emotionsregulation vermittelt werden, die die Partner:innen während des Time-outs anwenden können.

Mögliche Hausaufgabe. So oft wie möglich einen anlaufenden Zirkel unterbrechen. Vor dem Hintergrund des bereits erarbeiteten Modells reflektieren, welche Gefühle und Bedürfnisse aktiviert waren.

Gemeinsame Imaginationsübung

Ziel dieser Übung

Verständnis für alte Schemata fördern, Bindungsbedürfnis / Empathie aktivieren

Diese gemeinsamen Imaginationen helfen dem Paar, das aktuelle Erleben mit im Hintergrund weiterwirkenden Kindheitsszenen (Schemata) in Verbindung zu bringen. Die eine Person imaginiert aktiv, die begleitende Person kann am Ende die aktiv imaginierende Person emotional versorgen. Das ist der Schlüssel für eine tiefere emotionale (Wieder-)Verbindung. Die Übung sollte mit beiden Partner:innen jeweils in separaten Sitzungen durchgeführt werden, damit das Erlebnis nachwirken und »verdaut« werden kann.

Vorbereitung

Zu Beginn wird dem Paar erklärt, dass die Übung dazu dient, aktuelle emotionale Reaktionen mit biografischen Erlebnissen zu verknüpfen. Häufig wirken Kindheitserfahrungen im Hintergrund nach und beeinflussen das heutige Erleben. Der / Die passive Partner:in wird gebeten, sich während der Übung vollständig auf das innere Erleben des / der aktiven Partner:in einzulassen.

Vorgehen

(1) Aus dem Erleben der Einstiegsszene wird über eine Affektbrücke eine Kindheitsszene erinnert

Die aktive Person beschreibt dann aus den Augen des Kindes von damals die Szene. Die behandelnde Person achtet darauf, in einem warmen und validierenden Ton die Gefühle und Bedürfnisse des Kindes zu verstehen.

Einstieg (zur aktiv imaginierenden Person gewandt): »Lassen Sie uns mit einem aktuellen Paarkonflikt beginnen. Können Sie ein möglichst realistisches Bild der Szene vor Ihrem inneren Auge entstehen lassen?« Es werden möglichst genau und lebendig die Begleitumstände (Tageszeit, Ort, Umgebung, Temperatur etc.) abgefragt, bis ein realistisches Bild entstanden ist. Anschließend folgen Fragen wie »Wie fühlen Sie sich in dieser Szene? Welche Gedanken gehen Ihnen durch den Kopf? Wie fühlt sich das in Ihrem Körper an? Welchen Impuls spüren Sie? Bitte bleiben Sie in einem engen Kontakt zu diesen Gefühlen und lassen sich in diesem Gefühl in der Zeit zurücktreiben bis in die Jugend und Kindheit, immer in engem Kontakt zu Ihrem Gefühl. Lassen Sie die Bilder einfach kommen wie Träume … Vielleicht ist schon ein Bild da, sagen Sie einfach, was kommt. Welche Szene taucht auf? Wie alt ist das Kind in der Szene? Gut, dann ist es passender, wenn ich ›Du‹ sage. Was fühlst du jetzt? Was fühlst du in deinem Körper? Was brauchst du jetzt? Was kann dir in dieser Situation helfen? Wonach sehnst du dich in diesem Moment? Kannst du jetzt bitte diese Szene wie einen Film anhalten?«

> **Tipp**
>
> Es hilft, ruhig und kontinuierlich im Sinne einer »Tranceinduktion« immer weiter zu sprechen, um die imaginierende Person im assoziativen, bildhaften Verarbeitungsmodus zu halten. Sobald Sie Pausen lassen, gehen die Menschen wieder auf die gedankliche Ebene und weg von der bildhaften.

Gemeinsame Imaginationsübung

Fallbeispiel

Das Paar Gerome und Katrin streitet häufig, insbesondere wenn es um finanzielle Themen geht. Gerome fühlt sich stark von Katrin kontrolliert und bevormundet und reagiert sehr heftig, wenn Katrin ihn bittet, die finanzielle Situation zu besprechen. Um ein besseres Verständnis für die starken Gefühle von Gerome zu bekommen, wird eine Imaginationsübung durchgeführt.

Gerome erinnert sich zunächst an einen Konflikt mit Katrin. Er hat sich ein neues iPad gekauft, ohne sie zu fragen, und es kommt zu einem Streit. Gerome spürt starken Ärger, Hilflosigkeit und Traurigkeit. Gedanken wie »Ich darf nichts allein entscheiden«, »Sie hält mich für unfähig« und »Das ist so unfair« gehen ihm durch den Kopf. Er fühlt eine körperliche Anspannung, Herzrasen und einen verkrampften Bauch.

In der Kindheitsszene sieht Gerome sich als 8-jährigen Jungen. Er möchte gerade das Haus verlassen, da seine Freunde ihn zum Fußballspielen abholen, was seine Mutter erlaubt hat. Sein Vater versperrt ihm jedoch die Tür und schreit ihn an, da Gerome vergessen hat, seine Hausaufgaben zu erledigen. Sein Vater wirft ihm vor, sich absichtlich drücken zu wollen, ihm nicht vertrauen zu können und gibt ihm Hausarrest. Geromes Mutter steht daneben und sagt nichts. Auf die Frage, was er braucht, antwortet Gerome: »Dass ich verstanden werde und dass mir vertraut wird. Ich habe das doch nicht absichtlich vergessen.«

(2) Kontaktaufnahme mit der begleitenden Person und Versorgung

Die begleitende Person wird in die Szene eingebunden, während die imaginierende Person die Augen geschlossen hält: »Sind Sie auch in dem Bild von Gerome? Können Sie ihn sehen? Wie fühlen Sie sich, wenn Sie Gerome in dieser Situation sehen? Was für ein Gefühl kommt in Ihrem Körper hoch? Welche Gedanken kommen Ihnen in den Kopf? Was möchten Sie jetzt in diesem Moment gern zu Gerome sagen? Was ist Ihr Impuls, zu tun? Bitte sagen bzw. tun Sie das jetzt!«

Wenn die begleitende Person sich emotional berührt zeigt, lassen Sie sie nahe an die aktiv imaginierende Person heranrücken und ggf. berühren, z. B. ihre Hand oder in den Arm nehmen. Es ist wichtig, dass die Übung für die imaginierende Person positiv endet. Ggf. übernimmt die Therapeut:in unterstützend die emotionale Versorgung (»Nachbeelterung«).

Tipp

Das primäre Ziel der Übung ist, den / die Partner:in zu unterstützen. Falls die begleitende Person den Impuls hat, die Bezugsperson in dem Bild zu konfrontieren, kann das geschehen – es muss aber nicht sein!

Gemeinsame Imaginationsübung

Fallbeispiel

Die Therapeutin bittet Katrin, ihre Reaktion auf die Szene zu schildern. Katrin empfindet starkes Mitgefühl mit Gerome und Ärger über das Verhalten der Eltern. Sie versteht gut, dass er sich ungerecht behandelt fühlt, und hat den Impuls, den Eltern zu sagen, wie ungerecht und unfair ihr Verhalten ist. Mit Unterstützung der Therapeutin sagt Katrin dies zu den Eltern und wendet sich dann Gerome zu. Sie sagt: »Du hast gar nichts falsch gemacht. Du hast einfach etwas vergessen, das passiert uns allen. Ich vertraue dir und ich möchte, dass du das weißt.«

(3) Bezug zur Gegenwart herstellen

Nach der Versorgung fragen Sie die imaginierende Person: »Wie fühlt sich das jetzt an, wenn Katrin so zu dir spricht?« Die versorgende Person fragen Sie: »Wie fühlt es sich für Sie an, so bei Gerome zu sein und zu ihm zu sprechen?« Danach verbinden Sie die Kindheitsszene mit der aktuellen Situation: »Gerome, jetzt haben wir besser verstanden, welche Szene / welches Schema hinter dem Erleben in der aktuellen Situation steckt. Was wünschen Sie sich als erwachsene Person heute von Katrin?«

Nachdem Gerome den Wunsch zunächst zu Ihnen ausgesprochen hat, bitten Sie beide Personen, die Stühle in dichtem Abstand einander gegenüber zu stellen. Wenn das Paar möchte, kann es sich an den Händen halten und die Augen öffnen. Sie als Therapeut:in sagen: »Gerome, können Sie diesen Wunsch jetzt direkt zu Katrin aussprechen und ihr dabei in die Augen sehen? Wie fühlt sich das an, das jetzt so zu sagen?« Dann an Katrin gewandt: »Welches Gefühl löst das in Ihnen aus, wenn Gerome so spricht? Was möchten Sie ihm antworten?«

Fallbeispiel

Gerome empfindet Freude und Ruhe, Katrin ebenfalls. Gerome versteht und beschreibt aus der Erwachsenensicht, dass er nun sehen kann, warum es sich in Konflikten mit Katrin immer wieder so anfühlt, als würde Katrin ihm grundsätzlich misstrauen. Katrin versteht nun besser, wie wichtig es für Gerome ist, dass sie mehr nachfragt und ihm Raum gibt, seine Perspektive zu erklären, anstatt ihm direkt Vorwürfe zu machen.

(4) Abschluss der Übung

»Vergleichen Sie Ihr aktuelles Gefühl mit dem, das Sie vor der Übung hatten. Was hat sich verändert? Können Sie jetzt besser nachvollziehen, wie alte Gefühle in Ihre Konflikte hineinwirken? Sie können sich so oder so fühlen – Sie haben eine Wahl! Was können Sie tun, um in solchen Momenten verbunden zu bleiben?«

Die Paare werden ermutigt, die Aufnahme der Sitzung gemeinsam anzuhören, um die erlebte Nähe in den Alltag zu integrieren.

Einleitung Stuhldialoge

Die Arbeit mit mehreren Stühlen ist in der Schematherapie eine zentrale, emotionsfokussierte Methode, die dazu dient, unterschiedliche Erlebens- und Verhaltensanteile (sog. Modi) durch die symbolische Darstellung auf einzelnen Stühlen sichtbar zu machen. Sie ermöglichen es, Gedanken, Gefühle und Verhaltensweisen zu externalisieren, indem sie auf verschiedene Stühle verteilt werden. Durch diese neue Perspektive werden innere Prozesse besser verständlich und reflektierbar. Die Methode verfolgt verschiedene therapeutische Ziele, darunter:

- **Emotionale Aktivierung:** Blockierte oder unterdrückte Gefühle werden gezielt angesprochen und ins Bewusstsein geholt.
- **Förderung der Reflexion:** Innere Prozesse werden externalisiert, indem Kindmodi (Basisemotionen und Grundbedürfnisse), Kritikerstimmen (kognitive Bewertungen) und Bewältigungsmodi unter Anleitung des / der Therapeut:in auf verschiedene Stühle verteilt werden.
- **Distanzierung von automatisierten Modi:** Durch das gezielte Aufstehen und den Perspektivwechsel in die sogenannte Metaperspektive wird eine bewusste und selbstverantwortliche (»erwachsene«) Haltung gefördert.
- **Konkrete Bewältigung:** Im Therapieraum können Stühle bewegt und neu positioniert werden, um lösungsorientierte Veränderungen unmittelbar darzustellen und erlebbar zu machen.

In der Paartherapie sind Stuhldialoge sehr gut geeignet, um dem Paar bzw. den einzelnen Personen den Zugang zu den Grundbedürfnissen (Bindung und Selbstbehauptung) und den damit verbundenen Gefühlen zu erleichtern und auf diese Weise einen balancierteren Kontakt zu fördern. Außer dem gezeigten Verhalten können auch Emotionen und dysfunktionale Bewertungen über sich und andere, die die Beziehung belasten, auf einen eigenen Stuhl »herausgesetzt« werden, damit sie mit einem gesunden inneren Abstand neu bewertet werden können. In der Schematherapie werden diese »innere Kritiker« genannt. Wenn beide Partner:innen ein »Beobachterteam« bilden, fällt es leichter, sich von dysfunktionalem Verhalten, überschießenden Emotionen oder von den Bewertungen dieser abzugrenzen und wieder zueinanderzufinden.

In Stuhldialogen …

- wird ärgerlich-genervten, kämpfenden ROTEN Menschen dabei geholfen, in Kontakt mit dem *Bindungsbein* zu kommen.
- wird ängstlich-traurigen, sich unterordnenden BLAUEN Menschen geholfen, in Kontakt mit ihrer autonomen Seite, ihrem *Selbstbehauptungsbein*, zu kommen.
- wird vermeidenden, »blassen« Menschen geholfen, mit *beiden Beinen* in Kontakt zu kommen und somit wieder aktiv an der Beziehung teilzunehmen.

Rasches Unterbrechen der dysfunktionalen Interaktion (Moduszirkel). Es geht in den Stuhlübungen *nicht* um die Inhalte der Konflikte, sondern nur um die funktionale Analyse des Moduszirkels, also um die entstehenden Effekte. Lassen Sie sich also nicht auf Diskussionen über Vergangenes, Bewertungen oder Absichten ein. Bleiben Sie konsequent beim Zirkel. Gegebenenfalls unterbrechen Sie möglichst rasch, aber freundlich die Person und fragen Sie: »Entschuldigen Sie, wenn ich Sie jetzt schon wieder unterbreche, aber ich fürchte, wir kommen in einen nicht hilfreichen Moduszirkel. Um das zu vermeiden, lassen Sie uns doch bitte zusammen aufstehen und gemeinsam von außen schauen, was da gerade genau passiert. Merken Sie, in welchem Modus Sie *jetzt* im Moment sind?«

Einleitung Stuhldialoge

Dann stellen Sie den Bezug zum Modell her, um die Arbeitsbeziehung aufrecht zu erhalten und eine gemeinsame Grundlage zu haben.

> **Tipp**
>
> Je früher Sie unterbrechen, umso besser. Je länger Sie dem Paar Zeit lassen, sich im »Autopilotenmodus« in das gewohnte Konfliktmuster hineinzusteigern, umso schwerer kommen Sie da wieder heraus. Sie müssen nur sehr höflich unterbrechen, dann toleriert das Paar das auch.

Positionen im Raum und Ansprache. Nach dem Unterbrechen wechseln Sie alle drei rasch in die gemeinsame Beobachterhaltung, indem Sie sich zwischen die neben Ihnen stehenden Patient:innen stellen. Das hilft, den Bezug zum Modell herzustellen und in eine konstruktive Arbeitshaltung zu kommen. Den Abstand zu dem Erleben auf den Stühlen können Sie vergrößern, indem Sie in Form der dritten Person über das Paar sprechen (lassen). Wenn Sie hingegen im Verlauf der Arbeit mit dem Erleben im Inneren (d. h. vor allem mit den Emotionen) in Kontakt kommen möchten, schließen Sie mit dem Paar die Augen und begeben Sie sich in die imaginative Position. Dann setzen Sie sich neben die arbeitende Person und sprechen diese mit »Du« an, um dem intimen, unmittelbaren inneren Erleben näherzukommen und damit die prominenten Bewältigungsmodi zu umgehen. Durch dieses Wechseln der Positionen holen Sie das Paar konsequent aus ihrem »Autopiloten« heraus und führen beide in ein ungewohntes, neues Erleben. Das hilft, in der Arbeit neu anzusetzen und deutlich spürbare korrigierende emotionale Erfahrungen zu generieren. Das Paar erlebt: Hier in der Therapie wird nicht geredet, sondern es passiert etwas ganz Neues und anderes.

Wenn es dem Paar schwerfällt, im Stehen über »die Personen da unten auf den Stühlen« in der dritten Person zu sprechen, können Sie sagen: »Ich weiß, das ist sehr ungewohnt, so zu sprechen. Aber stellen Sie sich vor, wir sind ein Beraterteam und sehen da unten Sie beide sitzen. Oder wir schauen den Film ›Ein Tag im Leben von Ihnen beiden‹ im Zuschauerraum in der letzten Reihe. Oder stellen Sie sich vor, Sie schauen in einem Krimi durch die Scheibe in den Vernehmungsraum. Können Sie damit etwas anfangen?« Wundern Sie sich nicht: Das muss am Anfang sehr konsequent geübt werden. Aber es lohnt sich, weil die Emotionen schwächer werden. Erst wenn das Paar wieder im sogenannten »emotionalen Toleranzfenster« ist, kann es etwas Neues lernen.

> **Tipp**
>
> Starke Emotionen führen dazu, dass die emotionsgetriebene Verhaltenssteuerung über die vernunftgesteuerte dominiert. Daher müssen die Emotionen generell abgeschwächt bzw. abgekühlt werden, damit Sie die Situation sachlicher bzw. mit einem »kühlen Kopf« gemeinsam anschauen können und dadurch wieder in eine gemeinsame Sicht der Dinge zu finden. Das geht mit innerem Abstand deutlich leichter.

Einleitung Stuhldialoge

Beim Betrachten der (leeren) Stühle werden zunächst die aktivierten Bewältigungsmodi (bzw. das gezeigte *Verhalten* / die soziale Rolle) benannt. Um das Modell, mit dem Sie mit dem Paar arbeiten, so einfach wie möglich zu halten, wird hier nicht die konventionelle Modustaxonomie verwendet, sondern (wie das alternative Modell des DSM-5) eine einfache dimensionale Einordnung in eher externalisierendes (ROTES) oder internalisierendes (BLAUES) Verhalten. Dazu müssen Sie diese beiden Tendenzen in einer dimensionalen Weise anbieten. Das erleichtert es der Person, die Beschreibung anzunehmen. Wir bieten verschiedene Abstufungen an: beginnend mit der funktional-dosierten Ausprägung hin zu der dysfunktional-übersteigerten. Für die ROTE Seite bieten wir an: »*die Initiative ergreifen, gestalten wollen bis dominant*«, für die BLAUE Seite: »*kooperativ – nachgebend – sich unterordnend*« und als dritte Option *Rückzug / Vermeidung*. Der Rückzug wird zunächst nicht weiter differenziert. Das geschieht erst im nächsten Schritt auf der Ebene der Emotionen im Inneren der Person (der sog. »hinteren Bühne).

Dann wird der zwischenmenschliche Effekt dieser gezeigten Modi benannt. Dabei kommt es oft vor, dass sich eine Person nicht als »dominant« erlebt, sondern als »sich aufopfernd« (z. B. eine Mutter, die nur das »Beste« für ihr Kind will, was leider das »Beste« aus ihrer Sicht ist und nicht aus der Sicht des Kindes. Damit ist sie aus der Sicht des Kindes auf dem ROTEN Bein.) Dann hilft es zu fragen, wie die Partner:in die aktive Person wahrnimmt. Die wird dann (wie die Tochter) sagen, dass sie sie als dominant erlebt. Um diesen »Widerspruch« aufzulösen, beschreiben wir dieses Verhalten als ROT-BLAU eingepackt. Das bedeutet, dass sich die aktive Person innerlich selbst als BLAU (d. h. fürsorglich-bindungsorientiert) erlebt, aber das auf der »vorderen Bühne« in einem sichtbaren Verhalten ausdrückt, das von der anderen Person als ROT erlebt wird.

Tipp

Es geht in unserer Arbeit eben *nicht* um die Intentionen bzw. Absichten, sondern nur um die Effekte des tatsächlich gezeigten Verhaltens. Im Sinne von »Gut gemeint ist das Gegenteil von gut gemacht«.

Wenn sich anfangs beide schwer mit der Zuordnung tun, können Sie als Therapeut:innen jederzeit auch Ihre eigene Einschätzung vorsichtig einbringen. Es geht uns nicht um »richtig« oder »falsch«. Stattdessen ist es wichtig, verschiedene Blickwinkel zuzulassen und nebeneinander zu stellen und im Raum stehen zu lassen. Das heißt, die Therapeut:innen vermitteln dem Paar gleich zu Beginn, dass ihnen klar ist, dass sie die Dinge verschieden sehen und dass es in der gemeinsamen Arbeit darum geht, dieses »Missverstehen« (s.a. Smartphone **INFO 19** »Microprocessing – Therapeutische Unterstützung während der Kommunikation«) erst einmal als gegeben zu akzeptieren (im Sinne von »agree to disagree«). Auf dieser Basis können Sie dann versuchen, sich auf die Sichtweise der anderen Person einzulassen. Dann sind konstruktive Paargespräche möglich (s.a. **INFO 20** »Effektive Kommunikation: ein wechselseitiger Dialog«).

Wenn das gezeigte Verhalten identifiziert ist, fragen Sie im nächsten Schritt nach den dahinter wirkenden Gefühlen im Körper, d. h. den Basisemotionen. Da wird ebenfalls nur zwischen einer »*angespannt-genervt-ärgerlichen*« und einer »*verletzbar-ängstlich-traurigen*« Seite unterschieden. Damit können Sie auch das zunächst neutrale Vermeidungs- bzw. Rückzugverhalten entweder der BLAUEN (verletzbarer Rückzug bzw. Beschützermodus) oder ROTEN Seite (ärgerlicher Rückzug bzw. Beschützermodus) zuordnen und entsprechend mit der einen oder anderen Stuhlübung weiterarbeiten.

Einleitung Stuhldialoge

Hinweis: Viele Menschen können Körpergefühle schlecht identifizieren und antworten mit Gedanken über Gefühle, anstatt wirklich *jetzt* zu fühlen. Damit sind sie aber nicht in der Gegenwart, sondern in ihren (gedanklichen) Vorstellungen. Sie müssen daher diese Menschen aktiv anleiten, *jetzt* auf die Gefühle im Körper zu achten. Körperreaktionen sind unmittelbar mit den Basisemotionen verbunden und zeigen an, welche innere Orientierung unser Organismus gerade einnimmt. Das kann sich von unseren (gedanklichen) Absichten deutlich unterscheiden, wie das Beispiel mit der fürsorglichen Mutter oben zeigen sollte. Zugespitzt könnte man sagen: Der Körper lügt nicht! Es empfiehlt sich, folgende Gegensatzpaare anzubieten (jeweils der ROTEN oder BLAUEN Seite zugeordnet):

- Wird die Brust eher enger (BLAU) oder weiter (ROT)?
- Fällt das Atmen schwerer (BLAU) oder leichter (ROT)? Gegebenenfalls nach Kloß im Hals fragen.
- Ist das Gefühl im Bauch eher kraftlos (BLAU) oder kraftvoll (ROT)?
- Ist es eher ein flaues Gefühl (BLAU) oder krampft es sich zusammen (ROT)?

Mit den ROTEN können Sie den Stuhldialog zum Zugang zur Bindungsseite (**AB 34** »Stuhlübung – Zugang zum Bindungsbedürfnis«) durchführen. Das gilt auch für die sich ärgerlich Zurückziehenden, die Überkontrollierenden und diejenigen, die sich in einer »Bubble« und mit sich bzw. irgendwelchen selbstbezogenen Aktivitäten absorbiert sind (bis hin zur Sucht). Dabei geht es darum, wieder mehr von dem Bindungswunsch zu spüren und dadurch auch offener für die Gefühle und Bedürfnisse der anderen Person zu werden. Mit den ängstlich-BLAUEN können Sie die Stuhlübung zur Stärkung der Selbstbehauptungsseite (**AB 32** »Stuhlübung – Zugang zur Selbstbehauptungskraft«) durchführen. Dabei geht es darum, die eigenen Wünsche und Bedürfnisse wahrzunehmen und in die Kraft zu finden, sich wieder zu trauen, für sie offen einzustehen. Bei Ambivalenten, die zwischen der Aktivierung ihrer verletzbar-resignierten und einer angespannt-genervten Seite wechseln, können beide Übungen hintereinander durchgeführt werden. Letztlich geht es darum, Menschen, die als gezeigtes Verhalten (Bewältigungsmodus) in den Rückzug gehen, unabhängig von der emotionalen »Couleur« (also rötlich oder bläulich) wieder mit anderen Menschen in Kontakt zu bringen. Das bedeutet, sowohl wieder Vertrauen in andere als auch in sich selbst (Selbstwirksamkeit) aufzubauen.

Tipp

Wenn die Betroffenen in ihrer Aktivierung festhängen, markieren und validieren Sie das, sortieren es dann aber in das Modell ein. Mit diesen drei Schritten »Markieren – Validieren – Einsortieren« lenken Sie den Prozess und bleiben »auf Kurs«.

Immer wenn Sie den Eindruck haben, dass es Menschen schwerfällt, sich auf die aktuelle Situation einzulassen, sind sie vermutlich schemaaktiviert. Dann sind sie mehr mit ihrer Innenwelt (und damit ihrer Vergangenheit) verbunden als mit der aktuellen Situation im Therapieraum. Dann können Sie im ersten Schritt in die gemeinsame Imagination »Reise in die Kindheit« gehen (**AB 31** »Gemeinsame Imaginationsübung«), um gemeinsam zu entdecken, welche alten inneren Bilder (bzw. Schemata) im Hintergrund aktiviert sind und den Blick auf die Gegenwart verzerren. Wenn die Anwesenheit des/der Partner:in eher ablenkt oder gar blockiert, lohnt es sich, es in einer Einzelsitzung zu versuchen.

Stuhlübung – Zugang zur Selbstbehauptungskraft

Menschen, die dazu neigen, in Konfliktsituationen auf das BLAUE Bein (d. h. in eine sich unterordnende Position) oder aber auch in eine Vermeidung zu rutschen, blockieren in diesen Momenten ihr Selbstbehauptungsbedürfnis. Sie übernehmen also keine Verantwortung mehr für ihre eigenen Wünsche und Bedürfnisse. Entsprechend unserem Balance-orientierten Modell befinden sich unterordnende bzw. ängstlich Vermeidende auf dem BLAUEN Bein, d. h., sie handeln eher bindungs- bzw. sicherheitsorientiert. Sie haben nicht das Selbstvertrauen bzw. die Kraft, sich gegen dominantere Personen zu behaupten bzw. durchzusetzen. Die therapeutische Aufgabe ist daher, das ROTE Selbstbehauptungsbein zu stärken. In dieser Stuhlübung gehen Sie in folgenden Schritten vor:

Schritt 1: Identifizieren des aktiven Kindmodus (hinter dem vermeidenden Bewältigungsmodus)
Die ängstlich-vermeidende Person wird – idealerweise in der gemeinsam stehenden Beobachterhaltung – nach den aktivierten Emotionen (Einsamkeit, Angst, Trauer, Verzweiflung) befragt, die sich hinter dem distanzierten Bewältigungsmodus verbergen. Dieser Stuhl wird hinter den Beschützerstuhl gestellt (s. Abb. unten). Die Person setzt sich auf diesen Stuhl (das ist der mit »BLAU« bezeichnete Stuhl in der Abbildung unten), der / die Therapeut:in daneben. Der / Die Partner:in setzt sich auf den normalen Stuhl.

Schritt 2: Validierung der »Mauer« und Neubewertung
Nun duzen Sie die Person, da Sie in ihrer Innenwelt arbeiten: »Was fühlst du, wenn du jetzt hier hinter deiner Beschützermauer sitzt?« Typischerweise fühlen sich die Betroffenen geschützt. »Genau, für deine verletzbare Seite ist die Mauer eine Schutzmauer. Wenn du jetzt die Uhr in die Zukunft laufen lässt … Willst du den Rest deines Lebens hinter dieser Mauer verbringen? Gibt es da vielleicht, neben dem verletzbaren Teil, einen Teil in dir, der sich noch etwas anderes wünscht? Für diesen Teil ist die Mauer eine Gefängnismauer. Hier kannst du dich, deine Beziehung und dein Leben nicht weiterentwickeln.«

Schritt 3: Zugang zur Selbstbehauptungsseite
Nun siezen Sie die Person wieder, denn Sie wenden sich an die »erwachsene« Seite: »Sie erinnern sich an unser Zwei-Beine-Modell – wir werden alle auch mit einer Selbstbehauptungsseite geboren. Aus dieser Seite heraus wollen wir die Beziehung und das Leben selbst gestalten, haben eigene Wünsche und Vorstellungen und spüren Ärger, wenn wir hier blockiert werden oder den Eindruck haben, dass wir nicht gut behandelt werden. Diese Seite wird durch diesen Beschützer, diese Mauer auch blockiert. Daher spüren Sie diese Selbstbehauptungskraft in sich nicht mehr! Aber lassen Sie uns versuchen, mit ihr in Kontakt zu treten, okay?«

Dann stellt sich die Person auf die Position des als ROT bezeichneten Stuhls, der auf der »hinteren Bühne« für die Selbstbehauptungsseite steht, Sie daneben. Die beobachtende Person bleibt auf ihrem normalen Stuhl sitzen.

Stuhlübung – Zugang zur Selbstbehauptungskraft

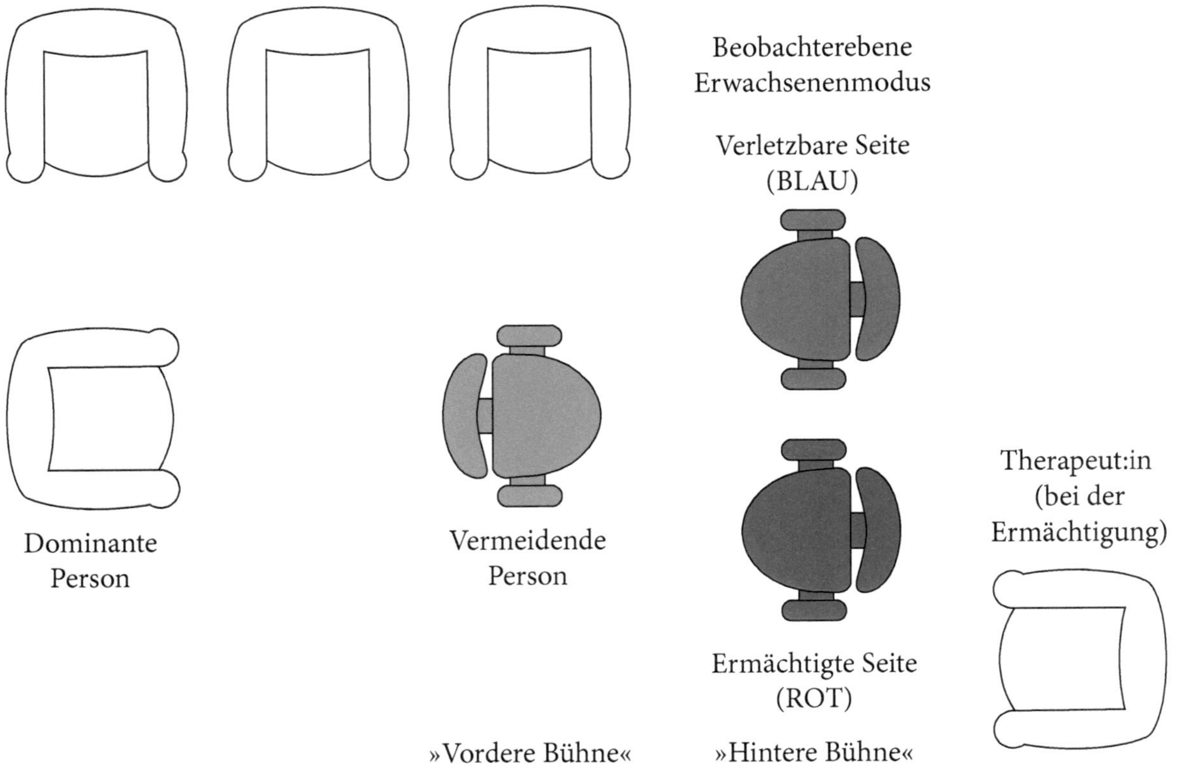

Zugang zur Selbstbehauptungskraft. Die Abbildung in Farbe finden Sie im Online-Material.

Dann fragen Sie die aktiv arbeitende Person auf der Selbstbehauptungsposition: »Machen wir doch alle mal die Augen zu. Stellen Sie sich vor, heute Nacht geschieht ein Wunder und morgen früh ist die Beziehung zu Ihrem / Ihrer Partner:in so, wie Sie sie sich erträumen. Wie sieht das dann aus? Wenn alles möglich wäre, was möchten Sie ihr bzw. ihm sagen? Was soll er / sie tun oder was möchten Sie gerne mit ihm / ihr machen?« Lassen Sie die Person erst zu Ihnen sprechen, bis Sie das Gefühl haben, dass die andere Person vermutlich positiv darauf eingehen wird. Erst später lassen Sie diese Aussagen in direkter Rede gegenüber der anderen Person ausdrücken. So behalten Sie die Kontrolle über den Prozess.

Schritt 4: Imaginative Stärkung (Nutzung von starken Vorbildern und Power Posing)

Gegebenenfalls kann die Selbstbehauptungskraft durch die Nutzung von imaginativen Bildern noch verstärkt werden. Die arbeitende Person steht in der Selbstbehauptungsposition, der / die Therapeut:in daneben. Der / Die Partner:in sitzt beiden gegenüber. Alle halten die Augen geschlossen. »Denken Sie an eine Figur oder eine Person, die für Sie innere Stärke, Kraft und Ruhe symbolisiert und für Sie ein Vorbild sein kann. Haben Sie ein Bild? Wenn Sie an diese Person oder Figur denken, dann stellen Sie sie sich in ihrer ganzen Kraft vor. Schlüpfen Sie nun innerlich in die Haut / Haltung dieser Figur. Können Sie versuchen, dieser Kraft in Ihrem Körper nachzuspüren und wie sich das anfühlt? … In den Beinen, Ihrer Brust, in Ihren Schultern, dem Rücken, den Armen … Wie Sie mit den Füßen ganz fest in der Erde verwurzelt sind? Wenn Sie mögen, können Sie unter diesem Eindruck Ihre Körperhaltung ein wenig korrigieren. Was möchten Sie Ihrem / Ihrer Partner:in aus dieser Haltung heraus sagen? Worum geht es Ihnen? Was sollte er / sie über Sie, Ihre Wünsche und dem, was Sie von ihm / ihr möchten, wissen? Treten Sie aus dieser neuen Kraft heraus für sich ein und sagen Sie es ihr / ihm!«

Stuhlübung – Zugang zur Selbstbehauptungskraft

Schritt 5: Kraftvoller Ausdruck von Wünschen im Erwachsenenmodus
Abhängig von dem geäußerten Wunsch unterstützen Sie jetzt die aktiv arbeitende Person, diesen Wunsch kraftvoll (mit geschlossenen Augen) seiner / seinem Partner:in gegenüber auszusprechen. »Wie ist Ihr Gefühl nun? Wie fühlen Sie sich in Ihrem Körper? Sind Sie im Kontakt mit Ihren Wünschen? Spüren Sie Ihre Kraft. Stellen Sie sich vor, Sie schauen mit dieser Kraft Ihrem Gegenüber in die Augen. *(Die Augen bleiben dabei aber geschlossen. Es geht um die Vorstellung!)* Was sagen und tun Sie jetzt? Wie möchten Sie sich verhalten? Wie fühlt es sich an, ihr / ihm in dieser Weise entgegenzutreten? Wie fühlt sich das in Ihrem eigenen Körper an?«

Die Person spricht zunächst zu Ihnen, damit Sie die Formulierungen und die Balance zwischen Wunsch und Angebot gemeinsam herstellen können. Stimmt diese Balance nicht, wird der Wunsch vermutlich abgelehnt werden. Um dem vorzubeugen, suchen Sie zuerst eine angemessene Balance. Eventuell können Sie ermutigen und passende (d. h. auch realistische) Anregungen geben. Sie sollten allerdings wirklich zu dem passen, was die Person sagt bzw. sagen möchte. Die zuhörende Person soll dieses »Ringen« aber durchaus mitbekommen, damit sie Teil des Prozesses werden und das Bemühen spüren kann. Dann erst wird die andere Person direkt angesprochen:

»Sagen Sie das jetzt bitte direkt zu (*Name der anderen Person*)!« Wenn das Selbstbehauptungsbedürfnis im Rahmen des Möglichen ausgedrückt wurde, sagt der / die Therapeut:in: »Gut. Soweit erst einmal. Spüren Sie bitte noch einmal bis in den Körper hinein, wie sich das jetzt anfühlt, und halten Sie bitte dieses Gefühl, während ich auf die andere Seite gehe.«

Schritt 6: Kontakt zum / zur dominanten (ggf. auch distanzierten) Partner:in herstellen
Dann setzen Sie sich neben die beobachtende Person (die weiterhin die Augen geschlossen hält) und fragen: »Haben Sie zugehört? Sehen Sie (*Name der aktiven Person*) vor sich? Wie fühlt sich das für Sie an, wenn er / sie so zu Ihnen spricht? Welchen Impuls spüren Sie jetzt in Ihrem Körper? Was möchten Sie jetzt tun oder sagen? … Wollen Sie ihm / ihr das vielleicht direkt sagen?«

Abhängig davon, was die Wünsche sind und wie auf sie reagiert wurde, gibt es jetzt wieder mehrere Möglichkeiten:

- Die andere Person ist froh, dass ihm / ihr nicht mehr ausgewichen wird, und ist froh, die starke Seite des / der Partner:in zu sehen. Dann können beide (immer noch mit geschlossenen Augen) aufeinander zugehen und sich an den Händen halten oder umarmen.
- Gegebenenfalls können Sie zu der aktiv arbeitenden Person zurückgehen und die Vorstellungen anpassen. Dann – wie ein Pendeldiplomat – wieder zu der zuhörenden Person, bis ein gemeinsames Bild entsteht. Es ist wichtig, den Wunsch und das Angebot gut auszubalancieren.
- Das Paar kann nun (mit offenen Augen) ggf. mithilfe des konstruktiven Dialogs und weiteren Kommunikationsübungen darin unterstützt werden, über den Inhalt des Konfliktes zu sprechen. Dabei sollte das Paar und auch der / die Therapeut:in darauf achten, dass stets die Balance gehalten wird.
- Manchmal ist es auch gar nicht wichtig, dass Themen gelöst oder weiter besprochen werden. Stattdessen ist es eher sinnvoll, das Paar darin zu unterstützen, die Spannung, die durch den zutage getretenen Unterschied offensichtlich geworden ist, zu halten. Selbstverständlich werden viele Partner:innen angespannt darauf reagieren, wenn der / die Partner:in mehr Selbstbehauptungskraft entwickelt. Dadurch werden Unterschiede und mögliche Reibungspunkte deutlicher und spürbarer. Genau an dieser Stelle können Sie das Paar darin unterstützen, Spannungen zu halten und daran zu wachsen. Paare, die diese Spannung der Unterschiede nicht halten können, tendieren dazu, wieder in alte Muster zu springen. Unterschiede auszuhalten bedeutet:

Stuhlübung – Zugang zur Selbstbehauptungskraft

- an sich selbst (dem eigenen Erleben) festzuhalten und gleichzeitig der anderen Person das eigene Erleben zuzugestehen
- sich selbst bzw. die daraus resultierenden Gefühle wie Ärger oder Angst regulieren zu können
- das Risiko tragen zu können, dass nicht immer nur das gesagt wird, was von der anderen Person gutgeheißen wird
- das Gegenüber trotz der möglichen Unterschiede liebhaben und an diesem Gefühl festhalten zu können

Hier können Formulierungen hilfreich sein wie:
»Gerade kommen wir an einen Punkt, an dem Sie sich beide sehr authentisch zeigen, ohne dabei in einen dominierenden Modus zu fallen. Sie machen das prima, Sie müssen jetzt nicht schnell Antworten oder Lösungen suchen. Gerade geht es darum, dass Sie es schaffen, an sich festzuhalten und sich authentisch zu zeigen, ohne dabei den / die andere:n zu verlieren. Schauen Sie sich an … denken Sie daran, dass Sie zwei Menschen sind, die sich lieben und gleichzeitig manche Dinge sehr unterschiedlich erleben und Unterschiedliches wollen. Das darf beides sein. Wie ist es für Sie, beides zuzulassen, inklusive der dazugehörigen Spannung?«

Die Information zur Paarentwicklung (**INFO 7** »Die Paarentwicklung – das Zusammenspiel von ICH und WIR«) sowie das dazu gehörige Arbeitsblatt (**AB 17** »Die Paarentwicklung«) können an dieser Stelle helfen, die Autonomieentwicklungen von Partner:innen als weniger beängstigend, sondern mehr als Teil einer »gesunden« Paarentwicklung zu betrachten.

Schritt 7: Diskrimination der Gefühle vor und nach der Sitzung
Beide Personen werden zurück auf den Stühlen darum gebeten, ihre Gefühle vor und nach der Sitzung wahrzunehmen und auszudrücken. Kommen beide nicht ausreichend in eine balancierte Haltung und besteht der Eindruck, dass dabei schemabedingte Blockaden eine Rolle spielen, können Einzelsitzungen angeboten werden.
Mögliche Hausaufgabe. Jedes Mal, wenn sich die Person im »Autopilotenmodus« zurückziehen oder nachgeben möchte, soll sie kurz innehalten und prüfen, was ihr eigentlicher Wunsch ist. Dann soll sie versuchen, etwas mehr auf das ROTE Bein zu gehen und zu versuchen, den Wunsch anzusprechen.

Tipp

Gerade Menschen, die zur Vermeidung tendieren, empfinden es oft als sehr anstrengend, für sich selbst einzustehen und auch die Partnerschaft mitzugestalten. Hilfreich ist der Vergleich mit dem Muskelaufbau beim Sport. »Ja, es ist anstrengend, den Selbstbehauptungsmuskel und auch den Bindungsmuskel zu trainieren, und es fühlt sich oft weniger anstrengend an, einfach in das bekannte Muster zu fallen. Aber genauso wie beim Sport entsteht dadurch keine kraftvolle Haltung. Wer eine starke Haltung entwickeln möchte und außerdem eine schöne, erwachsene, nahe und kraftvolle Partnerschaft haben möchte, sollte stets seine Muskeln trainieren. Es lohnt sich!«

Honeymoon-Imagination

Ziel dieser Übung ist es, innerlich an positive Erlebnisse mit dem / der Partner:in anzuknüpfen und daraus die Motivation zu ziehen, etwas zur Verbesserung der Beziehung zu tun.

Ablauf

Der / Die Therapeut:in sitzt dicht hinter der Person, die in dieser Übung die aktive Rolle einnimmt. Die andere Person schließt ebenfalls die Augen und soll die Imagination mitmachen.

»Okay, dann machen wir jetzt alle einmal die Augen zu. Gehen Sie in Kontakt mit Ihren Gefühlen im Brust- und Bauchbereich und Sie (*Name*) lassen sich jetzt zurücktreiben in die Zeit, als Ihre Beziehung begann. Bitte lassen Sie ein Bild hochkommen aus der Zeit, als Sie in Ihren Partner verliebt waren. An welchem Ort sind Sie? Welche Jahreszeit ist es? Was machen Sie? Was sehen Sie? Was hören Sie? Was spüren Sie auf der Haut? Wie fühlt sich das an, jetzt an diesem Ort zu sein? Was sehen Sie, wenn Sie sich in die Augen schauen?... Wie fühlen Sie sich – bis in den Körper hinein –, wenn Sie diese Szene vor Ihrem inneren Auge sehen? Und aus diesem Gefühl heraus, was möchten Sie jetzt zu ihm / ihr sagen oder mit ihm / ihr machen? Er / Sie kann Sie hören ... Können Sie ihm / ihr das jetzt ins Gesicht sagen? Wie fühlen Sie sich dabei, bis in den Körper hinein? Bleiben Sie jetzt bitte bei diesem Gefühl, während ich jetzt zu Ihrem / Ihrer Partner:in gehe.«

Der / Die Therapeut:in setzt sich jetzt dicht hinter die begleitende Person: »(*Name*), sind Sie auch an diesem Ort? Sehen, hören und spüren Sie auch, was Ihr:e Partner:in beschrieben hat? Wie fühlt sich das an – bis in Ihren Körper hinein –, dort zu sein? Was für ein Gefühl entsteht in Ihnen, wenn Ihr:e Partner:in jetzt so spricht? Wie fühlt sich das an? Was ist jetzt Ihr Impuls? Was möchten Sie sagen oder tun? ... Gibt es etwas anderes, das Sie gern tun oder sagen möchten? Wie fühlt sich das an, jetzt so zu sprechen?«

Annäherung des Paares. Wie Sie mit der Sitzung fortfahren, hängt davon ab, wie stark diese Übung das Bindungsbedürfnis der beiden aktiviert. Wenn das Paar bereit dazu scheint, sich auch wieder auf einer körperlichen Ebene zu verbinden, können Sie die beiden bitten aufzustehen und sie vorsichtig mit geschlossenen Augen (!) an den Händen zueinander führen, solange beide mitgehen. Die beiden halten sich dann entweder an den Händen, umarmen oder küssen sich. Alles ist in Ordnung.

Selbstwahrnehmung. Wenn Sie den Eindruck haben, dass die Gefühle ausgedrückt sind, fragen Sie die beiden nacheinander (immer noch mit geschlossenen Augen): »(*Name*), wie fühlt sich das jetzt an – bis in den Körper hinein? (*Name des / der Partner:in*), wie geht es Ihnen damit? Ja, es ist möglich, dass Sie die Gefühle von früher immer noch fühlen. ›Ihr Gehirn kann das‹, wenn Sie ihm die Chance dazu geben! Und das ist dann Ihre jetzige Realität! Es gibt keine andere Realität, als die, in der Sie *jetzt* sind!« Dann bitten Sie die beiden, langsam die Augen zu öffnen, ohne die Körperhaltung zu verändern. »Ja, schauen Sie sich an. Sie sind älter geworden. Es ist viel passiert. Aber trotz allem sind Sie immer noch ein Paar und die alten Gefühle sind noch da, wenn Sie ihnen Raum geben.«

Diskrimination. Zum Schluss bitten Sie beide, wieder auf ihren Stühlen Platz zu nehmen. »Wenn Sie Ihr Gefühl jetzt mit dem Gefühl am Anfang der Stunde vergleichen – was ist der Unterschied? Sehen Sie das: Wir haben es selbst in der Hand, welche Bilder, Gedanken und Gefühle wir zulassen und in uns stark werden lassen!«

Mögliche Hausaufgabe. Zu Hause möglichst oft einmal die Augen schließen und mit diesen Bildern und Gefühlen in Kontakt kommen oder gemeinsam alte Urlaubsfotos anschauen.

Stuhlübung – Zugang zum Bindungsbedürfnis

Menschen, die dazu neigen, in Konfliktsituationen mit dem / der Partner:in auf das dominante Selbstbehauptungsbein zu rutschen, spüren in diesen Momenten nicht mehr ihr Bindungsbedürfnis Ihrem / Ihrer Partner:in gegenüber. Das Ziel dieser Übung besteht darin, das Bindungsbedürfnis emotional zu aktivieren. Erst wenn man dieses Bedürfnis spürt, kann und möchte man sich empathisch und kooperationsorientiert einer anderen Person zuwenden.

Schritt 1: Unterbrechen des Moduszirkels
»Entschuldigung, kann es sein, dass Sie jetzt gerade in Ihr typisches Muster rutschen? Es ist gut, dass Sie das hier zeigen, denn dann können wir daran arbeiten. Wollen wir uns das einmal gemeinsam anschauen? … Vielen Dank, ich schlage vor, dass wir an dieser Stelle zusammen aufstehen, um von außen auf Ihr Muster und auf die eigentlichen Bedürfnisse zu schauen«.

Alle drei stehen auf. Diese Bewegung erleichtert das Ablösen von den aktivierten Modi und das Einnehmen einer Meta-Perspektive.

Schritt 2: Identifizieren des Bewältigungsmodus der externalisierenden (ROTEN) Person
Es fällt vielen Paaren leichter, sich von den Modi zu distanzieren und diese zu reflektieren, wenn im Stehen in der dritten Person gesprochen wird:

»Ist es in Ordnung, wenn wir heute mit Ihrer Seite anfangen, (*Name*)? Lassen Sie uns dabei die bereits bekannten Begrifflichkeiten ›aktiv bis dominant‹ bzw. ›kooperativ bis unterordnend‹ und als dritte Option ›zurückziehend‹ verwenden, okay? Sagen Sie mir, was glauben Sie, in welchem Modus befindet sich (*Name*) da unten am ehesten, wenn sie so wie eben spricht?« Eventuell können Sie auch bei der anderen Person nachfragen oder den eigenen Eindruck teilen.

Schritt 3: Identifizieren des aktiven Kindmodus (emotionale Seite)
»Okay, lassen Sie uns nachsehen, welche Emotionen ›hinter‹ diesem Stuhl aktiv sind. Was meinen Sie, welche Emotionen treiben dieses Verhalten an?« Sie bieten zunächst die vertrauten Emotionspaare »angespannt-genervt-ärgerlich« bzw. »verletzbar-ängstlich-traurig« an, um es den Betroffenen leichter zu machen. »Richtig! Es ist eine Art Ärger oder Genervt-Sein – zumindest ist sie / er angespannt, oder? Und auf welchem Bein (*Bindung* oder *Selbstbehauptung*) steht (*Name*), wenn sie / er diese Gefühle hat? Richtig! Sie / Er ist mehr auf der Selbstbehauptungsseite.«

Stellen Sie dann auf der »hinteren Bühne« einen Stuhl hinzu, der die angespannt-ärgerliche Selbstbehauptungsseite hinter dem dominanten Bewältigungsmodus symbolisiert.

Stuhlübung – Zugang zum Bindungsbedürfnis

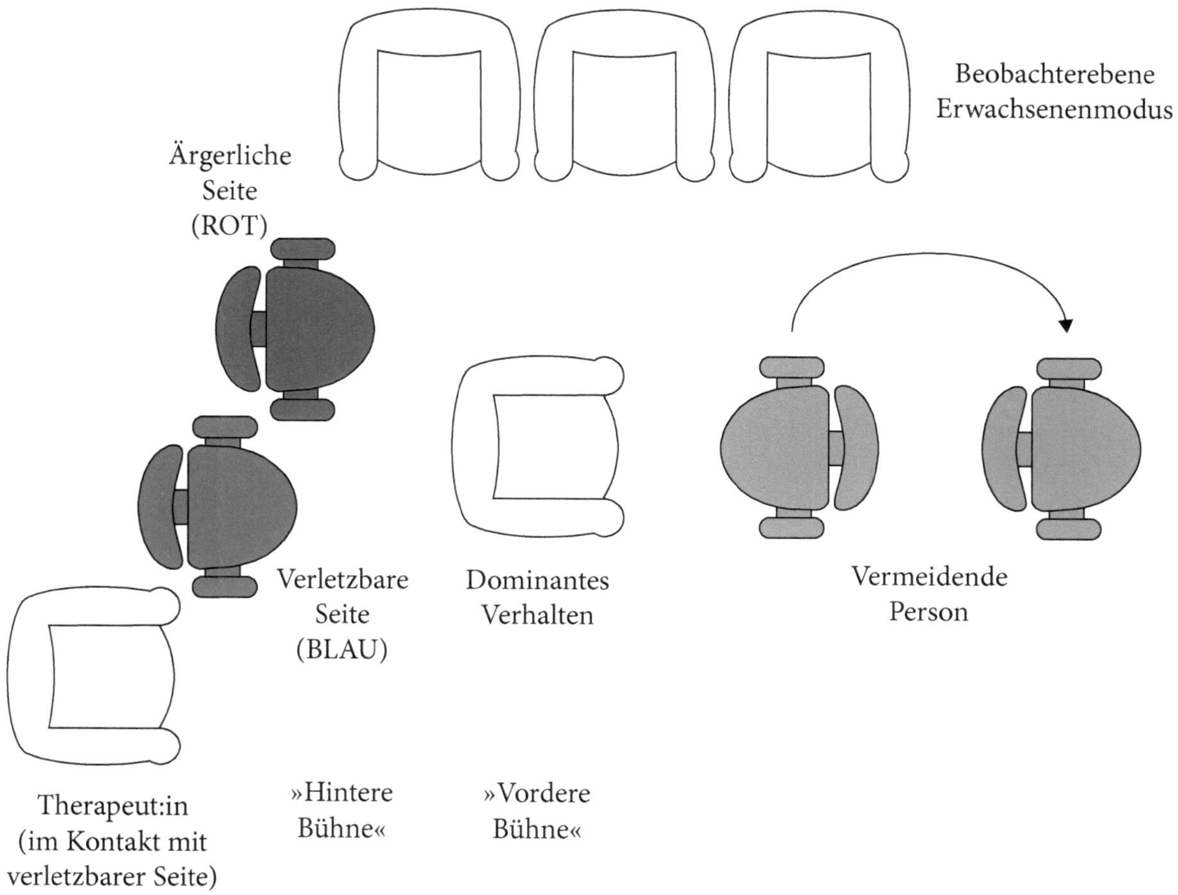

Zugang zum Bindungsbedürfnis. Die Abbildung in Farbe finden Sie im Online-Material.

Schritt 4: Erkennen der Dysfunktionalität des (dominanten) Bewältigungsmodus

»Wir haben alle eine Selbstbehauptungsseite und es ergibt auch Sinn, sich manchmal dieser Seite zu bedienen. Aber lassen Sie uns deren Effekt auf die Beziehung betrachten. Was ist das angestrebte Ziel, wenn (*Name der aktiven Person*) auf die dominante Seite geht? … Richtig! Sie möchte, dass seine:e / ihr:e Partner:in kooperiert und das macht, was er / sie sagt bzw. von ihm / ihr möchte. Aber tut er / sie das denn?« An dieser Stelle kann die andere Person befragt werden, wie er / sie sich mit dem gezeigten Modus fühlt (nämlich unwohl) und was dann der Impuls ist (sich genervt abwenden): »Er / Sie zieht sich also in den Vermeidungsmodus zurück.« Um den Rückzug deutlich zu machen, wird der Stuhl weggedreht, sodass er mit der Lehne zu dem Stuhl der aktiv arbeitenden Person zeigt. »So, das ist also nicht das, was Sie anstreben. Möchten Sie Ihre Strategie verändern oder etwas anderes ausprobieren?«

Schritt 5: Empathieübung durch Perspektivwechsel

Diese Übung soll Verständnis und Mitgefühl fördern und wird hier im Anschluss an Schritt 4 eingesetzt. Sie kann aber auch für sich alleine eingesetzt werden. Sie hilft dabei, Patient:innen in der Therapie beizubringen, ein besseres Bewusstsein dafür zu bekommen, wie sie auf andere wirken. Solche erlebnisaktivierenden Übungen werden viel besser angenommen und wirken »tiefer«, als theoretisches »Sprechen über die Dinge«.

Stuhlübung – Zugang zum Bindungsbedürfnis

Zunächst entwickeln Sie gemeinsam mit den Patient:innen im Stehen ein äußeres Bild von der Person, mit der Sie jetzt arbeiten wollen. Gewissermaßen von außen geschaut, wie durch eine Kamera. Da der problematische Bewältigungsmodus unten auf dem Stuhl sitzt, ist es für die stehende Person viel leichter, aus dieser Distanz heraus über das Muster zu reflektieren: »Wenn wir jetzt zusammen – wie durch eine Kamera – auf Sie da unten schauen, was sehen wir da?« Achten Sie auf die Körperhaltung, die Gesten, die Stimme, die Worte, den Blick, die Augen, die Energie, die von ihr ausgeht, und fragen nach diesen Qualitäten. Die arbeitende Person darf anfangen, die begleitende Person und Sie als Therapeut:in können bei Bedarf ergänzen.

Nun stellen Sie sich alle drei zusammen hinter den (weggedrehten) Stuhl der beobachtenden Person und fragen: »Wenn Sie sie jetzt (*Name*) da unten so sprechen sehen und hören, wie sie es eben getan hat, was löst das für ein Gefühl in Ihnen aus?« Sie können den Effekt verstärken, wenn sich die aktive Person auf den Stuhl der Partnerperson setzt (*Patient:in und der/die Therapeut:in daneben*), und fragen: »Wir schließen jetzt alle die Augen. (*Name der arbeitenden Person*), wenn du jetzt (*Name der arbeitenden Person*) da drüben so zu dir sprechen und handeln siehst, was löst das jetzt für ein Gefühl in deinem Körper aus?« Dabei wiederholen Sie die oben beim »Blick durch die Kamera« gefundenen Beschreibungen, die dann – wie eine reale Wahrnehmung – ähnliche Gefühle in der arbeitenden Person auslösen sollen, wie sie in der beobachtenden Person auslösen. Sie »versetzen« sie also buchstäblich in die andere Person. Bei Bedarf bieten Sie wieder die oben beschriebenen Gegensatzpaare für das Erleben in der Brust und im Bauch an.

Dann fragen Sie: »Was spürst du nun für einen Impuls?« Typischerweise fühlt dann die Person angesichts des gemeinsam gefundenen »Kamerabildes« genau deren Impuls. Danach ist sie offener für die Arbeit an ihrem Bewältigungsmodus und der verletzbaren Seite.

Schritt 6: Zugang zur blockierten verletzbaren Seite bekommen

Wenn die Person zustimmt, geht es weiter: »Erinnern Sie sich? Jeder Mensch kommt mit zwei Beinen auf die Welt.« Der/Die Therapeut:in fügt einen Stuhl für den verletzbaren Kindmodus neben dem ärgerlich-wütenden Kindmodus hinzu.

»Lassen Sie uns doch einmal versuchen, mit Ihrem Bedürfnis nach Liebe und Nähe in Verbindung zu treten. Würden Sie nun bitte auf dem Stuhl, der für dieses Bedürfnis steht, Platz nehmen?« Das ist der mit BLAU gekennzeichnete Stuhl in der Abbildung auf diesem Arbeitsblatt. Zur gleichen Zeit nimmt die andere Person wieder Platz auf ihrem nun wieder weggedrehten Stuhl. Der Stuhl zeigt in dem Fall gegen die Wand, da er sich entschieden hat, in den Rückzug zu gehen. Als Therapeut:in setzen Sie sich nahe neben und ein wenig hinter den/die Patient:in und sprechen mit sehr sanfter Stimme zu der verletzbaren Seite (die geduzt wird): »Okay, was spürst du jetzt in diesem Moment, wenn du siehst, wie dein dominanter Modus da vorne deine:n Partner:in wegtreibt? Mach ruhig die Augen zu und spüre in deinen Körper hinein. Was spürst du in der Brust, im Bauch?«

Häufig bereitet bereits das Betrachten von dem Rücken der Partnerperson schmerzliche Gefühle, z. B. eine Enge in der Brust. Bleibt der/die Patient:in im Ärgermodus, markieren Sie das und versuchen Sie, den Ärger auf den ROTEN Stuhl daneben heraus zu setzen: »Versuch, den Ärger auf den Stuhl neben dir hinzusetzen und noch einmal zu spüren, was du dir von deinem/deiner Partner:in im Herzen wünschst?«

Stuhlübung – Zugang zum Bindungsbedürfnis

Schritt 7: Imaginative Vertiefung

Um die arbeitende Person stärker mit dem Bindungswunsch und den damit verbundenen Gefühlen in Kontakt zu bringen, können Sie eine Trennung imaginativ vorwegnehmen: »Stell dir vor, (*Name der Partnerperson*) verlässt dich jetzt wirklich. Er / Sie geht durch die Tür, eine lange Straße entlang und wird immer kleiner ... kannst du das sehen? Jetzt ist er / sie ganz weg! Und du weißt, du siehst ihn / sie nie wieder, dein ganzes Leben. Er / Sie hat dich verlassen, du bist wieder alleine, du hast es nicht geschafft. Was macht das jetzt für ein Gefühl in deinem Körper?« Aus dem Bild wird dann sofort in das Körpererleben gelenkt und ggf. rasch die oben erwähnten polaren Gefühle in Brust und Bauch angeboten.

Schritt 8: Aus der verletzbaren Seite sprechen

Sobald verletzbare Gefühle oder Körpersignale auftreten, werden diese validiert »Gut, dass du das jetzt spürst und auch sagen kannst. *Das* ist deine verletzbare Seite! Die war im Hintergrund immer da. Und jetzt kannst du sie spüren und zeigen. Wie fühlt sich das an, wenn du jetzt mit ihr in Kontakt bist? Wenn du das jetzt spürst, was wünschst du dir von deinem Gegenüber und was wünschst du dir für euch als Paar?« In aller Regel möchte die Person, dass der / die Partner:in sich ihr wieder zuwendet und dass sie eine gemeinsame Lösung finden, was den Konfliktpunkt angeht. Wenn das so ist, können Sie die andere Person sich umdrehen lassen. Der dominante Bewältigungsstuhl wird von dem / der Therapeut:in zur Seite geschoben, z. B. mit den Worten »Die kämpferische (*Name*) tun wir jetzt mal kurz zur Seite bis zum nächsten Streit« und fahren fort: »Was möchtest du (*Name der Partnerperson*) jetzt sagen? ... Und bist du auch bereit, ihm / ihr zuzuhören? ... Was kannst du ihm / ihr sonst noch geben? Sage es ihm / ihr, er / sie hört dich!« Dabei sollten die Augen unverändert geschlossen bleiben. Wenn die Person ihre Wünsche noch zu fordernd vorträgt, korrigieren Sie nicht, sondern gehen Sie zum nächsten Schritt. Wichtiger ist, dass eine gute Balance von Wunsch und Angebot formuliert wird, die die Chance hat, von der anderen Person angenommen zu werden.

Eine emotionale Verbindung herstellen

Wenn die Wünsche in einer angemessenen Weise ausgedrückt wurden, validieren Sie das: »Danke, das haben Sie sehr gut gemacht. Spüren Sie doch bitte noch einmal nach, wie sich das jetzt bis in den Körper hinein anfühlt, wenn Sie so gesprochen haben ... (*Anm.: Die Person wird jetzt wieder gesiezt, weil der Erwachsenenmodus angesprochen werden soll, der nun in Kontakt mit der verletzbaren Seite ist.*) Danke, bleiben Sie bitte für einen Moment mit dem Gefühl in Kontakt, während ich zu Ihrem / Ihrer Partner:in gehe.« (*Der / Die Therapeut:in setzt sich nun dicht hinter die zuhörende Person, die ihren Stuhl davor wieder in die Ausgangsposition zurück dreht*). »Was ist Ihr Gefühl, wenn Sie (*Name der aktiven Person*) jetzt so sprechen hören? Wie fühlt sich das in Ihrem Körper an? Was ist Ihr Impuls jetzt bezogen auf ihn / sie?«

Sie können dann die Übung beenden oder wie folgt weitermachen:

- Wenn beide einen Impuls zur Annäherung haben, lassen Sie beide aufstehen, um eine körperliche Verbindung herzustellen. Sie können sich in die Augen schauen, an die Hände nehmen oder umarmen und nachspüren, wie sich das anfühlt. Sie könnten dann die Sitzung mit einer Diskriminationsübung beenden: »Wenn Sie jetzt in sich, in den Körper hineinspüren, was fühlen Sie? Wenn Sie dieses Gefühl mit dem Gefühl vergleichen, mit dem Sie vor 30 Minuten hier hereingekommen sind, was nehmen Sie wahr? Es hat sich äußerlich nichts verändert. Sie sind nur beide auf das BLAUE Bein gegangen!«

Stuhlübung – Zugang zum Bindungsbedürfnis

Die angestrebte Lernerfahrung ist: Wenn beide auf die verletzbare Seite wechseln, dann können sie sich auch heute noch emotional wieder verbinden.

Tipp

Viele Menschen sind schlicht ungeübt, direkt aus ihrer Verletzbarkeit zu sprechen. Dabei aktiviert gerade das Zeigen von Verletzbarkeit in der anderen Person Unterstützungsimpulse. Das ist ein wichtiger »psychischer Mechanismus« in uns Menschen, der erheblich zur Gruppenbildung beiträgt. Menschen dazu zu verhelfen, diesem biologisch in uns allen angelegten »Mechanismus« zu vertrauen, ist ein entscheidender »Hebel« unserer Arbeit. Das aktiv anzuleiten ist ein wichtiger Teil der therapeutischen Rolle.

- Sie können dazu die Eingangssituation aufgreifen und der Person helfen, nun mehr auf dem BLAUEN Bein stehend, eine Botschaft bewusst aus der verletzbaren Seite auszusprechen. Dabei können Sie als Therapeut:in Vorschläge machen bzw. vorformulieren. (*An die übende Person gewandt*): »Prüfen Sie bitte, ob ich das, was in Ihnen vorgeht, wie folgt gut in Worte fasse: (*Name der angesprochenen Person*), wenn es um unsere Finanzen geht, dann bekomme ich schnell Angst und werde ärgerlich. Dann werde ich dir gegenüber kontrollierend, unfreundlich und mache dir Vorwürfe. Ich möchte so gerne, dass wir anders miteinander über die Dinge sprechen und uns nahe fühlen und Lösungen finden, die wir beide gut tragen können, denn du bist mir wichtig. Treffe ich damit das, was Sie empfinden?« Bitten Sie die Person, den vorgeschlagenen Text mit eigenen Worten zu wiederholen.
- Aus dem aktivierten verletzbaren Kindmodus heraus können Sie den/die Patient:in direkt in die Zeit ihrer Kindheitstage versetzen. Das ist der Einstieg in die gemeinsame Imagination (s. **AB 31** »Gemeinsame Imaginationsübung«).

Später in der Therapie können Sie in das »konstruktive Paargespräch« (Kap. 6 »Förderung von Kommunikation«) wechseln, um an einem spezifischen Problem zu arbeiten.

Umgang mit inneren Kritikerstimmen

In der Paartherapie wird zunächst mit den emotionalen Prozessen und den daraus entstehenden Moduszirkeln gearbeitet. Dort sind die Bewertungen (innere Kritiker) zunächst nicht enthalten. Dennoch spielen die inneren Kritiker bei vielen Paaren eine wichtige Rolle. Wie auch in der Einzel-Schematherapie gehen die Autor:innen davon aus, dass die inneren Kritiker die Summe der als Kind von den Bezugspersonen übernommenen Bewertungen sind, die heute als innere Antreiber / Bremser oder Kritiker / Bestrafer erscheinen. Aber natürlich mischen sich auch schlechte Erfahrungen aus der jüngeren Vergangenheit mit ein. Besonders, wenn diese Erfahrungen die alten Schemata bestätigen.

In dem Schematherapiemodell wird zwischen auf uns *selbst* gerichtete und auf *andere* gerichtete Kritikerstimmen unterschieden. Die selbstkritischen Stimmen sind bei den ängstlich-vermeidenden Menschen stärker, die nach außen gerichteten Kritikerstimmen überwiegen bei den ärgerlich-vermeidenden und den dominanten. Letztlich belasten aber alle kritischen Stimmen die Paarbeziehung. Im Sinne des »funktionalen Kontextualismus« der Akzeptanz- und Commitmenttherapie (ACT) geht es nicht um den *Inhalt* der Aussagen, sondern nur um den bewirkten *Effekt* auf die eigene (bei selbstkritischen Gedanken) oder die andere Person (bei kritischen Gedanken über andere). Und dieser Effekt ist oft belastend und nicht hilfreich.

Erklärung. Wir Menschen bewegen uns in unserem Denken, ohne es zu merken, in bestimmten Denk- und Bewertungsmustern, die wir für ganz normal halten. In der Akzeptanz- und Commitmenttherapie (ACT) nennt man das einen »Bezugsrahmen«. In diesen Bezugsrahmen konstruieren wir in unserem Bewusstsein Begründungen für unser Erleben und Verhalten, die wir glauben oder für die »Realität« halten. Genau in dieser subjektiven Überzeugtheit liegt der inhaltliche Ausgangspunkt aller Streitigkeiten. Im funktionalen Kontextualismus lösen wir uns daher konsequent von diesen Begründungsstrukturen und schauen nur auf die ausgelösten Effekte: Erreichen wir wirklich das, was wir (unter Berücksichtigung beider Bedürfnisbeine) langfristig wollen? Wenn das nicht der Fall ist, sollten wir die inhaltliche Auseinandersetzung beenden, mit unseren beiden Grundbedürfnissen in Kontakt gehen und uns ein Bild davon machen, wo wir hinwollen (finale Orientierung). Das Vergangene können wir nicht mehr ändern, nur die Zukunft. Aber dazu müssen wir neu ansetzen. Die Vergangenheit dient vor allem dazu, daraus zu lernen. Dann sollten wir sie hinter uns lassen.

Metaphern für Psychoedukation nutzen. Diese kurz gefasste Anwendung der Bezugsrahmentheorie ist für Menschen, die sich nicht mit solchen theoretischen Dingen beschäftigen (möchten), nicht ganz leicht nachzuvollziehen. Sie prägt aber unser Verständnis der Probleme der Paare und ist uns daher wichtig, um den Paaren zu helfen, mehr Abstand zu ihren Überzeugungen zu finden. Den Paaren gegenüber können Sie das mit der Smartphonemetapher aus **INFO 19** (»Microprocessing – Therapeutische Unterstützung während der Kommunikation« erklären oder mit der folgenden Metapher: »Wenn Sie gemeinsam ein neues Kapitel in Ihr ›Beziehungsbuch‹ schreiben wollen, müssen Sie die Seite mit dem alten Text umblättern und auf einer neuen, leeren Seite anfangen zu schreiben. Wenn Sie über frühere Probleme sprechen, blättern Sie zurück und sind nicht offen für eine bessere Zukunft. Das ist menschlich, aber nicht hilfreich.« Paare haben tatsächlich eine erstaunlich stark ausgeprägte Neigung, immer wieder »zurückzublättern« bzw. »alte Rechnungen« zu präsentieren (was bereits eine weitere Metapher ist). Die alten Bewertungen (bzw. die Kritikerstimmen) untergraben den Prozess der Annäherung. Stattdessen könnten sich beide Personen gegen die Stimmen verbünden und ihnen ein »Time-out« geben.

Mit den Informationen auf diesem Blatt, die in verständlicher Weise vermittelt werden müssen, können Sie das Paar unterstützen, sich grundsätzlich von rückwärtsgewandten, belastenden bzw. »toxischen« Stimmen bzw. Bewertungen abzugrenzen. Dabei helfen Metaphern oft mehr als abstrakte Erklärungen.

INFO 17 • P

Das Problem mit den inneren Kritikerstimmen

In der Paartherapie wird zunächst mit den emotionalen Prozessen und den daraus entstehenden Moduszirkeln gearbeitet. In diesen sind die Bewertungen (innere Kritiker) zunächst nicht enthalten. Dennoch spielen die inneren Kritiker bei vielen Paaren eine wichtige Rolle. Wie auch in der Einzel-Schematherapie geht man davon aus, dass die inneren Kritiker die Summe der als Kind von den Bezugspersonen übernommenen Bewertungen sind, die heute als innere Antreiber / Bremser oder Kritiker / Bestrafer erscheinen. Aber natürlich mischen sich auch schlechte Erfahrungen aus der jüngeren Vergangenheit, also auch aus der gemeinsamen Zeit als Paar, mit ein. Oft aktiviert das Verhalten des / der Partner:in unsere alten Muster und er / sie bekommt dann diese alten Kritikerstimmen ab und kann das nicht einordnen.

In der Therapie – egal ob in der Einzel- oder Paartherapie – geht es dabei gar nicht um den *Inhalt* der Aussagen, sondern nur um den bewirkten *Effekt* auf die eigene (bei selbstkritischen Gedanken) oder die andere Person (bei kritischen Gedanken über den / die andere:n). Dieser Effekt ist oft belastend und nicht hilfreich.

Erklärung. Natürlich fühlen wir Menschen uns immer »im Recht«, da wir immer nur unsere Seite der Perspektive und nicht das gesamte Bild betrachten. Genau in dieser subjektiven Überzeugtheit liegt der Ausgangspunkt aller Streitigkeiten. Daher sollten Sie sich konsequent aus dieser rechthaberischen Haltung lösen und nur auf die ausgelösten Effekte schauen: Erreichen Sie wirklich das, was Sie (unter Berücksichtigung beider Bedürfnisbeine) langfristig wollen? Wenn das nicht der Fall ist, sollten Sie die inhaltliche Auseinandersetzung beenden, sich innerlich wieder »ausbalancieren« bzw. auf »beide Beine« gehen. Dann sollten Sie sich ein Bild davon machen, wo Sie hin möchten, und von da aus nach Lösungen für die Zukunft suchen. Das Vergangene können Sie nicht mehr ändern, nur die Zukunft. Aber dazu müssen Sie neu ansetzen. Die Vergangenheit dient vor allem dazu, daraus zu lernen. Dann sollten Sie sie hinter sich lassen.

Als Ergänzung für diese Erklärung noch eine Metapher: Wenn Sie gemeinsam ein neues Kapitel in Ihr »Beziehungsbuch« schreiben wollen, müssen Sie die Seite mit dem alten Text umblättern und auf einer neuen, leeren Seite anfangen zu schreiben. Paare haben eine erstaunlich stark ausgeprägte Neigung, immer wieder »zurückzublättern«.

Das Ziel unserer Arbeit ist daher, sich grundsätzlich von rückwärtsgewandten, belastenden Stimmen bzw. Bewertungen abzugrenzen, da sie den Prozess der Annäherung untergraben. Dazu müssen Sie sie zunächst bemerken, sich gegen die Stimmen als »gemeinsamen Feind« verbünden und ihnen ein »Time-out« geben.

Umgang mit nach außen gerichteten Kritikerstimmen

Nach außen (d. h. auf die andere Person) gerichteten Kritikerstimmen sind typisch für ärgerlich-vermeidende und dominante Menschen.

Schritt 1: Sie unterbrechen freundlich, markieren, validieren und sortieren ein

»Ich merke gerade, dass Sie da stark Position beziehen. Ich frage mich, ob sich da nicht Ihre inneren Kritikerstimmen melden. Damit wir weiterkommen, wäre es aus meiner Sicht gut, wenn wir diese Stimmen hier auf diesen Stuhl setzen.«

Dazu wird ein zusätzlicher Stuhl an der Seite angeboten, auf den die Kritiker- bzw. Bewerterstimmen gesetzt werden (s. Abb.). Dadurch sollen die Bewerterstimmen von der eigentlichen Person gelöst (externalisiert) werden, damit mit den Stimmen gearbeitet werden kann, ohne dass sich die Person als Ganzes infrage gestellt fühlt.

Die aktive Person soll sich auf diesen Stuhl setzen und die Sätze noch einmal – nun in aller Schärfe – zu der anderen Person sagen. Alle stehen zusammen auf und gehen in die (erwachsene) Beobachterposition. Dann bezieht der / die Therapeut:in das Ganze auf den Moduszirkel und schaut, welchen Effekt die Stimme auf den / die Partner:in hat: In der Regel löst sie einen Rückzugsimpuls aus. Das ist das Vorgehen für die Menschen, die auf dem ROTEN Bein stehen.

Fallbeispiel

Ein Paar streitet sich mal wieder über Geld, diesmal um die Frage, wie die Wohnung umgebaut werden könnte. Der Patient hat Ideen, seine Partnerin die Sorge, dass alles zu teuer wird. Während sich beide in das typische Streitmuster spulen, stoppt die Patientin jedoch plötzlich, wendet sich ihrem Partner zu und sagt: »Nein, ich will nicht wieder streiten. Erzähle mir stattdessen, wie du dir das alles vorstellst, ich will es wirklich hören.« Der Patient erwidert: »Ach ja, wo kommt das auf einmal her? Ich glaube nicht, dass du das ernst meint. Du wirst eh gleich wieder alles besser wissen.« Die Therapeutin markiert diesen Satz als Kritikerstimme: »Okay, machen Sie langsam. Das heißt, es gibt einen Teil in Ihnen, der direkt zweifelt, der denkt ›Das meint sie nicht ernst‹. Dieser Zweifel nährt sich von den verletzenden Erfahrungen, die Sie miteinander in der Vergangenheit gemacht haben. Das ist nachvollziehbar. Doch was passiert, wenn Sie dieser Stimme folgen, in dem Moment, wo Ihre Partnerin im Hier und Jetzt einen Schritt auf Sie zu macht? Schauen wir uns den Effekt auf den Stühlen an.«

Umgang mit nach außen gerichteten Kritikerstimmen

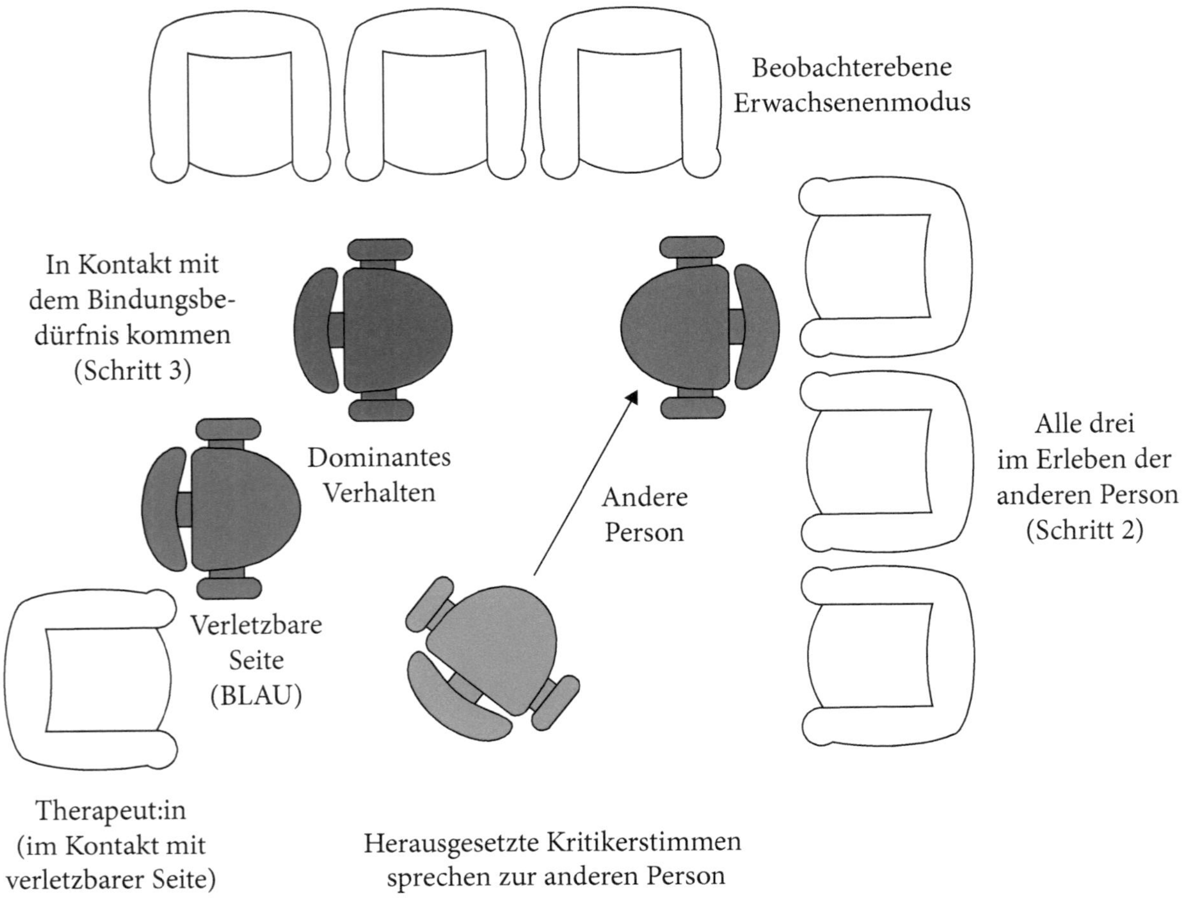

Nach außen gerichtete Kritikerstimmen. Die Abbildung in Farbe finden Sie im Online-Material.

Schritt 2: Empathieübung
Bei Bedarf können Sie sich alle drei hinter den Stuhl für die angesprochene Person stellen, um den Effekt besser zu spüren, oder sich auf diesen Stuhl (bzw. daneben) setzen.

Schritt 3: Mit dem BLAUEN Bein in Kontakt kommen
Sie versuchen dann, mit der Person, die diese Gedanken bzw. Kritikerstimmen hat, mit dem Bindungsbedürfnis auf der »hinteren Bühne« (also dem BLAUEN Bein) in Kontakt zu kommen. Dazu setzen Sie sie auf eine weiteren Stuhl für die verletzbare (BLAUE) Seite (s. Abb., Schritt 3), der / die Therapeut:in setzt sich daneben: »Wenn Sie sehen, dass die Kritikerstimmen (*Name der Partnerperson*) wegtreiben, Sie jetzt die Augen schließen und in den Körper hineinspüren, was wünschen Sie sich eigentlich von (*Name des / der Partner:in*)?«

Das Ziel ist, dass das Paar die »vergiftende« Wirkung der Kritiker sieht und sich dabei verbündet, diesen gemeinsam ein Time-out gibt, anstatt sich von den Kritikern auseinander treiben zu lassen.

Umgang mit nach außen gerichteten Kritikerstimmen

Tipp

Das Paar kann sich darauf verständigen, ein Codewort zu benutzen und die »Krähen« oder »Mücken« zu verjagen. Die Idee ist, statt sich auf dem ROTEN Bein zu bekämpfen, sich lieber gegen die Kritikerstimmen als »gemeinsamen Außenfeind« zu verbünden.

Genauso können Sie übrigens auch mit Befürchtungen über die Zukunft oder Vorwürfen bezogen auf die Vergangenheit umgehen, z. B. »Das wird sie sowieso nicht einhalten« oder »Aber damals hat er XY gemacht«. Misstrauische Befürchtungen sind ebenfalls Bewerterstimmen, mit denen Sie nicht inhaltlich arbeiten können. Diese werden wie oben beschrieben markiert, validiert und auf den Kritikerstuhl aussortiert und nach dem Wunsch der verletzbaren Seite auf der hinteren Bühne gefragt.

Die Arbeitsebene ist die Beziehung im Hier und Jetzt. Versuchen Sie, die vorhandenen Aktivierungen akzeptierend wahrzunehmen, auszubalancieren und davon ausgehend Handlungen zu finden, die die Beziehung hoffentlich besser machen. Sie können weder Dinge in der Vergangenheit noch in der Zukunft bearbeiten, sondern nur in der Gegenwart. Darauf muss das Paar immer wieder hingewiesen werden.

Umgang mit nach innen gerichteten Kritikerstimmen

Selbstkritische Stimmen (innere Kritiker oder Bewerter) sind typisch für ängstlich-vermeidende und sich unterordnende Menschen.

Schritt 1:Kritikerstimmen hervorholen

Therapeut:innen unterbrechen freundlich und markieren die Kritiker, um sie dann auf einen eigenen Stuhl zu setzen. »Ich merke gerade, dass Sie recht selbstkritisch mit sich sind. Ich frage mich, ob sich da nicht Ihre inneren Kritikerstimmen melden. Wenn Sie einverstanden sind, würde ich diese Stimme gerne hier auf diesen Stuhl setzen.«

Die selbstkritischen Stimmen werden auf einen zusätzlichen »Kritikerstuhl« auf der »hinteren Bühne« gesetzt (Stuhl [1] in Abb.). Gegenüber kommt ein Stuhl für die emotionale Seite (Stuhl [2] in Abb.). Dann setzt sich die aktiv arbeitende Person auf den Kritikerstuhl (der / die Therapeut:in daneben). Eventuell können Sie sich mit den Kritikerstimmen scheinbar verbünden, um diesen noch kritischere Bewertungen zu entlocken: »Was denkt ihr über diesen Mann da drüben? Wie sieht der denn aus? Bekommt der überhaupt etwas gebacken? Wer braucht denn so jemanden?« Die Therapeut:innen »tratschen« bzw. lästern, um die Kritikerstimmen herauszulocken. Dann sollen die Betroffenen die Sätze zu dem leeren Stuhl (Stuhl [3] in Abb.) hin in voller Schärfe aussprechen.

Schritt 2: Emotionsaktivierung

Danach setzen Sie die Person auf den Stuhl für die emotionale Seite (4) – den / die Therapeut:in daneben –, auf dem der / die Patient:in (mit geschlossenen Augen) die Gefühle im Körper spüren soll, die diese Sätze auslösen. Im positiven Fall spüren die Betroffenen den Druck und Schmerz, den die Kritikerstimmen auslösen. Danach fragen die Therapeut:innen (in Du-Form, da im Innenleben gearbeitet wird) erst nach dem Handlungsimpuls, z. B. einem Vermeidungsverhalten. Das benennen und validieren Sie: »Genau, wenn du dich so gelähmt und bedrückt fühlst, möchtest du dich nur noch zurückziehen und am besten verkriechen. Da kommt dein Bewältigungsmodus her!« Zuletzt fragen Sie nach den eigentlichen Bedürfnissen in dieser Situation: »Aber was brauchst du eigentlich, wenn du dich so hilflos und alleine fühlst?« Typischerweise wünschen sich die Betroffenen dann Schutz, Hilfe oder Unterstützung – natürlich von einer anderen Person!

Schritt 3: Beobachterposition einnehmen

Anschließend stehen alle drei zusammen auf und schauen aus der Beobachterposition (Erwachsenenebene in Abb.) auf die Szene: »Wir drei hier oben sind jetzt diese Person, die das Kind da unten braucht!« Sie sprechen hier von einem »Kind da unten«, weil es sich ja um ein kindhaftes Erleben in dem erwachsenen Körper – daher auch der Begriff »Kindmodus« – handelt.

»Welche Gefühle können wir jetzt im Körper spüren, wenn wir sehen, wie sich die vergiftenden Stimmen auf (*Name der aktiven Person*) auswirken?« Dabei sollten Ärger auf die Kritikerstimmen (5) und Mitgefühl für die verletzbare Seite bzw. das »Kind da unten auf dem Stuhl« (6) gefühlt werden. Auch hier wird deutlich, dass Sie als Therapeut:in nicht auf die *Inhalte* der Stimmen eingehen (die nicht selten in manchen Punkten recht haben), sondern – im Sinne des funktionalen Kontextualismus – nur auf die Effekte achten. Das bringt Sie auch argumentativ in eine viel sicherere Position, denn die Effekte sind deutlich spür- bzw. im Raum sichtbar.

Umgang mit nach innen gerichteten Kritikerstimmen

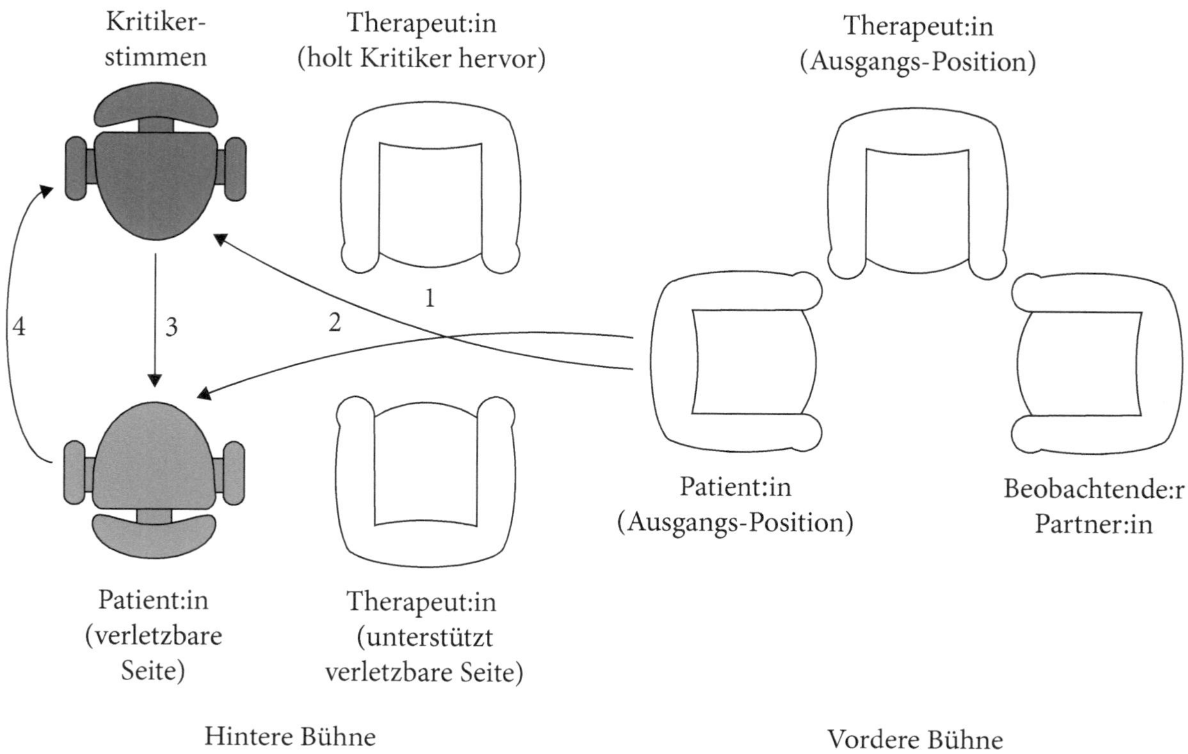

Umgang mit nach innen gerichteten Kritikerstimmen. Die Abbildung in Farbe finden Sie im Online-Material.

Schritt 4: Entmachtung der Kritikerstimmen
Zuletzt kann auf der Erwachsenenebene überlegt werden, wie das Paar mit diesen Stimmen umgehen möchte. Zum Beispiel kann in der Sitzung den Kritikerstimmen ein Time-out-Zeichen gezeigt und der Kritikerstuhl weggedreht werden. Zu Hause kann der / die Partner:in ansprechen, wenn sich Kritikerstimmen melden, und beide können gemeinsam versuchen, die Stimmen mit dem Time-out-Zeichen in die Ecke zu stellen und wieder in einen kooperativeren Gesprächsstil zu finden oder das Thema auf ein Paargespräch zu vertagen. Ggf. muss in Einzelgesprächen weiter an den Kritikerstimmen und einem gegenwartsbezogenen, achtsamen Umgang mit diesen gearbeitet werden.

Wichtig

Anweisung für das Paar: Wer die Kritikerstimmen zuerst bemerkt, darf sie ansprechen und um ein Time-out für die Stimmen bitten: »Ich glaube, da sind Kritiker im Spiel, lass sie uns wegschicken.« Entscheidend ist, sich gegen die Kritikerstimmen zu verbünden.

Umgang mit hartnäckigen inneren Kritikerstimmen

Die folgende Übung soll Ihnen helfen, sich Ihrer Kritikerstimmen bewusst zu werden, sich gemeinsam gegen diese zu verbünden und ihnen ein »Time-out« zu geben. Als Kritikerstimmen werden die nach innen (sich selbst gegenüber) oder nach außen (gegen das Gegenüber) gerichteten entwertende, kritischen oder übermäßig fordernden »Stimmen« bezeichnet. Bedenken Sie: Es geht nicht um den *Inhalt* der Aussagen, sondern nur um den bewirkten *Effekt*. Die Stimmen führen dazu, dass Sie oder Ihr Gegenüber sich verletzt, klein gemacht und unverstanden fühlen. Sie helfen auch nicht dabei, eine konstruktive Lösung im Hier und Jetzt zu finden.

Partner:in 1
Was sind Ihre typischen bzw. häufigsten Kritikersätze?

Gegen mein Gegenüber:

....

....

....

Welchen Effekt haben sie ...

... auf mich selbst?

....

....

....

... auf meine:n Partner:in?

....

....

Partner:in 2
Was sind Ihre typischen bzw. häufigsten Kritikersätze?

... gegen mein Gegenüber?

....

....

....

Umgang mit hartnäckigen inneren Kritikerstimmen

Welchen Effekt haben sie …

… gegen sich selbst?

....

....

… auf meine:n Partner:in?

....

....

> **Wichtig**
>
> Wer die Kritikerstimmen zuerst bemerkt, darf sie ansprechen und um ein Time-out für die Stimmen bitten: »Ich glaube, da sind Kritiker im Spiel, lass sie uns wegschicken.«

Dann bitte sofort das Gespräch unterbrechen und sich erst einmal sammeln bzw. »runterfahren«. Gegebenenfalls gehen Sie wie beim Time-out erst einmal in getrennte Räume und versuchen – wenn nötig –, wieder ein positives (oder zumindest neutrales) Gefühl zur anderen Person aufzubauen. Schwierige Inhalte besprechen Sie am besten später nach den besprochenen Gesprächsregeln.

Sie können gerne ein Codewort benutzen, um sich an die Absprache zu erinnern, z. B. »Ich befürchte, da kommen die ›Krähen‹ oder ›Mücken‹ wieder«, um sie dann gemeinsam zu »verjagen.

Auf welches Codewort wollen Sie sich einigen?

....

> **Wichtig**
>
> Die Idee ist, statt sich auf dem ROTEN Bein zu bekämpfen, sich lieber gegen die Kritikerstimmen als »gemeinsamen Außenfeind« zu verbünden.

Wie oft haben Sie es letzte Woche geschafft, innere Kritiker zu erkennen und ins Time-out zu schicken?

....

Was war der Effekt? Wie ging es Ihnen beiden damit?

....

Die BEATE-Schritte – in fünf Schritten zur inneren Balance

Auf das, was man nicht bemerkt, kann man auch keinen Einfluss nehmen. Wenn Sie aber Ihre eigene Anspannung oder mürrische Stimmung bemerken, sind Sie sozusagen »vorgewarnt« und beziehen das in Ihre Bewertung des Verhaltens oder der Aussagen einer anderen Person ein.

Beispiel

Ich werde von einer anderen Person kritisiert. Das ärgert mich. Wenn ich mir bewusst bin, dass ich sowieso angespannt oder »schlecht drauf« bin, resultiert ein Teil meiner Ärgerreaktion auf das Verhalten der anderen Person aus meiner »Vorspannung«. Wenn ich mir dessen aber nicht bewusst bin, werde ich meinen »gesammelten Ärger« an dieser Person »auslassen«, was diese aber nicht versteht. Wenn diese Person dann ebenfalls ihre Vorspannung in deren Reaktion einfließen lässt, ist klar, dass das zu einer Eskalation führen wird.

Im ersten Schritt sollten Sie die Eskalation durch ein Time-out unterbrechen. Der zweite Schritt besteht darin, sich selbst wieder in die »innere Mitte« zu bringen. Dabei können die BEATE-Schritte helfen.

Das Wort BEATE ist ein Akronym, das aus den Anfangsbuchstaben der fünf Schritte zur Einleitung einer Selbstregulation zusammengesetzt ist: **B**enennen, **E**rkennen, **A**nerkennen, **T**rennen und **E**inbrennen. Zusammengelesen ergibt sich das Wort »BEATE« (lat. *beata* = die Glückliche).

Die fünf Schritte können den fünf Fingern einer Hand zugeordnet werden, was eine zusätzliche Verankerung auf der Körperebene erleichtert. Sie sind im Einzelnen folgenden Funktionen zugeordnet:

Benennen. Das heißt, bemerken, in welchem inneren Zustand man gerade ist. Man könnte das auch als »Die innere Kamera einschalten« beschreiben. Bezogen auf das Modell heißt das: die eigene Anspannung und Stimmung zu bemerken, z. B. zu merken, dass es sich im Bauch oder in der Brust zusammenzieht oder man den Rücken steif macht. Darüber hinaus kann das achtsame Benennen auch auf die Auslösesituation erweitert werden: z. B. kritisiert oder bevormundet zu werden. Diese Situationen sind oft mit negativen Kindheitserfahrungen (Schemata) verbunden. Wenn Sie heute wieder in einer entsprechenden »Szene« sind, kommen die ganzen alten Gefühle »aus der Schublade«.

Erkennen. Mit diesem Schritt stellen Sie aktiv den Bezug zwischen dem jetzigen Erleben und der dahintersteckenden Kindheitsszene her, die Sie idealerweise aus den Imaginationsübungen kennen. Daher ist es so wichtig, diese Szenen durch Imaginationsübungen kennenzulernen, um diesen alten Gefühlsanteil wieder aus dem momentanen Gefühl »herausrechnen« und entspannter bzw. mit mehr Gegenwartsbezug auf die andere Person reagieren zu können. Im Time-out kann dieser Teil auf einen Stuhl für das alte Erleben herausgesetzt und von außen betrachtet werden.

Anerkennen. Dieser Therapieschritt hat zwei Seiten: Erstens, das Anerkennen bzw. die Akzeptanz der »alten Schubladen« und des durch sie ausgelösten Erlebens. Das kann zu einer inneren Entspannung beitragen, indem man sich annimmt und zu sich selbst sagt: »So bin ich halt!« Erst wenn die »Verwundung« und die damit verbundenen Gefühle in das Selbstbild integriert wurden, können die dann überflüssig gewordenen Bewältigungsstrategien losgelassen werden.

Die BEATE-Schritte – in fünf Schritten zur inneren Balance

Zweitens: In der Haltung des Anerkennens lösen Sie sich aus dem Sog der automatisierten Impulse und können sich fragen: »Wo will ich in dieser Situation hin in Bezug zu meinen Grundbedürfnissen und Werten?« Schlüsselfragen sind:

- »Was möchte ich in dieser Situation eigentlich erreichen?«
- »Welche Bedeutung hat diese Situation für mein Leben als Ganzes?«
- »Was ist mir wirklich wichtig im Leben?«
- »Wie werde ich in einer Woche / einem Jahr über diese Situation denken?«
- »Wenn ich nur noch ein Jahr zu leben hätte, wie wichtig wäre mir diese Situation jetzt?«
- »Wenn ich kurz vor dem Sterben wäre und auf mein Leben zurückschaute, wie würde ich dann entscheiden?«

Aus der herausgehobenen Perspektive des Erwachsenenmodus fallen eine innere Neubewertung und Neuorientierung sowie der Übergang vom alten Handlungsimpuls zu einem zielführenden Verhalten leichter.

Trennen. Das meint hier das bewusste Loslassen eines als maladaptiv erkannten »Verhaltens« im umfassenden Sinne also auch das Loslassen von Gedanken und Gefühlen, die Sie im »Autopilotenmodus« haben.

Einbrennen. Die etwas martialisch klingende Formulierung »Einbrennen« geht auf LeDoux (1998) zurück und beschreibt das Verankern der neuen Verhaltensmuster in der neuronalen Struktur unseres Gehirns durch Wiederholung und Übung von einem erwünschten, zielführenden Verhalten. Das Ausprobieren neuer Verhaltensweisen muss im Alltag anhaltend geübt werden, bevor es eine neue, beziehungsfördernde Routine wird. Dazu dienen die Hausaufgaben. Dabei wirkt die bewusste Wahrnehmung der positiven Effekte motivierend, das Verhalten beizubehalten.

Merksatz

Die BEATE-Schritte helfen uns, in jeder Lebenssituation die Selbstregulationsbewegung »an den Fingern einer Hand abzuzählen«, um aus Schemaaktivierungen auszusteigen und zu einem funktionalen Verhalten zu finden.

Selbstregulation üben mit BEATE-Schritten

Der Time-out dient der »Schadensbegrenzung« in eskalierenden Situationen, aber bedeutet noch keine »Wendung zum Besseren«. Mit den BEATE-Schritten bekommen Sie ein Werkzeug an die Hand, das Sie in der Time-out-Situation einsetzen können, um wieder in Ihre innere Mitte und in eine lösungsorientierte Haltung zu finden. Die gute Nachricht ist, dass Sie dieses Werkzeug eigentlich schon haben, nämlich die fünf Finger an Ihrer Hand. An denen können Sie nämlich die folgenden fünf Schritte »abzählen«:

(1) Benennen, d. h. bemerken, dass man in eine emotionale Aktivierung hineinrutscht
(2) Erkennen, welche Schemata (d. h. Kindheitserlebnisse) hineinwirken
(3) Anerkennen, dass Sie diese Schemata haben, und das Beste daraus machen
(4) Trennen von vertrauten, aber nicht hilfreichen Vorstellungen und Impulsen
(5) Einbrennen (d. h. einüben) von lösungsorientiertem Verhalten

Die fünf Anfangsbuchstaben zusammengelesen ergeben das Wort »BEATE« (lat.: »die Glückliche«). Das wollen Sie ja werden! Nun zu den Schritten im Einzelnen.

Schritt 1: Benennen
Wenn Sie es in einen Time-out geschafft haben, stehen Sie am besten auf und stellen einen Stuhl für sich selbst und gegenüber einen für Ihre:n Partner:in auf. Dann schauen Sie sich von außen an und spüren nach, was Sie unten auf dem Stuhl vor dem Time-out gedacht, gefühlt und wie Sie gehandelt haben. Bewerten Sie nicht, sondern versuchen Sie sich dieses Erleben quasi von außen als Szene anzuschauen.

In welcher Rolle sehe ich mich in den Konfliktsituationen? Welche Gedanken und Gefühle kommen da hoch?

....

....

....

....

....

Schritt 2: Erkennen
Erinnern Sie sich jetzt bitte an die Imaginationsübungen in der Therapie. Sie können auch versuchen, sich noch einmal auf Ihren Stuhl zu setzen und sich die Szene, die zu dem Streit geführt hat, vor Ihren geschlossenen Augen zu sehen und selbst eine Imagination zu machen. Auf der Website des Frankfurter Schematherapieinstitutes finden Sie eine Audioanleitung für eine solche Imagination (https://www.schematherapie-frankfurt.de/index.php/materialien/therapiematerialien/uebungsanleitungen).

Selbstregulation üben mit BEATE-Schritten

Welche Kindheitssituationen wirken in meine heutigen Konflikte hinein? Welche Person und Szene habe ich da vor meinem inneren Auge?

Schritt 3: Anerkennen

Wenn Sie jetzt wieder im Stehen auf Ihren Stuhl schauen, können Sie annehmen, dass Sie dieses »Päckchen« immer noch in Ihrem Rucksack tragen und jetzt Ihren Frieden damit machen? Was können Sie zu sich selbst sagen, um diese Wunden in sich anzunehmen und sich klar zu machen, dass Ihr:e Partner:in diesen Anteil Ihrer Gefühle nur auslöst, aber nicht verursacht?

Dann gilt es auch noch anzuerkennen, dass Sie sich den Rucksack nicht selbst aufgebunden haben, aber nun tragen müssen. Ihr Schicksal liegt jetzt in Ihrer Hand. Hilfreiche Fragen dabei sind:

- »Was möchte ich in dieser Situation eigentlich erreichen?«
- »Welche Bedeutung hat diese Situation für mein Leben als Ganzes?«
- »Was ist mir wirklich wichtig im Leben?«
- »Wie werde ich in einer Woche / einem Jahr über diese Situation denken?«

Und zuletzt: Welche positiven Seiten gibt es an meiner Partnerin / meinem Partner?

Selbstregulation üben mit BEATE-Schritten

Schritt 4: Trennen

Welche Verhaltensweisen, die Sie nun mit etwas Abstand als nicht hilfreich erkannt haben, möchten Sie loslassen? Das kann auch Gedanken umfassen. Setzen Sie diese auf den Stuhl unten. Sie können auch ein Kissen auf diesen Stuhl werfen und damit die alten Gedanken und Impulse loslassen.

....

....

....

Schritt 5: Einbrennen

Welches Verhalten möchten Sie stattdessen in Zukunft vermehrt zeigen, weil es Ihre Bedürfnisse langfristig besser befriedigt und Ihnen dabei hilft, Ihre Werte zu leben?

....

....

....

Fangen Sie am besten gleich damit an, indem Sie nach dem Time-out auf Ihre:n Partner:in zugehen und ihm / ihr mitteilen, was Ihnen wirklich wichtig ist und wie Sie im Blick darauf mit der aktuellen Konfliktsituation umgehen möchten. Viel Erfolg dabei!

6 Kommunikation in der Paarbeziehung

Förderung von konstruktiver Kommunikation ist ein wesentlicher Bestandteil aller paartherapeutischen Ansätze. Eine offene, empathische und respektvolle Kommunikation ermöglicht es dem Paar, über Gefühle und Bedürfnisse zu sprechen, Missverständnisse zu klären, Entscheidungen zu treffen und konstruktive Lösungen zu finden. Ungünstige Kommunikationsmuster dagegen führen auf Dauer zu Frustrationen und Missverständnissen, die das Bindungsgefühl schwächen. Bedauerlicherweise wird eine funktionale Kommunikation in der Regel nicht in der Schule unterrichtet, obwohl sie die Qualität zwischenmenschlicher Beziehungen erheblich verbessern könnte.

Der renommierte Partnerschaftsforscher John Gottman (2014) beschreibt vier besonders schädliche Kommunikationsstile, die seiner Forschung nach oft das Ende einer Beziehung einleiten. Diese nennt er die »Apokalyptischen Reiter«. Sie stehen jeweils für destruktive Kommunikationsmuster, die den Dialog und das Verständnis zwischen Partner:innen stark beeinträchtigen:

(1) **Kritik:** durch Verallgemeinerungen, Schuldzuweisungen, bezogen auf den Charakter oder die gesamte Persönlichkeit des / der Partner:in vorgetragene, generalisierte Kritik (»Du machst das immer so!«)

(2) **Verachtung:** sarkastische, entwertende oder zynische Äußerungen, z. B. »Du bist halt eine Frau! Dein Gehirn ist einfach zu klein, um so etwas zu verstehen!«

(3) **Rechtfertigung:** starres Beharren auf dem eigenen Standpunkt. Oftmals als automatische Reaktion auf jede Art von Kritik

(4) **Mauern:** aus der Verbindung zur anderen Person gehen, verstummen, sich in sich zurückziehen. Die andere Person »gegen die Wand laufen lassen«, z. B. »Es macht einfach keinen Sinn, mit dir zu reden!«

In der therapeutischen Arbeit geht es darum, diese schädlichen Muster und andere sogenannte »Kommunikationskiller« zu erkennen und durch eine respektvolle, offene Kommunikationsweise zu ersetzen. Das setzt aber einen entspannten Aktivierungszustand und eine grundsätzliche Offenheit für die Sichtweise der anderen Person voraus.

Manche Paare profitieren bereits von einfachen Methoden zur Verbesserung ihrer Kommunikation: Sie finden darüber in einen positiven Austausch, klären Missverständnisse und durchbrechen dysfunktionale Muster. Andere Paare hingegen sind in emotionalen, kognitiven oder Verhaltensreaktionen gefangen, oft ohne es bewusst zu merken. Diese Paare benötigen zunächst Unterstützung, um an ihrer Paardynamik und ggf. an der eigenen Selbstregulation zu arbeiten, bevor gezielte Kommunikationsübungen sinnvoll eingesetzt werden können. Übungen, die gezielt darauf ausgerichtet sind, das Muster der Paardynamik zu verändern, können dann direkt um Kommunikationsübungen ergänzt werden.

Dieses Kapitel bietet eine Auswahl an Arbeitsblättern, die Sie zur Förderung konstruktiver Kommunikation sowohl in der Paar- als auch in der Einzeltherapie nutzen können. Gute Kommunikation erfordert Zeit, Geduld und die Bereitschaft zur Selbstreflexion. Gerade in emotional geladenen Momenten ist es entscheidend, dass Paare innehalten und die Kommunikation zu verlangsamen lernen. Die hier vorgestellten Übungen unterstützen Paare dabei, den Austausch bewusst zu entschleunigen und sowohl aktives, empathisches Zuhören als auch konstruktives und selbstverantwortliches Sprechen zu fördern.

Sie können die **ABs 39–46** entweder für eine »große Übung« verwenden und dabei vollständig einbeziehen. Eine andere Möglichkeit besteht darin, zielgerichtete einzelne Übungen für spezielle Fragestellungen durchzuführen, für die Sie dann nur jene Blätter benutzen, die Sie dafür benötigen. Wenn Sie sich beispielsweise in einer Einzeltherapie mit Ihrem / Ihrer Patient:in speziell dem Thema »Zuhören lernen« zuwenden möchten, nehmen Sie ausschließlich die **ABs 41** und **44**. Am besten Sie verschaffen sich vorab einen Gesamtüberblick und sichten alle auf Kommunikation bezogenen Arbeitsblätter. Das erlaubt Ihnen dann, die für Ihren jeweiligen Zweck nützliche Kombination auszuwählen.

Die beschriebenen Kommunikationsübungen lassen sich am besten umsetzen, wenn Paare zunächst mit leichteren Themen beginnen und sich schrittweise an komplexere oder emotional anspruchsvollere Gespräche heranwagen. Metapher: Auch schwimmen lernt man in flachem Wasser. Je intensiver die emotionale Aufladung einer Situation, desto herausfordernder ist es in der Regel, die eigenen Emotionen zu regulieren und konstruktives Verhalten einzuüben. Sie könnten auch vereinbaren, dass schwerere Themen zunächst in Ihrem Beisein besprochen werden, leichtere Themen zu Hause.

Wenn Sie bereits mit dem Paar an seiner Dynamik gearbeitet haben und nun dabei sind, es zu unterstützen, aus einer ausgeglicheneren Haltung heraus in einen konstruktiven Dialog zu treten, ist eine Voraussetzung, dass beide ihre innere Balance bewahren. Unterstützen Sie sie dabei, potenzielle »Trigger« zu erkennen und sich eigenständig zu regulieren. Detaillierte Hinweise, wie Sie das Paar im Rahmen des Microprocessings optimal beim Aufbau förderlicher Kommunikationsmuster begleiten können, finden Sie in **INFO 19** »Microprocessing – Therapeutische Unterstützung bei der Kommunikation«.

Info- und Arbeitsmaterialien

AB 39 Effektive Kommunikation – Übung zum besseren Verstehen
Dieses Arbeitsblatt beschreibt den Ablauf eines konstruktiven Kommunikationsprozesses. Es betont vor allem die Wichtigkeit, zwischen dem eigenen und dem Erleben des / der Partner:in zu unterscheiden und beides zulassen zu können.

AB 40 Ineffektive Kommunikation – die Kommunikationskiller
Kommunikationskiller verhindern eine offene und konstruktive Kommunikation. Dieses Arbeitsblatt hilft dabei, die eigenen Kommunikationskiller zu identifizieren.

AB 41 Effektive Kommunikation – die äußeren Bedingungen
Dieses Arbeitsblatt beschreibt wichtige äußere Bedingungen, die vor und während eines Gesprächs erfüllt sein sollten, damit die Kommunikation gelingen kann.

AB 42 Effektive Kommunikation – die innere Haltung
Dieses Arbeitsblatt enthält Hinweise, wie eine offene Haltung dem / der Partner:in gegenüber im Gespräch gewahrt werden kann.

AB 43 Effektive Kommunikation – das Sprechen
Die Sprecherrolle setzt bestimmte Fertigkeiten voraus. Diese werden konkret beschrieben und können mithilfe dieses Arbeitsblattes reflektiert werden.

AB 44 Effektive Kommunikation – Gefühle und Bedürfnisse besser verstehen
Nicht immer ist es leicht, die eigenen Gefühle und Bedürfnisse zu verstehen. Dieses Arbeitsblatt unterstützt dabei, ein tieferes Verständnis für das eigene Erleben zu bekommen.

AB 45 Effektive Kommunikation – das Zuhören
Die Zuhörerrolle setzt bestimmte Fertigkeiten voraus. Diese werden konkret beschrieben und können mithilfe dieses Arbeitsblatts reflektiert werden.

INFO 19 Microprocessing – Therapeutische Unterstützung während der Kommunikation
Hier werden hilfreiche Informationen gegeben, wie der / die Therapeut:in im Rahmen des Microprocessings den Prozess kleinschrittig unterstützen und steuern kann.

INFO 20 Effektive Kommunikation – ein wechselseitiger Dialog
Auf diesem Informationsblatt werden die Schritte eines konstruktiven und wechselseitigen Dialogs dargestellt.

AB 46 Effektive Kommunikation – unser wechselseitiger Dialog

Dieses Arbeitsblatt kann von dem Paar zur Unterstützung bei dem wechselseitigen Dialog genutzt werden.

AB 47 Effektive Kommunikation – Rollenspiel zum wechselseitigen Dialog

Dieses Arbeitsblatt ist vor allem für die einzeltherapeutische Arbeit gedacht. Es enthält Beispiele für Paarkonflikte, die als Rollenspiel-Vorlage zum wechselseitigen Dialog genutzt werden können. Selbstverständlich können auch Paare damit üben.

AB 48 Das Wochengespräch

Das Wochengespräch ist eine wichtige Möglichkeit, um Paare darin zu unterstützen, auch im durch Alltagsverwaltung komplett überfüllten Wochengeschehen einen Reflexionsraum zu schaffen und einen roten (Kommunikations-)Faden im gemeinsamen Miteinander aufrechtzuhalten.

AB 49 Unser Wochenplan

Dies ist eine Vorlage für einen gemeinsamen Wochenplan. Diese Vorlage dient Paaren als Unterstützung, um ihre Woche im Rahmen des Wochengesprächs nach bestimmten Vorgaben und Ideen zu gestalten. Sie hilft dabei, wichtige Absprachen zu treffen und Missverständnisse von vornherein zu vermeiden, sodass der gemeinsame Alltag harmonischer verläuft.

AB 50 Gemeinsame Entscheidungen treffen

Gemeinsame Entscheidungen zu treffen, gerade wenn die Wünsche der Partner:innen auseinandergehen, bringt viele Paare an ihre Grenzen. Dieses Arbeitsblatt bietet Paaren verschiedene, teilweise humorvolle Ideen, um sie bei ihren Entscheidungsprozessen zu unterstützen.

AB 51 Raus aus den polarisierten Ecken!

Eine Kommunikationsfalle, in die Paare tappen können, ist das Aufsplitten von Ambivalenzen. Dieses Arbeitsblatt erläutert dieses Phänomen und bietet Hilfestellung, um die festgefahrene Kommunikation wieder in eine konstruktive Richtung zu lenken.

Effektive Kommunikation – Übung zum besseren Verstehen

Eine effektive Übung zur Verbesserung der Kommunikation ist die Zuhörer-Sprecher-Übung. In dieser Übung geht es darum, ein Thema, das für den / die Sprecher:in relevant ist, ausführlich zu beschreiben und zu beleuchten. Das Ziel der Übung ist, dass sowohl die fragende als auch die sprechende Person selbst Verständnis für das Erleben und die Perspektive der jeweils sprechenden Person entwickeln. Eine der größten Schwierigkeiten in der Kommunikation ist es, dass Partner:innen das eigene Erleben nicht vom Erleben des / der Partner:in trennen können. Das Gesagte wird unkritisch auf die eigene Perspektive und das eigene Erleben bezogen, damit abgeglichen und direkt darauf reagiert. Diese Übung soll dabei helfen, genau diese schnelle und negative Reaktivität zu unterbrechen. Dabei ist sie mehr als eine Kommunikationsübung, denn sie erfordert vor allem, innerlich die Trennung zwischen *deiner* und *meiner* Perspektive zu vollziehen und die damit einhergehenden Spannungen selbstständig regulieren zu lernen.

Fallbeispiel

Sam und Marie waren am Wochenende mit Freunden von Sam aus. Vor den Freunden machte Sam einen Witz über Marie, auf den Marie sehr gekränkt reagierte. Als Marie Sam im Gespräch zu Hause erklären möchte, was in der Situation für sie schwierig war, sagt Sam genervt: »Dann mache ich eben keine Witze mehr, wenn du meinen Humor nicht verstehst.«

Wären Sam und Marie in der Lage, die grundsätzliche Unterschiedlichkeit von Perspektiven anzuerkennen, könnte die Situation stattdessen so aussehen:

Fallbeispiel

Marie berichtet Sam, was sie an der Situation schwierig fand. Sie beschreibt den Stich, den sie spürte, als die anderen lachten, und die Scham darüber, weil sie sich ausgelacht fühlte. Sam reagiert empathisch, entschuldigt sich und validiert Marie darin, dass das Gefühl, ausgelacht zu werden, sich sehr blöd anfühlt, und er nicht möchte, dass sie sich so fühlt. Gleichzeitig erklärt er ihr, dass er und seine Freunde diese Art von Humor oft gerade dann nutzen, wenn sie sich sehr nahe und wohl miteinander fühlen. »Wir nennen es ›Uns gegenseitig foppen‹ und drücken damit gerade aus, dass wir jemanden mögen.«

Im unteren Beispiel von Marie und Sam wird deutlich, wie sich eine schwierige Situation lösen lässt, wenn beide in der Lage sind, Perspektiven auszutauschen, die Sicht der anderen Person anzuerkennen und empathisch nachzuvollziehen. Das ist in vielen Konflikten der Schlüssel zur Annäherung – und letztlich zur Lösung.

Oft liegt der Kern von Streitigkeiten nicht im Inhalt der Themen selbst, sondern darin, dass die Partner:innen die Perspektive der anderen nicht akzeptieren und ein echtes Zuhören ausbleibt. Genau hier setzt die Zuhörer-Sprecher-Übung an: Sie hilft, diese Dynamik zu durchbrechen, ein neues Verständnis füreinander aufzubauen und Konflikte konstruktiv zu verändern.

Bei herausfordernden Beziehungsthemen, die Sie beide betreffen, empfiehlt es sich, diese Übung abwechselnd durchzuführen. So entsteht Vertrauen darauf, dass der / die andere Ihnen zuhört und Ihre Perspektive wahrnimmt.

Effektive Kommunikation – Übung zum besseren Verstehen

Um diesen Prozess zu erleichtern, erläutert die folgende Beschreibung von Schritt 1 bis Schritt 3 zunächst die einzelnen Schritte, die helfen, eine Perspektive klarer zu verstehen.

Schritt 1: Die sprechende Person schildert eine problematische Situation aus ihrer Sicht
Wichtig ist, die Situation möglichst sachlich und nicht-wertend aus dem eigenen Erleben heraus zu beschreiben – also ohne Vorwürfe, Schuldzuweisungen und Kritik.

Statt z. B. zu sagen: »Ich finde es schwer auszuhalten, dass du so schlampig bist!«, beschreiben Sie es lieber als: »Ich möchte über unsere unterschiedlichen Vorstellungen darüber sprechen, wie ordentlich wir beide es gerne hätten, und dir erklären, wie ich die Situation aktuell erlebe.«

Die sprechende Person kann auch dazu sagen, wie wichtig ihr das Thema (auf einer Skala von 0–10) ist.

Schritt 2: Die sprechende Person beschreibt (,) …

- das eigene Erleben, die eigenen Gefühle und die dahinterliegenden Bedürfnisse.
- worin die größte Herausforderung in dieser Situation für sie liegt.
- welche Annahmen sie über den / die Partner:in in dieser Situation hat. Sie beschreibt die Annahmen klar als ihre eigenen Annahmen / Vermutungen, nicht als etwas, das sie weiß. Wie beeinflussen die Annahmen das eigene Erleben und Verhalten?
- welche Reaktion sie sich in dieser Situation wünschen würde, was für sie selbst hilfreich und konstruktiv wäre.

Schritt 3: Die zuhörende Person …

- fasst in regelmäßigen Abständen zusammen, was sie verstanden hat.
- konzentriert sich voll und ganz darauf, das Erleben der sprechenden Person zu verstehen.
- stellt Fragen, um ein tieferes Verstehen für das Erleben des / der Partner:in zu bekommen.
- versucht, Empathie für das Erleben des / der Partner:in zu spüren und auszudrücken.

In dieser Übung geht es darum, das Verstehen der Perspektive der jeweils sprechenden Person zu fördern. Die Lösungsfindung soll bewusst zunächst von diesem Prozess getrennt werden. Spannenderweise gelingt es vielen Paaren relativ leicht, Lösungen zu finden, wenn erst einmal echtes, wechselseitiges Verstehen entwickelt wurde.

AB 40 • P

Ineffektive Kommunikation – die Kommunikationskiller

Im Folgenden finden Sie eine Liste an Verhaltensweisen, die als ineffektive und dysfunktionale Kommunikationsstrategien einer offenen und wechselseitigen Begegnung auf Augenhöhe im Weg stehen. Lesen Sie sich die Beschreibungen durch und markieren Sie, welche »Killer« Sie aus Ihrer Beziehung kennen, sowohl von sich selbst, als auch von Ihrem / Ihrer Partner:in.

- ☐ Vorwürfe machen
- ☐ auf das Rechthaben bestehen
- ☐ kritisieren
- ☐ entwerten
- ☐ pathologisieren
- ☐ bewerten
- ☐ sich über die / den andere:n lustig machen
- ☐ das Gegenüber nicht ernst nehmen
- ☐ vom Hölzchen aufs Stöckchen kommen und viele Probleme auf einmal ansprechen
- ☐ verallgemeinern
- ☐ dem / der Anderen Schuld zusprechen
- ☐ unterbrechen
- ☐ die Augen verdrehen und seufzen
- ☐ Sarkasmus
- ☐ innerlich bereits Gegenargumente formulieren statt zuhören
- ☐ Gegenkritik äußern
- ☐ alte Themen aufwärmen
- ☐ andere Personen mit ins Spiel bringen
- ☐ weinen, schluchzen
- ☐ die / den Andere:n beschämen
- ☐ »Gedankenlesen« – Unterstellungen, was der / die Partner:in »eigentlich« denkt
- ☐ nörgeln
- ☐ schreien
- ☐ drohen (z. B. mit dem Ende der Beziehung)
- ☐ nichts mehr sagen
- ☐ einfach gehen, ohne ein Time-out-Signal

Welche Kommunikationskiller nutzen Sie selbst in Ihrer Partnerschaft?

....

Welche Kommunikationskiller verletzen Sie selbst am meisten?

....

In welchen Situationen fällt es Ihnen persönlich besonders schwer, konstruktiv zu bleiben?

....

....

....

....

....

Effektive Kommunikation – die äußeren Bedingungen

Eine gelingende Kommunikation über schwierige Themen erfordert einen entsprechenden Rahmen. Abgehetzt vom Alltag, unter zeitlichem Druck und in Gedanken woanders lassen sich keine zugewandten und konstruktiven Gespräche führen. Bevor Sie über die Inhalte sprechen, sollten Sie also darauf achten, dass der äußere Rahmen (und die innere Haltung) gesetzt ist.

(1) Achten Sie darauf, dass Ihnen genügend Zeit zur Verfügung steht.
(2) Achten Sie darauf, dass Ihre physiologischen Grundbedürfnisse erfüllt sind (Hunger, Durst, keine allzu große Müdigkeit).
(3) Schließen Sie Störungen von außen aus, z. B. durch Kinder, Smartphones, Besuch, laufende Fernseher.
(4) Begeben Sie sich in eine konzentrierte Haltung, also kein Alkohol, nicht im Bett, keine Musik, nicht beim Autofahren in dichtem Verkehr – gerne aber beim Spazierengehen.
(5) Legen Sie das Thema fest, über das Sie sprechen wollen, und bleiben Sie dabei.
(6) Legen Sie das Ziel Ihres Gesprächs fest.
(7) Klären Sie die Rollen: Wer ist zunächst in der Sprecher- und wer in der Zuhörerrolle?
(8) Ergänzen Sie hier eigene Ideen, um günstige Rahmenbedingungen zu schaffen:

....

....

....

Effektive Kommunikation – die innere Haltung

Kommunikation gelingt vor allem dann, wenn Ihre innere Haltung Ihrem / Ihrer Partner:in gegenüber offen, interessiert und zugewandt ist. Wenn Sie Ihr Kommunikationsmuster verändern möchten, sollten Sie demnach zuallererst Ihre innere Haltung überprüfen.

Die folgenden Hinweise helfen Ihnen, eine offene innere Haltung zu bewahren.

(1) Führen Sie sich vor Augen, dass Sie zwei unterschiedliche Personen sind, und jede:r von Ihnen ein Recht auf das eigene Erleben, Perspektive und Bedürfnisse hat.

(2) Paare, denen es vor allem ums Rechthaben geht, streiten sich darum, wessen Perspektive gilt. Wenn Sie darauf bestehen, recht zu haben, schließen Sie die Perspektive Ihres / Ihrer Partner:in aus und belasten die Bindung zwischen Ihnen beiden (Im gemeinsamen »Wir« sollte Platz für zwei »Ichs« sein). Man kann recht haben wollen *oder* eine schöne Beziehung haben, beides zusammen ist schwer – was möchten Sie lieber? Wenn Sie eine schöne Beziehung möchten, öffnen Sie sich unbedingt für das Erleben der anderen Person.

(3) Erinnern Sie sich z. B. daran, dass Sie Ihre:n Partner:in grundsätzlich lieben und respektieren.

(4) Bleiben Sie genauso im Kontakt mit sich selbst. Manche Menschen verstummen, weil es ihnen zu anstrengend wird, im Kontakt zu bleiben, wenn Spannung entsteht. Aber die Anstrengung lohnt sich! Themen, die Ihnen wirklich wichtig sind, sollten auch auf den Tisch kommen. Sie werden stolz sein, wenn Sie drangeblieben sind.

(5) Stellen Sie sich die Frage, wer und wie Sie selbst als Gesprächspartner:in sein möchten, unabhängig von Ihrem / Ihrer Partner:in. Das heißt, selbst wenn Ihr:e Partner:in »Kommunikationskiller« einbaut (was den meisten immer mal wieder passiert), können Sie unabhängig davon an der Person festhalten, die Sie sein möchten. Auf diese Weise verhindern Sie negative Reaktivität.

(6) Achten Sie bewusst darauf, wie sich Ihr Anspannungsniveau im Verlauf des Gesprächs verändert. Ein guter Maßstab ist die Anspannung im eigenen Körper. Sollte die Anspannung sehr zunehmen, nehmen Sie sich eine Auszeit, um sich zu beruhigen. Nutzen Sie Skills (z. B. Bauchatmung oder ein scharfes Bonbon lutschen), um die Anspannung zu senken.

(7) Sollten Sie bemerken, dass Sie stark emotional reagieren, fragen Sie sich, was genau Sie auf sich beziehen und auf was Sie so stark reagieren. Nehmen Sie sich Zeit zur Selbstreflexion, anstatt automatisiert zu reagieren. Es ist wichtig, dass Sie verstehen, um was es Ihnen geht.

(8) Bevor die Anspannung zu stark ansteigt, machen Sie lieber eine kleine Pause, besprechen Sie hierfür ein sogenanntes Time-out-Signal.

(9) Sich die folgenden Gedanken ins Bewusstsein zu holen, kann auch hilfreich sein:
   - Auch wenn ich mit dem Verhalten meines / meiner Partner:in nicht einverstanden bin – kann ich das Bedürfnis dahinter verstehen? Worum geht es ihm / ihr wohl?
   - Wir üben zu kommunizieren, weil wir es besser hinbekommen wollen – üben heißt nicht, dass wir es direkt können.
   - Ich nehme die Dinge, die mein:e Partner:in gerade aus eigener Sicht schildert, nicht persönlich. Es ist das eigene Erleben und mich interessiert, wie es ihm / ihr in der Situation geht.

Effektive Kommunikation – die innere Haltung

Eigene hilfreiche Gedanken:

....

....

....

....

Weitere Ideen zur Aufrechterhaltung einer offenen inneren Haltung:

....

....

....

....

Effektive Kommunikation – das Sprechen

In der Rolle des / der Sprecher:in beschreiben Sie ein Thema aus Ihrer Sicht. Der / Die Zuhörer:in versucht, Ihre Perspektive und Ihr Erleben zu verstehen. In dieser Übung geht es auch darum, offen für Selbstreflexion zu sein, d. h., offen und neugierig in sich hineinzufühlen und mutig zu beschreiben, was Sie erleben, denken und möchten.

In der Rolle der sprechenden Person sollten Sie vor allem auf die folgenden Punkte achten.

Prüfen Sie: Welche dieser Fertigkeiten beherrschen Sie schon ganz gut, an welchen möchten Sie arbeiten?

Auf ein Thema fokussieren und dabeibleiben

Ich bleibe bei einem Thema und kann dieses konkret beschreiben.

- ☐ Gelingt mir gut, ich kann den Fokus halten und andere Themen von diesem Thema abgrenzen.
- ☐ Gelingt mir manchmal. Teilweise fällt es mir schwer, z. B. fallen mir manchmal noch weitere Situationen ein, die ich dann benenne, oder andere, auch wichtige Themen.
- ☐ Es gelingt mir kaum, bei einem Thema zu bleiben. Beispielsweise fühlt sich für mich vieles so verwoben und komplex an, dass es mir schwerfällt, ein Thema umgrenzt herauszunehmen und konkret zu beschreiben.

Was möchte ich konkret üben (z. B. Ich möchte üben, klar zu umgrenzen, welches Thema ich besprechen möchte, oder ich möchte üben, während des Gesprächs den Fokus zu halten)?

....

....

....

Das eigene Erleben beschreiben

Ich bleibe bei meinem Erleben, anstatt z. B. auf das Verhalten meines / meiner Partner:in zu fokussieren. Ich verstehe mein inneres Erleben und kann meine Gefühle und Bedürfnisse sachlich ausdrücken. Auch komplexere Gefühle kann ich differenziert wahrnehmen und ausdrücken.

- ☐ Ich kann mein inneres Erleben sehr gut wahrnehmen und auch sachlich beschreiben. Auch komplexe und ambivalente Gefühle kann ich gut wahrnehmen. Mir gelingt es, diese in Worte zu fassen.
- ☐ Ich habe einen mittelmäßigen Zugang zu meinem inneren Erleben. Manchmal fällt es mir z. B. schwer, zu verstehen, was in mir vor sich geht. Oder es fällt mir manchmal schwer, mein inneres Erleben in Worten wiederzugeben, gerade wenn es um komplexere Gefühle geht.
- ☐ Ich habe große Schwierigkeiten, mein Erleben zu erfassen und / oder zu beschreiben. Ich reagiere z. B. emotional so stark, dass ich nicht mehr klar denken und beschreiben kann, was in mir passiert, oder ich verstehe z. B. selbst nicht, was genau ich fühle.

Effektive Kommunikation – das Sprechen

Was möchte ich konkret üben (z. B. Ich möchte üben, mehr über meine eigenen Gefühle und Bedürfnisse zu verstehen, oder ich möchte üben, komplexe / ambivalente Gefühle auszudrücken)?

……………………………………………………………………………………………………

……………………………………………………………………………………………………

……………………………………………………………………………………………………

Ich bin offen dafür, meinem Erleben neugierig auf den Grund zu gehen
Ich verstehe, dass mein Erleben und meine Reaktionen viel mit mir, meinen Erfahrungen und meiner Persönlichkeit zu tun haben. Ich bin offen dafür, noch mehr über darüber zu verstehen, wie ich fühle und denke.

- ☐ Ich bin offen, noch mehr über mich zu verstehen, und möchte gerne dazu gefragt werden.
- ☐ Ich bin teilweise offen.
- ☐ Ich bin nicht sehr offen, mehr über mich zu erfahren. Ich spreche z. B. häufig darüber, was mein:e Partner:in in meinen Augen falsch gemacht hat, und es fällt mir schwer, bei mir zu bleiben.

Was möchte ich konkret üben (z. B. Ich möchte üben, meinem Erleben mehr auf den Grund zu gehen, auch, wenn ich mich gerade sehr ärgere und eigentlich Schuldzuweisungen machen möchte)?

……………………………………………………………………………………………………

……………………………………………………………………………………………………

……………………………………………………………………………………………………

Authentisch eigene Wünsche ansprechen
Ich traue mich, meine eigenen Wünsche klar auszudrücken.

- ☐ Ich kann meine Wünsche offen aussprechen, auch wenn ich weiß, dass mein:e Partner:in sie evtl. nicht gutheißt.
- ☐ Ich kann manchmal sagen, was ich mir wünsche, brauche aber z. B. die Sicherheit, dass mein:e Partner:in es prinzipiell auch gut findet.
- ☐ Ich habe große Schwierigkeiten zu sagen, was ich möchte, z. B. aus Angst, mein:e Partner:in könnte ärgerlich reagieren oder es nicht gut finden.

Was möchte ich konkret üben (z. B. Ich möchte auch dann meine Wünsche äußern und zu ihnen stehen, wenn ich mir nicht sicher bin, wie diese bei der anderen Person ankommen)?

……………………………………………………………………………………………………

……………………………………………………………………………………………………

……………………………………………………………………………………………………

Effektive Kommunikation – das Sprechen

Wünsche und Forderungen voneinander unterscheiden

Ich habe konkrete Wünsche und Ideen, was mein:e Partner:in tun könnte, damit ich die Situation anders erlebe. Gleichzeitig fordere ich nicht, dass sie / er genau das macht, was ich will. Ich bin offen dafür, dass wir gemeinsam Lösungen entwickeln, die wir beide gut tragen können.

- ☐ Ich kann gut zwischen Wunsch und Forderung unterscheiden, drücke meine Wünsche aus, akzeptiere aber gleichzeitig die Grenzen meines / meiner Partner:in.
- ☐ Ich habe schon ziemlich genaue Vorstellungen davon, was mein:e Partner:in für mich tun soll, und es kostet mich viel, ein »Nein« zu akzeptieren:
- ☐ Ich habe große Schwierigkeiten zu akzeptieren, wenn mein:e Partner:in nicht genau das macht, was ich möchte. Dadurch verschließe ich mich z. B. auch für andere, alternative Angebote und Kompromisse.

Was möchte ich konkret üben (z. B. Ich möchte üben, Raum zu lassen für unterschiedliche Lösungsmöglichkeiten)?

....

....

....

Effektive Kommunikation – Gefühle und Bedürfnisse besser verstehen

Dieses Arbeitsblatt unterstützt Sie dabei, Ihre eigenen Gedanken, Gefühle und die dahinterliegenden Bedürfnisse zu erkennen und auszudrücken. Auf diese Weise bekommen Sie mehr Klarheit darüber, was Ihnen wichtig ist, und haben die Möglichkeit, dies auf eine konstruktive Weise Ihrem / Ihrer Partner:in mitzuteilen. Marshall Rosenberg (2015), der Begründer der Gewaltfreien Kommunikation, entwickelte die »Bedürfnisorientierte Sprache«, um Menschen darin zu unterstützen, empathischer miteinander zu kommunizieren. Bedürfnisse sind universell – wir alle haben sie. Indem Sie Ihre Bedürfnisse und die Ihres / Ihrer Partner:in besser verstehen, schaffen Sie Raum für ein tieferes Verständnis und mehr Verbindung in Ihrer Beziehung. Unangenehme Gefühle geben uns einen Hinweis auf nicht erfüllte Bedürfnisse. Folgen Sie Ihren Gefühlen, denn nur so können Sie Ihre Bedürfnisse verstehen und für sich sorgen.

Welche Situation und welche damit verbundenen Gefühle möchten Sie besser verstehen?

(1) Beschreiben der Situation

Welcher Moment in der Situation hat am stärksten dazu beigetragen, dass ich fühle, was ich fühle?

Denken Sie zunächst an die Situation, um die es geht, und gehen Sie diese noch einmal Schritt für Schritt durch. Manchmal hilft es, die Situation, um die es geht, noch einmal vor dem inneren Auge wie einen Film ablaufen zu lassen. Beschreiben Sie, was genau passiert, und achten Sie dabei darauf, eigene Bewertungen oder Interpretationen aus den Beschreibungen auszuschließen. Achten Sie auf Details, die zu Ihrem Erleben beigetragen haben. Manchmal ist es z. B. weniger, *was* eine andere Person sagt, und mehr ein Blick oder eine Geste, die etwas in einem auslösen.

Situation:

....

....

....

(2) Auftretende Gedanken benennen

Welche Gedanken kommen mir in der Situation? Wie bewerte ich die Situation und das Verhalten meines / meiner Partner:in?

Prüfen Sie nun, was Ihnen in der Situation durch den Kopf ging. Wie denken Sie über das, was in der Situation passiert ist? Wie interpretieren Sie die Situation? Zu verstehen, wie Sie selbst die Situation bewertet haben, und gleichzeitig zu berücksichtigen, dass Ihr:e Partner:in die Situation vor dem Hintergrund der eigenen Bedürfnisse und des eigenen Erlebens evtl. ganz anders bewertet hat, ist sehr wichtig, wenn es darum geht, Perspektiven auszutauschen.

Meine Gedanken:

....

....

....

Effektive Kommunikation – Gefühle und Bedürfnisse besser verstehen

(3) Ausgelöste Gefühle spüren

Welche Gefühle löst die Situation in mir aus? Wie stark spüre ich das jeweilige Gefühl?

Lassen Sie die Situation und vor allem die Stelle, die in Ihnen starke Gefühle ausgelöst hat, erneut vor Ihrem inneren Auge ablaufen und spüren Sie, wo im Körper Sie reagieren. Was spüren Sie im Hals? In der Brust? Im Bauch? Welche Gefühle spüren Sie in Ihrem Körper? Achten Sie genau darauf, was Sie dort fühlen.

Gefühl	Ausprägung von 0–10
Freude	....
Verbundenheit	....
Sicherheit	....
Traurigkeit	....
Verletzung	....
Unsicherheit	....
Angst	....
Frustration	....
Ärger	....
Weitere Gefühle:	....
....	....
....	....
....	....
....	....

(4) Bedürfnisse reflektieren

Welche Bedürfnisse stehen hinter meinen Gefühlen?

Prüfen Sie Schritt für Schritt, welches Gefühl mit welchem Bedürfnis / welchen Bedürfnissen in Zusammenhang steht.

Von 0–3 – wie ausgeprägt spüre ich dieses Bedürfnis in der Situation?

Effektive Kommunikation – Gefühle und Bedürfnisse besser verstehen

Bedürfnis (Wichtigkeit von 0–3)	**Dieses Bedürfnis steht in Zusammenhang mit diesem Gefühl/ diesen Gefühlen**
Sicherheit	
Zugehörigkeit	
Wertschätzung	
Unabhängigkeit	
Zärtlichkeit	
Respekt	
Ruhe	
Abenteuer	
Autonomie	
Spontaneität	
Kreativität	
Kompetenzerleben	
Freiheit	
Akzeptanz	
Gemeinschaft	
Geborgenheit	
Klarheit	
Stabilität	
Leichtigkeit	
Körperliches Wohlbefinden	
Sinnhaftigkeit	
Authentizität	
Weitere Bedürfnisse:	

Effektive Kommunikation – Gefühle und Bedürfnisse besser verstehen

(5) Wünsche nennen

Was könnte ich konkret tun oder um was könnte ich meine:n Partner:in bitten, um dieses Bedürfnis zu erfüllen?

Eine wichtige Unterscheidung ist die zwischen Wunsch und Forderung. Ein Wunsch darf von der anderen Person abgelehnt werden. Bei einer Forderung erwarten wir, dass die andere Person dieser nachgeht. Versuchen Sie, Raum für Wünsche zu lassen und ggf. im gemeinsamen Gespräch zu überlegen, welche Strategien Sie wählen können, um Ihre beiden Bedürfnisse zu erfüllen. Forderungen führen schnell in Sackgassen und lösen Widerstände aus. Wünsche hingegen bieten Raum für Entwicklung.

Das sind meine Wünsche:

....

....

....

....

....

....

....

Effektive Kommunikation – das Zuhören

Die Rolle der zuhörenden Person ist für viele schwieriger als die Rolle der sprechenden Person. Aktives, empathisches und offenes Zuhören erfordert, die Aufmerksamkeit auf den / die Sprecher:in zu richten, die eigene Perspektive und Wünsche für einen Moment zur Seite zu stellen und sich für das Erleben der anderen Person wirklich zu interessieren und es verstehen zu wollen. Das ist nicht einfach, vor allem dann nicht, wenn das Thema, über das gesprochen wird, emotional aufgeladen und Ihnen beiden wichtig ist.

In der Zuhörer-Rolle sollten Sie vor allem auf die folgenden Punkte achten.

Prüfen Sie: Welche dieser Fertigkeiten beherrschen Sie schon ganz gut, an welchen möchten Sie arbeiten?

Zuhören, ohne das Gesagte »persönlich« zu nehmen und direkt auf sich zu beziehen

Ich kann verstehen, dass mein:e Partner:in etwas über sich und die eigenen Gefühle, Gedanken und das eigene Erleben sagt, er / sie ist eine eigenständige Person mit eigenem Erleben. Ich übernehme die Verantwortung für meine Reaktion. Ich muss nur zuhören und nichts lösen.

- ☐ Beherrsche ich gut, ich bleibe ruhig und kann das Erleben meines / meiner Partner:in gut von meinem Erleben trennen.
- ☐ Beherrsche ich mittelmäßig gut, ich reagiere z. B. auf manches, was mein:e Partner:in sagt, emotional sehr stark. Das passiert, weil ich in meine Perspektive rutsche. Ich kann mich aber oft regulieren und mich daran erinnern, dass wir zwei unterschiedliche Personen sind.
- ☐ Fällt mir außerordentlich schwer, ich kann mich schwer von meiner Perspektive lösen und beziehe das Gesagte direkt auf mich. Wenn ich emotional aktiviert bin, fällt es mir schwer, mich wieder zu beruhigen.

Was möchte ich konkret üben (z. B. Ich möchte üben, mich innerlich zu beruhigen, damit ich nicht gleich emotional reagiere, oder Ich möchte mich regelmäßig daran erinnern, dass es gerade nicht um mich geht)?

....

....

....

Eine neugierige und interessierte Haltung einnehmen.

Stellen Sie Fragen, die Ihnen und Ihrem / Ihrer Partner:in helfen, mehr über die eigene Erfahrung zu verstehen.

- ☐ Fällt mir leicht. Ich bin neugierig und finde es spannend, das Erleben meines / meiner Partner:in tiefer zu erforschen. Dadurch verstehe ich immer mehr.
- ☐ Ich bin grundsätzlich schon interessiert, aber z. B. fällt es mir schwer, Fragen zu formulieren, die hilfreich sind. Oder: Ich bin oftmals mehr daran interessiert, dass die Dinge schnell gelöst sind, anstatt sie tiefer zu verstehen.
- ☐ Fällt mir sehr schwer, z. B. fühle ich mich durch die Perspektive meines / meiner Partner:in bedroht und will daher auch nicht nachfragen.

Effektive Kommunikation – das Zuhören

Was möchte ich konkret üben (z. B. Ich möchte mir angewöhnen, offene Fragen zu stellen wie »Kannst du mir mehr darüber erzählen?«)?

……

……

……

Zusammenfassen dessen, was ich verstanden habe, um sicherzugehen, dass ich es richtig verstehe

☐ Fällt mir leicht. Ich verstehe die Perspektive meines / meiner Partner:in und kann sie auch in eigenen Worten wiedergeben.
☐ Gelingt mir mittelmäßig. Zum Beispiel verstehe ich die Perspektive manchmal nicht bzw. den für meine:n Partner:in relevanten Punkt oder es fällt mir manchmal schwer, es in eigenen Worten zusammenzufassen.
☐ Gelingt mir nicht gut. Ich habe z. B. Schwierigkeiten zu verstehen, was meine:n Partner:in meint. Mir fehlen oft die Worte, um das Gesagte wiederzugeben.

Was möchte ich konkret üben (z. B. Ich möchte üben, das Gehörte umzuformulieren und bitte um Feedback)?

……

……

……

Empathisches Einfühlen in das Erleben meines / meiner Partner:in

☐ Gelingt mir gut. Ich kann kognitiv und emotional gut verstehen, worum es ihm / ihr geht, und das auch verbal und nonverbal ausdrücken.
☐ Gelingt mir manchmal. Häufig bin ich aber auch sehr mit meinen eigenen Gefühlen beschäftigt, dann fällt es mir schwer, empathisch zu bleiben.
☐ Mir fällt es sehr schwer, mich auf das Erleben meines / meiner Partner:in einzulassen. Ich kreise in der Regel um mich und denke darüber nach, was das Gesagte für mich bedeutet. Es fällt mir sehr schwer, mich für das Erleben meines / meiner Partner:in zu öffnen.

Was möchte ich konkret üben (z. B. Ich möchte üben, die Emotionen meines / meiner Partner:in auszudrücken, oder Ich möchte Empathie-Statements üben, wie »Ich kann nachvollziehen, dass du traurig warst. Es macht total Sinn, dass du dich in der Situation so gefühlt hast«)?

……

……

……

Microprocessing – Therapeutische Unterstützung während der Kommunikation

Konstruktive Kommunikation über emotional bedeutsame und konflikthafte Themen ist häufig sehr schwierig und Paare geraten dabei schnell in alte, dysfunktionale Kommunikationsmuster.

Die Übung, während eine der Partner:innen in die Sprecherrolle und der / die andere in die Rolle des / der Zuhörer:in schlüpft, eignet sich sehr gut dafür, das Paar darin zu unterstützen, ihr dysfunktionales Muster zu verändern. Dabei wird der Kommunikationsprozess verlangsamt, die Partner:innen lernen, sich selbst zu regulieren, nicht mehr so schnell aufeinander zu reagieren und ein hohes Bewusstsein sowohl für die eigenen als auch für die anderen Gefühle, Gedanken und Bedürfnisse während der Kommunikation zu entwickeln. Da die Aufgabe der zuhörenden Person darin besteht, sich auf den / die Sprecher:in und die Perspektive zu konzentrieren und den Blick auf die eigene Perspektive für einen Moment zu lösen, wird der dysfunktionale reaktive Kommunikationskreislauf unterbrochen.

Folgende Punkte sollten Sie beachten, um die beiden Partner:innen im Kommunikationsprozess zu unterstützen:

(1) Erinnern Sie das Paar daran, dass es in diesem Prozess unter anderem darum geht, zu lernen, die Perspektive und Wahrnehmung des / der Partner:in nicht als Bedrohung oder persönlich zu nehmen, sondern darum, die andere Person als Individuum mit eigener Perspektive auf die Dinge anzuerkennen. Diese Erklärung können Sie mithilfe des sogenannten Smartphone-Beispiels verdeutlichen:

> **Beispiel • Smartphone**
>
> Halten Sie Ihr Smartphone zwischen die beiden Personen, sodass eine Person die Vorder- und die andere Person die Rückseite des Smartphones sieht und fragen Sie: »Was sehen Sie?«.
>
> Eine Person wird das Display sehen, die andere Person die Rückseite mit den Kameras. Erklären Sie: »Stellen Sie sich vor, Sie wüssten nicht, dass dieses Ding hier zwei unterschiedliche Seiten hat. Sie würden ganz selbstverständlich davon ausgehen, dass das, was Sie sehen, ›richtig ist‹, und sagen, dass Sie ein Display sehen. Die andere Person würde sagen: ›Was für ein Quatsch, hier ist kein Display, da sind Kameras. Das ist doch klar!‹ Sie sehen, wenn Sie beide darauf beharren, dass die eigene Sicht auf die Dinge die einzig richtige (und vollständige) Perspektive ist, werden Sie weder verstehen, wie komplex und unterschiedlich Perspektiven aussehen können, noch werden Sie auf diese Weise zusammenkommen können. Recht haben wollen und auf der eigenen Perspektive zu beharren ist das Gegenteil einer wechselseitigen Kommunikation, in der Sie offen sind für die Perspektive der anderen Person. Der Streit ist vorprogrammiert.«

(2) Unterstützen Sie das Paar zunächst darin, den Rahmen und das Ziel des Gesprächs festzulegen, bevor sie in den Dialog gehen. Je emotional bedeutsamer und damit riskanter das Thema, desto hilfreicher ist es, zunächst das *Wie* festzulegen (z. B. Wer spricht zuerst, wer hört als Erstes zu? Wie viel Zeit haben wir? Was erhoffen wir uns von dem Gespräch?), bevor über das *Was* gesprochen wird.

(3) Erinnern Sie die Partner:innen daran, ihre innere Haltung zu prüfen – sind sie innerlich offen für ein konstruktives Gespräch?

Microprocessing – Therapeutische Unterstützung während der Kommunikation

Sie können die Partner:innen bitten, auf einer »inneren Selbstbeobachtungsskala« (z. B. 0 = Ich bin innerlich ruhig und offen; 5 = Ich muss mich immer wieder regulieren, aber es klappt ganz gut und ich merke, ich kann im Kontakt bleiben; 10 = Ich bin stark emotional aktiviert und schaffe es nicht mehr, offen zuzuhören) den Anspannungsanstieg und die Selbstregulationsmöglichkeit zu beobachten. Sollte eine:r von beiden merken, zu stark aktiviert zu sein (z. B. bei einem Wert von 8/9), dann sollte diese Person das Gespräch unterbrechen, um sich zunächst zu regulieren und wieder ins innere Gleichgewicht zu finden.

Bei (zu) starker Aktivierung ist es besser, das Gespräch zunächst zu stoppen und sich zunächst zu beruhigen, anstatt es »irgendwie« weiterlaufen zu lassen, ohne innerlich dafür bereit zu sein.

(1) Unterstützen Sie den / die Sprecher:in, indem Sie …
- dysfunktionale Äußerungen stoppen.
- darauf achten, dass er / sie nur über sich spricht.
- zurück zum Thema leiten.
- ggf. als Sprachrohr unterstützen und dysfunktionale Äußerungen übersetzen (in Emotionen und Bedürfnisse / Wünsche).
- dabei unterstützen, eigene Gefühle und Bedürfnisse selbst zu verstehen (durch gezieltes Nachfragen).
- bitten, wichtige und konstruktiv formulierte Inhalte noch einmal zu wiederholen.
- fragen, wie es sich anfühlt, in dieser klaren und konstruktiven Weise zu sprechen.
- loben, validieren und ermutigen.

(2) Unterstützen Sie den / die Zuhörer:in indem Sie …
- ihn / sie in der Perspektive der sprechenden Person halten.
- darin unterstützen, nicht mit Kritik, Erklärungen etc. zu reagieren, sondern nur zuzuhören und ggf. Fragen zu stellen.
- daran erinnern, dass es darum geht, die Perspektive zu verstehen, anstatt sie zu bewerten.
- ermutigen, Fragen zu stellen, die zu mehr Verständnis führen und hier ggf. Hilfestellung geben: »Wie wäre es, wenn Sie XY fragen, könnte das interessant für Sie sein zu verstehen?«.
- validieren, dass es sehr schwierig ist, in emotional aktivierten Situationen in die andere Perspektive einzusteigen, anstatt die eigene zu erklären.
- darin unterstützen, sich zu regulieren. »Schauen Sie für einen Moment zu mir. Legen Sie sich eine Hand auf den Bauch und lassen Sie uns für einen Moment nur miteinander tief in den Bauch atmen.«
- darin unterstützen, Empathie für das Erleben der anderen Person zu spüren und auszudrücken.
- loben, validieren und ermutigen.

Definition

Empathisch zu sein, bedeutet, das Erleben der anderen Person kognitiv und emotional zu verstehen und dies auszudrücken – während es gleichzeitig möglich ist, auch das eigene Erleben zu kennen und zu verstehen.

Effektive Kommunikation – ein wechselseitiger Dialog

Der konstruktive Dialog ist ein wechselseitiger Prozess, in dem beide Partner:innen im Wechsel in der Rolle des / der Sprecher:in und des / der Zuhörer:in sind.

Die folgende Abbildung stellt schrittweise dar, wie ein wechselseitiger Dialog aussehen kann.

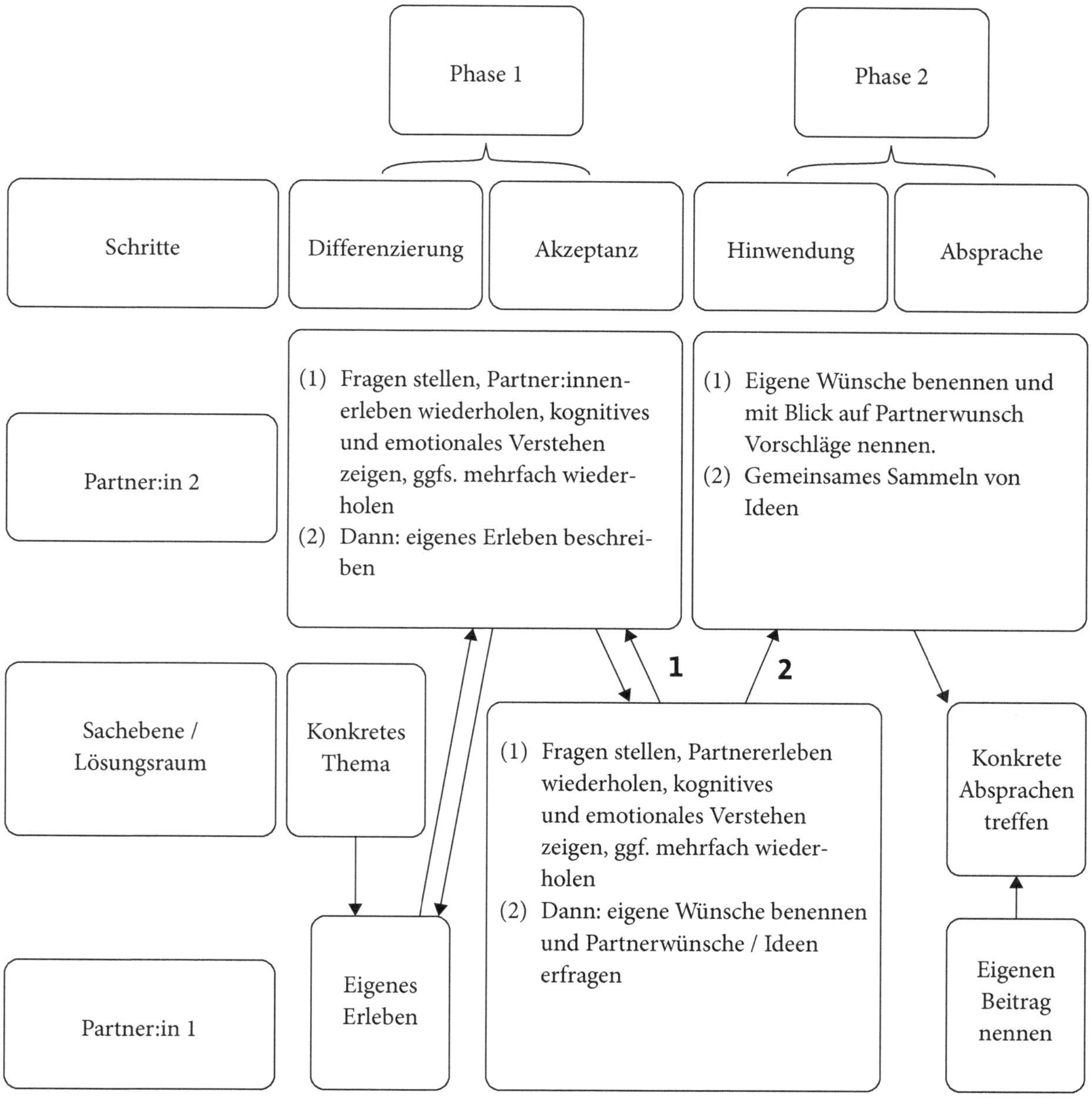

Konstruktiver wechselseitiger Dialog

Effektive Kommunikation – ein wechselseitiger Dialog

Der Ablauf erfolgt in folgenden Schritten:

(1) Partner:in 1 (Sprecher:in) beschreibt das eigene Erleben bezogen auf das jeweilige Thema bzw. die jeweilige Situation (möglichst in Ich-Form). Zuhörer:in stellt ggf. Fragen und unterstützt Partner:in 1 darin, das eigene Erleben noch weiter zu differenzieren und zu verstehen.

(2) Partner:in 2 (Zuhörer:in) fasst immer wieder zusammen, was er / sie kognitiv und emotional verstanden hat.

(3) Partner:in 2 (nun in der Sprecherrolle) beschreibt das eigene Erleben bezogen auf die Situation. Partner:in 1 (nun Zuhörer:in) stellt ggf. Fragen und unterstützt Partner:in 2 darin, das eigene Erleben noch weiter zu differenzieren und zu verstehen.

(4) Partner:in 1 (Zuhörer:in) fasst zusammen, was er / sie kognitiv und emotional verstanden hat.

Dieser Prozess wird so lange durchlaufen, bis beide Personen den Eindruck haben, verstanden worden zu sein, und sich die Atmosphäre ausreichend beruhigt hat und nun konstruktiv ist.

(5) Mit Blick auf die Bedürfnisse können nun beide Partner:innen formulieren, welche konkreten Wünsche und Ideen sie mit Blick auf die eigenen Bedürfnisse und die des / der Partner:in haben.

(6) Aus den Ideen und Wünschen werden ggf. konkrete gemeinsame Absprachen getroffen.

(7) Um Missverständnisse zu vermeiden und die Selbstverantwortung zu erhöhen, kann es hilfreich sein, wenn beide Partner:innen zum Schluss noch einmal zusammenfassen, wie genau der eigene Beitrag in der Umsetzung der Absprachen aussehen wird. Bei wichtigen Dingen lohnt es sich, die Absprache aufzuschreiben, denn auch diese wird nicht selten unterschiedlich erinnert.

Effektive Kommunikation – unser wechselseitiger Dialog

Dieses Arbeitsblatt bietet Ihnen eine Strukturierungshilfe für den gemeinsamen Dialog über ein klärungsbedürftiges Thema. Nutzen Sie es als Vorlage und füllen Sie die jeweiligen Punkte mit Ihrem Beispiel aus.

Legen Sie zunächst die Situation oder das Thema fest, über das Sie sprechen möchten. Außerdem, wer zu Beginn des Dialogs in der Sprecherrolle und wer in der Zuhörerrolle ist. Die Rollen wechseln, insofern Sie beide zugehört haben. Versuchen Sie, nacheinander zu sprechen und sorgfältig beide Perspektiven zu beleuchten. Besprechen Sie erst zum Schluss Ihre konkreten Wünsche und Lösungen.

(1) Partner:in 1 beschreibt die Situation aus der eigenen Sicht sachlich.

....

....

....

....

....

(2) Partner:in 1 beschreibt das eigene persönliche Erleben.
(Wie habe ich die Situation wahrgenommen / interpretiert? Welche Gefühle habe ich gespürt? Welche Bedürfnisse habe ich? Was ist für mich der wichtigste Punkt, den du von meinem Erleben in der Situation verstehen sollst? Was verstehe ich an meiner Reaktion selbst noch nicht genau?)

....

....

....

....

....

....

....

....

....

Partner:in 2 stellt ggf. Fragen, um das Erleben von Partner:in 1 besser zu verstehen.

Effektive Kommunikation – unser wechselseitiger Dialog

(3) Partner:in 2 fasst zusammen, was er / sie kognitiv und emotional verstanden hat.
(Was soll ich aus Sicht meines / meiner Partner:in verstehen? Was fühlt er / sie, welche Bedürfnisse hat er / sie in der Situation? Wie hat er / sie die Situation wahrgenommen? Was daran kann ich emotional gut verstehen, wenn ich mich in seine / ihre Perspektive versetze?)

....

....

....

....

....

....

....

....

....

....

(4) Partner:in 2 beschreibt die Situation aus der eigenen Sicht sachlich.

....

....

....

....

....

Effektive Kommunikation – unser wechselseitiger Dialog

(5) Partner:in 2 beschreibt das eigene persönliche Erleben.
(Wie habe ich die Situation wahrgenommen / interpretiert? Welche Gefühle habe ich gespürt? Welche Bedürfnisse habe ich? Was ist für mich der wichtigste Punkt, den du von meinem Erleben in der Situation verstehen sollst? Was verstehe ich an meiner Reaktion selbst noch nicht genau?)

....

....

....

....

....

....

....

Partner:in 1 stellt ggf. Fragen, um das Erleben von Partner:in 2 besser zu verstehen.

(6) Partner:in 1 fasst zusammen, was er / sie kognitiv und emotional verstanden hat.
(Was soll ich aus Sicht meines / meiner Partner:in verstehen? Was fühlt er / sie, welche Bedürfnisse hat er / sie in der Situation? Wie hat er / sie die Situation wahrgenommen? Was daran kann ich emotional gut verstehen, wenn ich mich in die Perspektive versetze?)

....

....

....

....

....

....

....

Bevor Sie weitermachen, stellen Sie bitte sicher, dass Sie beide Ihre Perspektiven ausreichend ausgetauscht, verstanden und akzeptiert haben.

Effektive Kommunikation – unser wechselseitiger Dialog

(7) Beide überlegen: Was wünschen wir uns voneinander? Welche Ideen haben wir, wie wir die Situation lösen könnten?
Mit Blick auf die Bedürfnisse können nun beide formulieren, welche konkreten Wünsche und Ideen sie mit Blick auf die eigenen Bedürfnisse und die der / des Partner:in haben.

Partner:in 1 wünscht sich:

....

....

....

Partner:in 2 wünscht sich:

....

....

....

(8) Aus den Ideen und Wünschen werden nun konkrete gemeinsame Absprachen getroffen
Wir nehmen uns Folgendes vor:

....

....

....

....

....

....

....

....

....

....

Effektive Kommunikation – unser wechselseitiger Dialog

(9) Um Missverständnisse zu vermeiden und die Selbstverantwortung zu erhöhen, kann es hilfreich sein, wenn beide Partner:innen zum Schluss noch einmal zusammenfassen, wie genau der eigene Beitrag in der Umsetzung der Absprachen aussehen wird.

Partner:in 1: Ich persönlich werde …

………………………………………………………………………………………………

………………………………………………………………………………………………

………………………………………………………………………………………………

Partner:in 2: Ich persönlich werde …

………………………………………………………………………………………………

………………………………………………………………………………………………

………………………………………………………………………………………………

Effektive Kommunikation – Rollenspiel zum wechselseitigen Dialog

In der Einzeltherapie können Sie den wechselseitigen Dialog gut im Rollenspiel üben.

Die folgenden typischen Beispiele für Konfliktsituationen in Partnerschaften können Sie nutzen, falls Ihr:e Patient:in aktuell keine eigenen Beispiele mitbringt.

Fallbeispiel • Susanne und Sebastian

Susanne und Sebastian wollen am Abend zu dem Geburtstag von Susannes bester Freundin Nilou gehen. Susanne erinnert Sebastian am Nachmittag mehrfach daran, abends bitte pünktlich zu sein. Sebastian arbeitet noch in seinem Arbeitszimmer, als Susanne zum dritten Mal an diesem Tag hereinkommt und sagt: »Schaffst du es denn, dass wir um 18 Uhr loskommen?« Sebastian erwidert sichtlich genervt: »Hör auf, mich zu stressen.«

Am nächsten Tag möchte Susanne über die Situation sprechen.

Zum individuellen Erleben:
Susanne hat Nilou versprochen, ihr bei der Party zu helfen. Da sie Nilou in den letzten Wochen zwei Mal absagen musste, möchte sie sie nicht »schon wieder enttäuschen«.
Sebastian hat einen wichtigen Abgabetermin beim Arbeiten. Bereits am Vormittag hat er auf Susannes Bitte hin seinen Spezialnachtisch für die Party gemacht. Er hat Sorge, seine Arbeit nicht zum Abgabetermin fertigzubekommen.

Tom und Jojo
Toms und Jojos 5-jähriger Sohn Nic übernachtet bei einem Freund. Tom freut sich auf den gemeinsamen Abend mit Jojo und geht davon aus, dass sie ihn zusammen verbringen. Jojo freut sich darauf, nach der Arbeit in die Stadt zu gehen und endlich mal wieder zu shoppen. Jojo schreibt Tom am Ende des Arbeitstags kurz eine SMS, um Bescheid zu geben, dass sie noch shoppen geht. Tom, der zu Hause mit gekochtem Essen wartet, ist enttäuscht.

Tom möchte am Abend über die Situation sprechen.

Zum individuellen Erleben:
Jojos Lieblingsschuhe sind vor einigen Wochen kaputtgegangen und sie hat es bislang noch nicht geschafft, sich neue zu kaufen. Seitdem geht sie auch zum Arbeiten mit alten Schuhen, die zum einen unbequem sind und zum anderen auch nicht schön aussehen.

Tom überlegt, sich auf einen neuen Job zu bewerben und wollte gerne Jojos Meinung dazu hören. Im Alltag fehlt oft die Zeit für ausführlichere Gespräche und er hatte sich den Abend bereits schön ausgemalt.

Manuel und Annika
Manuel und Annika planen die Weihnachtszeit. Annika freut sich darauf, endlich mal nichts zu tun und zu entspannen, und schlägt vor, 10 Tage in ein Wellnesshotel zu fahren. Manuel würde am liebsten an allen drei Feiertagen Familienbesuche machen und die Woche zwischen den Jahren mit gemeinsamen Freund:innen und Annika Skifahren. Beide sind genervt, weil der / die andere die eigenen Vorschläge ablehnt.

Effektive Kommunikation – Rollenspiel zum wechselseitigen Dialog

Zum individuellen Erleben:
Manuel sieht seine Familie nur selten, da sie weiter weg wohnen. Er hat ein schlechtes Gewissen, da er sie nur selten besucht, und vermisst seine Familie sehr. Weihnachten ist für seine Familie ein besonderes Fest, an dem alle zusammenkommen. Zudem sorgt sich Manuel um seinen Vater, der im letzten halben Jahr häufig krank war. Das Angebot, mit den Freunden Ski zu fahren, findet er hauptsächlich wegen des Skifahrens interessant. Er liebt Wintersport und war lange nicht mehr Skilaufen.

Annika hat in den letzten Monaten für ihr Staatsexamen gelernt und abends in einem Restaurant gearbeitet. Sie fühlt sich sehr ausgebrannt und sehnt sich nach Ruhe und Entspannung. Ihre Familie feiert kein Weihnachten, daher haben die Feiertage für sie keine besondere Bedeutung.

Vorgehen:

(1) Lassen Sie Ihre:n Patient:in auswählen, welches Beispiel er / sie für das Rollenspiel nutzen möchte und in welche Rolle er / sie schlüpfen mag.

(2) Bitten Sie den / die Patient:in, zunächst in die Rolle des / der Sprecher:in zu schlüpfen und aus dieser Sicht zu beschreiben, wie die Situation erlebt wurde.
- Wie habe ich die Situation wahrgenommen / interpretiert?
- Welche Gefühle habe ich gespürt?
- Welche Bedürfnisse habe ich?
- Was ist für mich der wichtigste Punkt, den du von meinem Erleben in der Situation verstehen sollst?

(3) Stellen Sie Fragen, die dabei helfen können, das Erleben noch weiter zu verstehen und zu beleuchten. Fassen Sie regelmäßig zusammen, ob Sie das Gesagte richtig verstanden haben.

(4) Bitten Sie Ihre:n Patient:in nun, in die Rolle des / der Zuhörer:in zu schlüpfen, und berichten Sie als sprechende Person aus Ihrer Rolle heraus, wie Sie die Situation erlebt haben.

(5) Ihr:e Patient:in kann Fragen stellen, die hilfreich sein könnten, um noch besser Ihr Erleben zu verstehen. Bitten Sie Ihre:n Patient:in regelmäßig zusammenzufassen, was er / sie verstanden hat. Achten Sie darauf, ob Ihr:e Patient:in auch emotional verstehen kann, wie es Ihnen in Ihrer Situation erging.

(6) Entwickeln Sie nun beide Ideen, wie die Situation so gelöst werden könnte, dass sich beide wohlfühlen.

(7) Reflektieren Sie im Anschluss das Rollenspiel.
Wie hat Ihr:e Patient:in das Rollenspiel erlebt? Was war leicht, was fiel ihm / ihr schwer? Welche Erkenntnisse zieht er / sie aus dieser Übung? Was möchte er / sie üben?

Das Wochengespräch

Im stressigen Alltag bleibt oft keine Zeit für ruhige, klärende Gespräche zwischen Paaren. Das kann zu Entfremdung und Missverständnissen führen, da jede Person ihre eigenen Herausforderungen bewältigt und wichtige Themen nicht besprochen werden. Das Wochengespräch hilft, diese Barrieren zu überwinden, indem es einen festen Zeitpunkt schafft, um wichtige Themen zu besprechen und gemeinsam die kommende Woche zu planen. Hierbei haben Sie die Möglichkeit, etwaige Missverständnisse bereits im Vorfeld auszuräumen und sich in stressigen Zeiten gemeinsam für die anstehende Woche zu wappnen.

Gehen Sie dabei folgendermaßen vor:

Vorbereitung
Setzen Sie sich einen ca. 30-minütigen (Zeit je nach Bedarf anpassen) Termin. Im Wechsel übernimmt eine Person die Verantwortung, den Termin zu organisieren, etwa durch Erinnerungen und die Vorbereitung von Getränken oder die Bereithaltung von Schreibmaterialien.

Planung der kommenden Woche
Besprechen Sie:
- Wie planen wir die kommende Woche?
- Wann sind berufliche Verpflichtungen geplant und wie können wir unsere Termine koordinieren?
- Gibt es Abwesenheitszeiten?
- Wer übernimmt welche zusätzlichen Aufgaben (z. B. Haushalt, Kinder, Haustiere)?
- Gibt es einen Plan B, falls bereits absehbar ist, dass etwas schwierig werden könnte (z. B. kränkelnde Kinder)?
- Wann nimmt sich jede:r Zeit für sich selbst?
- Wann planen wir Paarzeiten ein?
- Wann planen wir Familienzeiten ein?

Positive Rückmeldungen zur vergangenen Woche
Reflektieren Sie, was in der letzten Woche gut gelaufen ist. Geben Sie sich Rückmeldung, z. B. zu folgenden Punkten:
- Was fand ich letzte Woche hilfreich, was haben wir gut hinbekommen?
- Was an dir fand ich letzte Woche gut?
- Wofür war ich dir dankbar?
- Was hat warme Gefühle in mir ausgelöst?

Schwierige Themen klären
Falls es noch ungeklärte Themen aus der letzten Woche gibt, sprechen Sie darüber.
- Aus der Sprecherrolle – Klärung der Absicht: Möchten Sie nur Verständnis für Ihre Perspektive oder auch eine Lösung?
- Besprechen Sie max. zwei Themen pro Wochengespräch, um Überforderung zu vermeiden.
- Falls eine Lösung oder Entscheidung getroffen wurde, reflektieren Sie in der nächsten Woche, wie die Umsetzung funktioniert hat. Falls nötig, passen Sie die Lösung an und probieren Sie sie erneut aus. Auf diese Weise können Sie Prozesse gut beobachten, steuern und auf Ihre individuelle Situation anpassen.

Das Wochengespräch

Fallbeispiel

Claus und Shirin haben drei Kinder. Im Wochengespräch spricht Claus an, dass er aktuell die eigentlich besprochene Regelung, morgens hauptsächlich die Kinder alleine fertig zu machen, nicht mehr tragbar findet. Aktuell fordert insbesondere eines der Kinder morgens sehr viel Aufmerksamkeit und Claus fühlt sich überfordert. Shirin bietet an, ihn morgens mehr zu unterstützen. Eigentlich muss sie früher zum Arbeiten aufbrechen, könnte aber insbesondere an drei Tagen doch versuchen, 30 Minuten später loszufahren und sich mit zu kümmern. Claus freut sich über das Angebot.

Eine Woche später im Wochengespräch berichtet Shirin, leider den Stau unterschätzt zu haben, in den sie kommt, wenn sie 30 Minuten später losfährt und durch den sie nun insgesamt über eine Stunde später beim Arbeiten ankam. Gemeinsam suchen sie nach anderen Lösungen und entscheiden sich, in der kommenden Woche auszuprobieren, alle 15 Minuten früher zu wecken, um morgens mehr Zeit zu haben.

Unser Wochenplan

	Montag		Dienstag		Mittwoch		Donnerstag		Freitag		Samstag		Sonntag	
Namen														
Vormittag														
Nach-mittag														
Abend														
Besonder-heiten														

Tipp: Nutzen Sie unterschiedliche Farben, z. B. Schwarz für fremdbestimmte Zeit (Arbeit, Familienaufgaben, To dos), Rot für Autonomie, Blau für bindungsorientierte Zeiten (z. B. Dunkelblau für Paarzeit, Hellblau für Familie) – dadurch bekommen Sie einen besseren visuellen Eindruck Ihrer Wochenplanung.

Gemeinsame Entscheidungen treffen

Eine offene, wertschätzende und wechselseitige Kommunikation bildet die Grundlage jeder erfolgreichen Entscheidungsfindung. Doch besonders in konfliktreichen Situationen fällt es nicht immer leicht, Lösungen zu finden – insbesondere dann, wenn Wünsche und Bedürfnisse scheinbar weit auseinanderliegen. Gerade in Partnerschaften, in denen beide Partner:innen in vielen Bereichen unterschiedlich ticken, ist es wichtig, die Fähigkeit zu entwickeln, konstruktiv Entscheidungen zu treffen.

Dieses Arbeitsblatt bietet Ihnen als Paar verschiedene Ansätze, um Ihre Entscheidungsprozesse zu unterstützen. Einige der Methoden sind spielerisch und humorvoll, andere verfolgen eher einen pragmatischen, strukturierten Ansatz. Nehmen Sie sich die Zeit, die verschiedenen Möglichkeiten gemeinsam zu erkunden und herauszufinden, welche Ansätze Sie als Paar bereichern und Ihnen zukünftig dabei helfen, Entscheidungen leichter und mit Freude zu treffen.

Instruktion

(1) Lesen Sie das Arbeitsblatt gemeinsam durch und notieren Sie sich spontan, welche der vorgestellten Methoden Sie neugierig machen.
(2) Fangen Sie klein an, indem Sie einen der Ansätze konkret auf eine Ihrer Entscheidungssituationen anwenden. Legen Sie klare Rollen und Abläufe fest (z. B. Worauf beziehen sich die wechselnden Verantwortlichkeiten genau?) und prüfen Sie Ihre Erfahrungen in einem festgelegten Zeitraum. Nehmen Sie Änderungen vor und passen Sie die Methoden ggf. flexibel an Ihre individuelle Situation an.

Viel Freude beim Entdecken und Entscheiden!

Die Lösung in der Mitte – die Kompromissfindung durch Bedürfnisanalyse

Paare verhaken sich oftmals bei der Entscheidungsfindung, da sie ihre Bedürfnisse mit der Strategie zur Erfüllung der Bedürfnisse verwechseln, welche eine sehr wesentliche Unterscheidung ist. Marshall Rosenberg, der Begründer der Gewaltfreien Kommunikation, unterscheidet beispielsweise eine Vielzahl unterschiedlicher Bedürfnisse, die die Menschen in ihrem Leben antreiben (Rosenberg, 2015). Zur Erfüllung dieser Bedürfnisse setzen wir bestimmte Strategien ein, wie wir an folgendem Beispiel sehen können:

Fallbeispiel

Bob mag es ordentlich (Bedürfnis nach Ordnung), daher räumt er täglich auf (Strategie zur Erfüllung seines Bedürfnisses).

Samuel mag es ordentlich (Bedürfnis nach Ordnung), daher bezahlt er regelmäßig eine Putzhilfe, die ihm dabei hilft, Ordnung zu halten (Strategie zur Erfüllung seines Bedürfnisses).

Wenn wir miteinander streiten, dann vermischen wir häufig »Bedürfnisse« und »Strategien zur Erfüllung der Bedürfnisse«, wodurch die Konflikte schnell unlösbar erscheinen.

Gemeinsame Entscheidungen treffen

Fallbeispiel

Joe und Michelle streiten sich – Joe möchte es ordentlicher zu Hause haben (Bedürfnis nach Ordnung) und erwartet, dass Michelle sich mehr am Haushalt beteiligt (Strategie zur Erfüllung des Bedürfnisses). Michelle hingegen sehnt sich nach mehr Entspannung (Bedürfnis), da sie aktuell einen sehr stressigen Job hat. Sich nun auch noch mehr im Haushalt zu beteiligen, kann sie sich derzeit nicht vorstellen. Michelle schlägt Joe alternativ vor, dass sie eine Putzhilfe zahlt, die ihren Anteil der Ordnungsherstellung übernimmt (alternative Strategie zur Erfüllung von Joes Bedürfnis). Joe ist nicht einverstanden. Er sagt: »Mein Bedürfnis ist aber, dass du mit aufräumst und wir es so ordentlicher haben« (Vermischung von Strategie und Bedürfnis).

Wenn Sie versuchen, einen Kompromiss zu finden, achten Sie also darauf, dass Sie Bedürfnisse und Strategien zur Erfüllung der Bedürfnisse unterscheiden. In der Regel gibt es zahlreiche mögliche Strategien, die beiden Personen ermöglichen, ihre Bedürfnisse zu erfüllen. Hier ein paar Möglichkeiten, was Joe und Michelle versuchen könnten:

- Joe nimmt Michelles Vorschlag an.
- Michelle übernimmt mehr im Haushalt, dafür unterstützt Joe Michelle bei einer anderen Sache, die Michelle aktuell Stress bereitet, sodass mehr Zeit zur Entspannung bleibt.
- Joe übernimmt mehr Aufgaben im Haushalt und die beiden denken über einen anderen Ausgleich nach (dafür kocht Michelle z. B. häufiger, was sie sowieso entspannend findet und Joe weniger mag).
- Joe übernimmt mehr Aufgaben im Haushalt, da für ihn Ordnung wichtiger ist. Wenn er die Beziehung mit Abstand betrachtet, kann er sehen, dass Michelle gerade tatsächlich mehr Stress hat als er und es fühlt sich okay für ihn an, hier mehr zu übernehmen.

Paare verwechseln oft »Bedürfnisse« und die »Strategien zur Erfüllung dieser Bedürfnisse«. Indem Sie sich diese Unterscheidung bewusstmachen, können Sie mehr Lösungen finden und kreative Kompromisse schließen, die beiden Partner:innen gerecht werden.

Entscheidungen durch Abwechslung

Gerade Paare, die sich bei alltäglichen Entscheidungsfragen, wie z. B. »Was essen wir heute?«, »Wie planen wir den Tag?«, häufig in die Haare bekommen, finden es mitunter sehr entlastend, dieser einfachen Regel zu folgen:

Einmal entscheidest du, das andere Mal entscheide ich. Auch eine tage- oder sogar wochenweise Abwechslung kann denkbar sein.

Gemeinsame Entscheidungen treffen

Fallbeispiel

Christian und Fabrice geraten bei den kleinsten Alltagsentscheidungen in Konflikte. Entweder haben beide sehr genaue Vorstellungen davon, wie die Entscheidung aussehen sollte, oder aber sie möchten beide nicht entscheiden und erwarten, dass der / die andere es tut. So streiten sie beinahe täglich darüber, was gekocht wird oder in welches Restaurant sie gehen möchten. Gleichzeitig gibt es zum Beispiel während der Wochenendplanung die regelmäßige Situation, dass beide sich wünschen würden, der / die Partner:in würde die Initiative übernehmen und etwas Schönes planen.

Die simple Lösung, es abwechselnd zu versuchen, führt zu einer starken Alltagserleichterung. Sie entscheiden sich dabei für das Wochenmodell, bei dem einer von beiden jeweils für eine Woche das Entscheidungsrecht und damit verbundene Initiativpflicht für die Wochenendgestaltung übernimmt.

Ein einfacher Ansatz zur Vermeidung kleiner Alltagsstreitigkeiten ist es, Entscheidungen abwechselnd zu treffen, was beide entlastet und den Alltag harmonischer gestaltet.

Priorisierung nach persönlicher Wichtigkeit

Diese Entscheidungsfindungsvariante eignet sich insbesondere für Situationen, in denen es um Entscheidungen geht, die für eine Person eine größere Wichtigkeit hat als für die andere. Natürlich setzt sie voraus, dass die Partner:innen »fair« spielen und ehrlich für sich prüfen, ob das Thema, um das gestritten wird, persönlich relevant für sie ist.

Fallbeispiel

Laureen und Martin haben gemeinsam ein Haus gekauft. Nachdem die erste Freude abgeklungen ist, merken sie, wie schwer es ist, anstehende Entscheidungen zu treffen, da sie sich in fast allen Punkten uneinig sind – Laureen möchte helle Fliesen im Bad, Martin mag es lieber bunter, Laureen würde gerne eine Fußbodenheizung einbauen, Martin hält dies für nicht notwendig. Die Hausrenovierung hat bereits begonnen und der Entscheidungsdruck wächst. Die Idee, die anstehenden Entscheidungen zunächst einmal dahingehend voneinander abzugrenzen, wem von beiden welche Entscheidungen persönlich sehr wichtig sind und welche nicht, bringt eine neue Perspektive in den Entscheidungsprozess und ermöglicht bessere Verhandlungsmöglichkeiten. Laureen sind z. B. die Fliesen im Bad nicht so wichtig wie die Arbeitsplatte in der Küche, die dafür Martin nicht ganz so wichtig ist.

Diese Variante eignet sich insbesondere in Situationen, in denen viele Entscheidungen auf einmal getroffen werden müssen. Aber auch bei alltäglichen Entscheidungen ist es sehr hilfreich, sich die Frage zu stellen »Wie wichtig ist mir dieses Thema heute wirklich«? Dabei bemerken gerade Menschen, die automatisiert zur Selbstbehauptung tendieren, dass sie manchmal um Dinge »kämpfen«, die ihnen gar nicht so wichtig sind. Davon abzulassen und zu sehen, wie sich der / die andere darüber freut, kann auch ein sehr schönes Gefühl sein!

Indem die persönliche Wichtigkeit bei Entscheidungen priorisiert wird, kann eine neue Perspektive entstehen, die zu mehr Verständnis und ausgewogenen Kompromissen führt.

Gemeinsame Entscheidungen treffen

Entscheidung per Münze

Gerade alltägliche Machtkämpfe können vermieden werden, indem eine Münze zum Einsatz kommt. In diesen Situationen wird die Verantwortung für die Entscheidungsfindung auf die Münze übertragen, was zwei Vorteile hat: Erstens gibt es eine klare und gerechte Entscheidung (statistisch gesehen stehen die Chancen gleich und werden sich auf lange Sicht ausgleichen – beide werden also auf lange Sicht »gerecht« berücksichtigt). Zweitens kann dem / der anderen diese Entscheidung nicht zum Vorwurf gemacht werden, da die Münze sie getroffen hat. Auch entscheidungsunwilligen Menschen, die nicht ins Tun kommen, sondern ewig im innerlichen Für und Wider stecken bleiben, kann die Münze helfen, ins Tun zu kommen.

Fallbeispiel

Meike und Conrad sind voneinander genervt. Meike treibt Conrad an den Wochenenden an und möchte mit ihm gemeinsam aktiver sein. Conrad mag es gemütlich und möchte am liebsten gar nichts anderes tun, als sich auszuruhen. An den Wochenenden kommt es häufig zu Konflikten: Meike wirft Conrad seine Passivität vor, Conrad fühlt sich von Meike ständig gedrängt. An einem Wochenendtag, z. B. jeden Sonntag, die Münze zu werfen und diese entscheiden zu lassen, ob es noch eine gemeinsame sportliche Aktivität gibt oder der Nachmittag gemütlich verbracht wird, bringt eine Prise Humor in die festgefahrene Situation und sorgt jedes Wochenende für einen spannenden Überraschungsmoment. Beide fühlen sich entlastet, weil da sie nun nicht mehr so aneinander herumzerren, sondern die Verantwortung der Münze überlassen.

Das Zufallsprinzip der Münze kann in festgefahrenen Alltagskonflikten eine humorvolle Lösung bieten, da die Verantwortung für die Entscheidung ausgelagert wird und so Streit vermieden werden kann.

Gemeinsame Problemlösetechnik

Diese Technik kann als Erweiterung von Variante 1 gesehen werden. Beide Partner:innen überlegen sich dabei zunächst gemeinsam so viele Lösungsvorschläge wie möglich, jedoch ohne sie sofort zu bewerten. Dieser Prozess kann als gemeinsames Brainstorming vorgestellt werden, wobei der Kreativität keine Grenzen gesetzt werden sollen. Es geht darum, verschiedenste Perspektiven einzubeziehen, selbst ungewöhnliche oder unwahrscheinliche Varianten, um ein möglichst breites Spektrum an Lösungsmöglichkeiten zu haben. Im nächsten Schritt werden die unterschiedlichen Lösungsvorschläge gemeinsam hinsichtlich ihrer Vor- und Nachteile bewertet. In diesem Gespräch sollen Bedenken und Gedanken wechselseitig ernst genommen werden. Nachdem alle Vorschläge besprochen wurden, entscheiden sich die Partner:innen gemeinsam für eine Lösung, die für beide akzeptabel ist. Wenn keine Lösung alle Wünsche abdeckt, kann ein erster Testlauf für eine Lösung vereinbart werden, die später bewertet wird.

Gemeinsame Entscheidungen treffen

Fallbeispiel

Julia und Manfred stehen vor einer schwierigen Entscheidung. Julia hat ein tolles Jobangebot in einer anderen Stadt bekommen und würde gerne mit Manfred und den gemeinsamen Kindern dorthin ziehen. Manfred kann sich das zumindest in diesem Jahr nicht vorstellen, u.a. da er die kleinere Tochter nicht aus ihren Klassenverbund rausreißen möchte, er im kommenden Jahr ein spannendes Projekt in seiner Arbeitsstelle hat, und, und, und. Während ihrer Gespräche bemerken sie schnell, dass die Entscheidungsfindung sehr komplex ist, da viele Aspekte berücksichtigt werden müssen. Gemeinsam schreiben sie zunächst auf, welche relevanten Punkte von der Entscheidung überhaupt betroffen sind, danach führen sie ein Brainstorming durch, bei dem sie ganz unterschiedliche Varianten auf ein Blatt schreiben, beispielsweise:

- Julia pendelt, macht viel Homeoffice und übernachtet 2 x / Woche in der neuen Stadt.
- Die Familie zieht mit, aber erst, nachdem die kleine Tochter die Grundschule und Manfred sein Projekt beendet haben.
- Julia sagt den Job ab, aber sucht ab sofort eine Stelle in der Umgebung des Wohnortes, die ähnliche Möglichkeiten bietet.
- Alle ziehen jetzt um, idealerweise kommen die Kinder auf die Schule, auf die bereits die Kinder von guten Freund:innen gehen, die in dieser Stadt leben, sodass sie angebunden sind.

Gemeinsame Kreativität und respektvoller Austausch helfen, vielseitige Lösungen zu finden und im besten Fall eine akzeptable Entscheidung zu treffen oder einen Testlauf zu vereinbaren.

Leben und leben lassen

In manchen Situationen können Paare keine gemeinsame Entscheidung finden. Eine Entlastung kann dann darin liegen, Abstand von der Erwartung zu nehmen, es müsste eine gemeinsame Lösung geben. Das kann sich auf große Situationen beziehen, wie z. B. die Frage, ob ein Zusammenleben, gemeinsame Konten sinnvoll sind oder auch auf kleinere, alltäglichere Fragen.

Fallbeispiel

Anna und Ben sind in vielerlei Hinsicht sehr unterschiedlich. Anna mag es gemütlich, dekoriert gerne und zündet Duftlampen an, für eine schönere Atmosphäre im Raum. Ben mag es gerne minimalistisch / clean und stört sich an zu viel »Schnickschnack«. Anna ist Nachteule, Ben Frühaufsteher. Anna schläft gerne bei offenem Fenster, Ben bevorzugt seinen Schlaf bei geschlossenem Fenster. Lange Zeit haben beide versucht, Kompromisse zu finden, die sich für eine:n von beiden jedoch oft nicht gut angefühlt haben. Seit einigen Monaten haben sie jedoch eine Lösung gefunden, die vieles besser macht – eigene Zimmer mit eigenen Betten.

Gemeinsame Entscheidungen treffen

Entscheidungen dieser Art bringen den Vorteil, dass beide Personen autonome Entscheidungen für sich treffen können, ohne sich anpassen zu müssen. Allerdings erfordern sie den Preis, dass von der Wunschvorstellung, es könne eine gemeinsame Lösung gefunden werden, Abstand genommen werden muss. Nicht allen fällt das leicht. Gerade autonomiestarke Paare, die es schaffen, sich gegenseitig viel Raum zu geben und die Unterschiede zwischen dem / der Partner:in nicht als bedrohlich erleben, können mit dieser Variante gut arbeiten.

In Situationen ohne gemeinsame Lösung kann es entlastend sein, individuelle Freiheiten zu respektieren und eigenständige, voneinander unabhängige Entscheidungen zu treffen.

Entscheidungen selbstverantwortlich tragen

Abschließend möchten wir einen besonders wichtigen Punkt hervorheben: Der Erfolg einer Entscheidung hängt maßgeblich davon ab, wie sie von den betroffenen Personen getragen wird. Dies erfordert ein hohes Maß an Selbstverantwortung und Flexibilität. Menschen, die nach einer Entscheidung zweifeln, neigen dazu, sich auf die negativen Aspekte zu konzentrieren, und legen die Last der Entscheidung oft dem / der Partner:in zur Last – besonders, wenn ein Kompromiss erforderlich war. Hingegen zeichnen sich Menschen, die Entscheidungen gut akzeptieren, durch ihre Selbstverantwortung aus. Sie fokussieren sich auf die positiven Aspekte und nutzen die Entscheidung als Chance, das Beste für alle Beteiligten zu erreichen.

Fallbeispiel

Die Münze hat entschieden und Conrad freut sich. An diesem Sonntag geht es gemütlich zu und Conrad muss nicht zum Joggen mit Meike in den Wald gehen. Meike bedauert dies, nimmt sich aber vor, vormittags eine Runde alleine joggen zu gehen. Als sie am Nachmittag neben Conrad auf die Couch plumpst und er ihr grinsend die Decke über die Beine legt, kuschelt sie sich an ihn an, greift in das Popcorn und freut sich über seine Freude.

Selbstreflexionsfrage: Wie gut gelingt es Ihnen, Entscheidungen mitzutragen, selbst, wenn Sie anders ausgehen, als Sie es sich vorgestellt haben?

....

....

....

....

....

....

....

Raus aus den polarisierten Ecken!

Paartherapien werden häufig aufgesucht, wenn Paare sich in festgefahrenen, scheinbar unüberbrückbaren Gegensätzen wiederfinden.

Typische Beispiele für polarisierte Positionen können sein:

- Person A hat einen starken Kinderwunsch, Person B möchte auf keinen Fall Kinder.
- Person A möchte unbedingt aufs Land ziehen, Person B ist ganz klar ein Großstadtmensch.
- Person A möchte immer nur Geld ausgeben, Person B möchte alles Geld sparen.
- Person A möchte den Kindern alle Wünsche erfüllen, Person B möchte, dass die Kinder lernen, sich den Erwachsenen anzupassen.

Die Tatsache, dass die beiden Partner:innen in diesen extremen Entweder-oder-Positionen verharren, liegt in vielen Fällen jedoch nicht daran, dass die jeweiligen Haltungen tatsächlich so extrem und einseitig sind. Vielmehr ist es das Resultat eines Phänomens, welches in der Paartherapie als »Ambivalenzen aufspalten« beschrieben wird und auf ungünstige Kommunikationsprozesse zurückzuführen ist.

Menschen tragen, insbesondere bezogen auf komplexe Themen, oftmals ambivalente Einstellungen und Gefühle in sich. Bezogen auf den Kinderwunsch z. B. haben viele den Wunsch, eine Familie zu gründen und Kinder zu bekommen, bei gleichzeitigem Wunsch, selbstbestimmt zu bleiben. Die verschiedenen Facetten der Ambivalenzen sind natürlich in der Regel viel komplexer und individueller als in diesem Beispiel dargestellt, aber wir wollen damit das Prinzip der Aufteilung der Ambivalenzen erklären:

In dem Moment, wo ein Partner in einer Diskussion über die Frage nach zukünftigen Kindern ausschließlich die eine Seite stark betont, übernimmt der / die andere Partner:in automatisch die andere Hälfte der Perspektive. Auf diese Weise fühlt es sich für die beiden Partner:innen schnell so an, als wäre die eine Person zu 100 % auf der einen Seite und die andere Person zu 100 % auf der anderen Seite. Diese Dynamik kann wie folgt dargestellt werden:

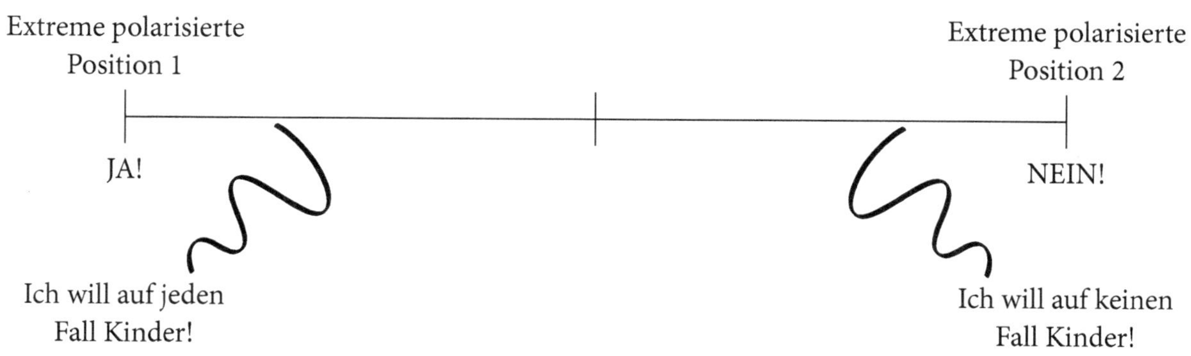

Reinspulen in polarisierte Positionen

Die Abbildung zeigt, wie Paare sich über die Zeit in immer extremere Positionen »reinspulen«. Dabei wirkt die innere Haltung der Paare einander gegenüber oftmals trotzig und hart, beide fühlen sich (zu Recht) nicht verstanden.

Raus aus den polarisierten Ecken!

Wenn Sie dieses Muster verändern möchten, dann sollten Sie das Kommunikationsverhalten anpassen. Fangen Sie das Gespräch noch einmal an einer ganz anderen Stelle an und vor allem: sprechen Sie *beide* über *beide* Seiten. Nutzen Sie dazu die folgende Tabelle:

	Partner:in 1	Partner:in 2
Die eine Seite in mir …	»Ich möchte gerne Kinder haben, weil ich es mir schön vorstelle, gemeinsam Kinder großzuziehen. Das gibt meinem Leben Sinn. Ich glaube, dass ich in der Elternrolle aufgehen werde …«	»Ich möchte meine Freiheiten nicht aufgeben, ich möchte weiter an meiner Karriere arbeiten, ohne mich einschränken zu müssen. Ich möchte spontan und flexibel bleiben …«
Die andere Seite in mir …	»Ich habe Angst vor der großen Verantwortung, die mit Kindern verbunden ist. Manchmal fällt es mir schon schwer, mich gut um mich zu kümmern. Ich frage mich, wie ich es schaffen kann, mich zusätzlich noch um ein Kind zu kümmern …«	»Ich habe Angst davor, dass ich es im Alter bereuen werde, keine Kinder zu haben. Ich habe eine Zukunftsvision, in der wir im Alter gemeinsam mit Kindern und Enkelkindern an einem Tisch sitzen …«

Mit beiden Seiten der Ambivalenz in Kontakt

Indem Sie beide über alle Aspekte der jeweiligen Positionen sprechen, ergibt sich ein viel ausgewogeneres Gesamtbild. Fangen Sie beispielsweise in einem ersten Schritt an, zunächst über die Nachteile Ihrer eigenen Position zu sprechen: Was finden Sie selbst schwierig daran? Sprechen Sie anschließend über die Vorteile der anderen Position. Validieren Sie die Punkte, die für Ihr Gegenüber wichtig sind, anstatt sie zu bekämpfen.

In unserem Beispiel könnte Partner:in 1, der / die sich Kinder wünscht, zunächst darüber sprechen, was er / sie sich auch schwierig daran vorstellt, Kinder zu bekommen, oder wovor er / sie Angst hat. Danach könnte er / sie beschreiben, welche der Gründe, die für Partner:in 2 gegen das Kinderkriegen sprechen, er / sie gut nachvollziehen kann und diese Gründe in dem Sinne würdigen. Partner:in 2 könnte in gleicher Weise über die Ängste / Nachteile der eigenen Position sprechen und die Gründe, die für Partner:in 1 dafür sprechen, anerkennen. Auf diese Weise verhindern Sie die polarisierte Entwicklung.

Raus aus den polarisierten Ecken!

Schritt 1: Reflektieren Sie einzeln
Die folgenden Fragen können Ihnen dabei helfen, das Gespräch zu erweitern:

- ▶ Welche Nachteile sehe ich an meiner Position?
- ▶ Was könnte schwierig werden, wenn nur meine Sichtweise umgesetzt wird?
- ▶ Was gefällt mir an deiner Position?
- ▶ Welche Aspekte deiner Sichtweise kann ich gut verstehen oder teile ich vielleicht sogar?
- ▶ Wie sieht meine eigene innere Ambivalenz aus?
- ▶ In welchen Momenten spüre ich die eine Seite stärker, und wann die andere?

Schritt 2: Fassen Sie zusammen, was Sie voneinander verstanden haben.

Schritt 3: Reflektieren Sie gemeinsam
Wie hat sich durch die neue Herangehensweise Ihr Blick auf die Situation verändert?

Ziel: Das Ziel ist es, aus den festgefahrenen Gegensätzen auszusteigen und ein differenzierteres Verständnis für sich selbst und den / die Partner:in zu entwickeln. Dadurch können Sie die Kluft zwischen Ihren Positionen überbrücken, mehr Verständnis füreinander bekommen und leichter Lösungen finden.

Literatur

Bader, E. & Pearson, P. (2013). In quest of the mythical mate: A developmental approach to diagnosis and treatment in couples therapy. London: Routledge.
Barbato, A. & D'Avanzo, B. (2008). Efficacy of couple therapy as a treatment for depression: A metaanalysis. Psychiatric Quarterly, 79, 121–132.
Bandler, R. & Grinder, J. (2000) Reframing, Ein ökologischer Ansatz in der Psychotherapie. Paderborn: Junfermann.
Bernet, W., Wamboldt, M. Z. & Narrow, W. E. (2016). Child affected by parental relationship distress. Journal of the American Academy of Child & Adolescent Psychiatry, 55 (7), 571–579.
Bodenmann, G. (2016). Bevor der Stress uns scheidet: Resilienz in der Partnerschaft. Göttingen: Hogrefe.
Bradbury, T. N. & Bodenmann, G. (2020). Interventions for couples. Annual review of clinical psychology, 16 (1), 99–123.
Diener, E. & Seligman, M. E. P. (2002). Very happy people. Psychological Science, 13 (1), 81–84.
Doss, B. D., Roddy, M. K., Wiebe, S. A. & Johnson, S. M. (2022). A review of the research during 2010–2019 on evidence-based treatments for couple relationship distress. Journal of Marital and Family Therapy, 48 (1), 283–306.
England, P. (2001). The case for marriage: Why married people are happier, healthier, and better off financially. Contemporary Sociology, 30 (6), 564.
Gabriel, B., Bodenmann, G., Widmer, K., Charvoz, L., Schramm, E. & Hautzinger, M. (2008). Auswirkungen der kognitiven Verhaltenstherapie, der interpersonellen Psychotherapie sowie der bewältigungsorientierten Paartherapie zur Behandlung von Depressionen auf das beobachtete dyadische Copingverhalten. Zeitschrift für Klinische Psychologie und Psychotherapie, 37 (3), 179–189.
Glorieux, I., Minnen, J. & van Tienoven, T. P. (2011). Spouse »together time«: Quality time within the household. Social Indicators Research, 101 (2), 281–287.
Gottman, J. M. (2014). Die 7 Geheimnisse der glücklichen Ehe. Berlin: Ullstein.
Grawe, K (1998). Psychologische Therapie. Göttingen: Hogrefe.
Hogue, A., Schumm, J. A., MacLean, A. & Bobek, M. (2022). Couple and family therapy for substance use disorders: Evidence-based update 2010–2019. Journal of Marital and Family Therapy, 48 (1), 178–203.
Lebow, J. L. & Snyder, D. K. (Eds.). (2022). Clinical handbook of couple therapy. New York: Guilford.
LeDoux, J. (1998). Fear and the brain: where have we been, and where are we going? Biological Psychiatry, 44 (12), 1229–1238.
Neff, L.A. & Karney, B. R. (2009). Stress and reactivity to daily relationship experiences: How stress hinders adaptive processes in marriage. Journal of Personality and Social Psychology, 97, 435–450.
McCoy, K., Cummings, E. M. & Davies, P. T. (2009). Constructive and destructive marital conflict, emotional security and children's prosocial behavior. Journal of Child Psychology and Psychiatry, 50 (3), 270-279.
McShall, J. R. & Johnson, M. D. (2015). The association between relationship distress and psychopathology is consistent across racial and ethnic groups. Journal of Abnormal Psychology, 124 (1), 226.
Ibello, E. (2024). Leben, um sterben zu können. URL: https://www.uniaktuell.unibe.ch/2024/leben_um_sterben_zu_koennen/index_ger.html (Abruf am 20.12.2024)
Karpman, S. (1968). Fairy tales and script drama analysis. Transactional Analysis Bulletin, 7 (26), 39–43.
Oishi, S., Choi, H., Koo, M., Galinha, I., Ishii, K., Komiya, A., Luhmann, M., Scollon, C., Shin, J.-E., Lee, H., Suh, E. M., Vittersø, J., Heintzelman, S. J., Kushlev, K., Westgate, E. C., Buttrick, N., Tucker, J., Ebersole, C. R., Axt, J. & Besser, L. L. (2020). Happiness, meaning, and psychological richness. Affective Science, 1 (2), 107–115.
Roediger, E. & Frank-Noyon, E. (Hrsg.). (2021). Paare bewegen: Schematherapie mit Paaren in der Praxis. Tübingen: dgvt-Verlag.
Rosenberg, M. B. & Chopra, D. (2015). Nonviolent communication: A language of life: Life-changing tools for healthy relationships. Encinitas, CA: Puddle-Dancer Press.
Sydow, K. V., Beher, S., Retzlaff, R. & Schweitzer, J. (2007). Die Wirksamkeit der Systemischen Therapie. Familientherapie. Göttingen: Hogrefe.
Weber, R. (2014). Navigieren auf Sichtweite-Prozesssteuerung in der Paartherapie (Leben lernen, Bd. 249): Ein Handbuch für die Praxis (Vol. 249). Stuttgart: Klett-Cotta.
Willi, J. (2012). Die Zweierbeziehung: Das unbewusste Zusammenspiel von Partnern als Kollusion. Hamburg: Rowohlt.

Bildnachweis

INFO 3 »Damals und Heute« ©gettyimages, Yulia Arsenova
INFO 7 »Der Wertebaum« – Abbildung wurde mit einer KI generiert.
AB 6 »Zwei Seiten einer Medaille«: ©gettyimages, NSA Digital Archive

Paare in der Schematherapie

Paare mit Schematherapie zu behandeln ist neu – aber erfolgreich. Die Autoren übertragen die Prinzipien der Schematherapie in Form wirksamer Interventionen auf die Beziehungen zwischen Menschen und die Arbeit mit Paaren.

Die Schematherapie betrachtet hartnäckige Schwierigkeiten und scheinbar unlösbare Beziehungsprobleme aus einer neuen Perspektive. Sie bietet leicht verständliche Konzepte, die das heutige Erleben und Verhalten in der aktuellen Interaktion vor dem Hintergrund der Vergangenheit verständlich machen. Wenn ein Mensch um die Ursprünge maladaptiver Verhaltensmuster weiß, kann er sein Leben und seine Beziehungen besser verstehen. Mehr noch: Wenn beide Partner den Schemaprozess anwenden, bekommen sie mit der Zeit wirksame Instrumente an die Hand, mit denen sie die gewohnten negativen Interaktionszirkel unterbrechen und störende Persönlichkeitsmuster auflösen können. Ein Fachbuch auch für die Arbeit mit sehr schwierigen Paaren.

Aus dem Inhalt

Therapievertrag und Erstgespräch • Beziehungsdiagnostik • Die Ursprünge von Beziehungsmustern verstehen • Die Grundlagen evidenzbasierter Praxis in der Paartherapie • Kommunikative Grundlagen in der Arbeit mit Paaren • Interventionen in der Paartherapie • Häufige Probleme in der Paartherapie • Freundschaft schließen, ein gesunder erwachsener Mensch werden • Selbstfürsorge für Paartherapeuten

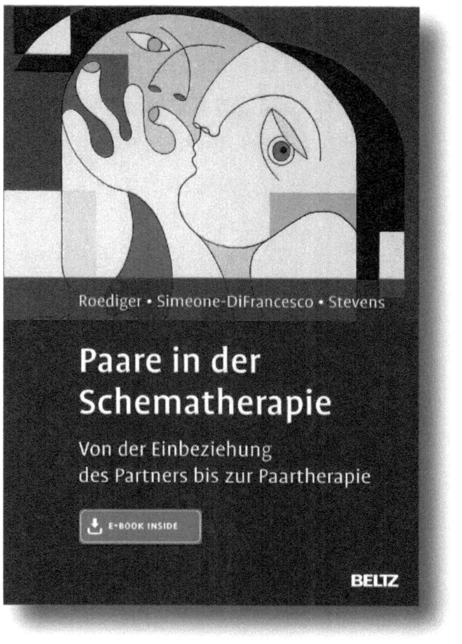

Roediger • Simeone-DiFrancesco • Stevens
Paare in der Schematherapie
Von der Einbeziehung des Partners bis zur Paartherapie
Mit E-Book inside
2015. 341 Seiten. Gebunden
ISBN 978-3-621-28247-5
ISBN 978-3-621-28289-5 (PDF)

www.beltz.de **BELTZ**